筋トレ以前の

からだの常識

平石貴久

講談社

筋トレ以前のからだの常識＊目次

第1章　意外に知らない体のしくみ㊕常識

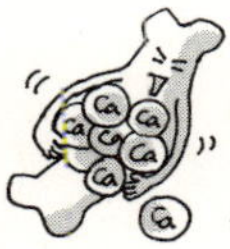

第2章 スポーツ種目別・鍛えるポイント(速)常識

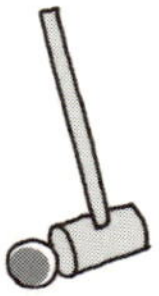

第3章 体の部位別・基礎筋力をつける運動メニュー(必)常識

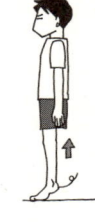

第4章 仕事別・疲れをとるカンタン運動(基)常識

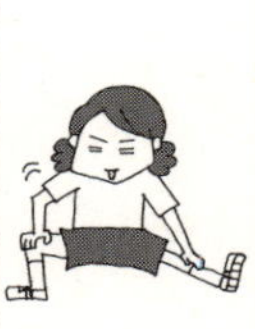

第5章　体の悩みや痛みを解消するおすすめ運動(得)常識

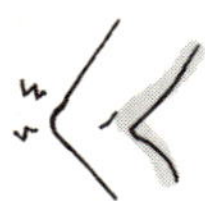

肩こり、首のこり　112……こりは筋肉が硬くなった状態。こった場所の血液循環をよくする

五十肩（四十肩）　114……肩の痛みで受診する人の半数が筋力をつけると症状改善

腰の痛み　116……腰の痛みは神経で感じる。運動で背筋の老化防止を／腰に負担をかけない体の常識。電車では立つのがおすすめ

膝の痛み　118……関節軟骨のすり減りが原因。対策は太ももの筋力アップ／膝に負担をかけない体の常識。カバンを持つ手を左右交替

足のむくみ　120……心臓から遠いところは注意。余計な水分がたまると起こる／たまった水分を追い出す。そのカギはふくらはぎに

便秘の悩み　122……大腸の締まりがないと便秘に。快便は腹筋力で決まる

尿失禁の悩み　124……女性に多い尿もれ対策に、おしっこを止める筋肉を鍛える

冷え性の悩み　125……原因の多くは生活習慣。血液の流れをよくする運動を

セックスの悩み　126……性感を高める効果も得られる尿道括約筋を締める運動

第6章　筋トレの効果を上げる筋肉の上手な使い方㊣常識

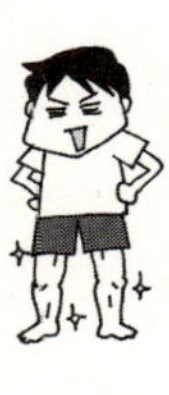

第7章　身体能力を確実に上げるウォーキングの極意㊙常識

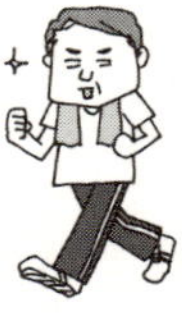

第8章 筋トレに欠かせない骨・関節・筋肉の知識(賢)常識

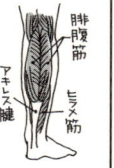

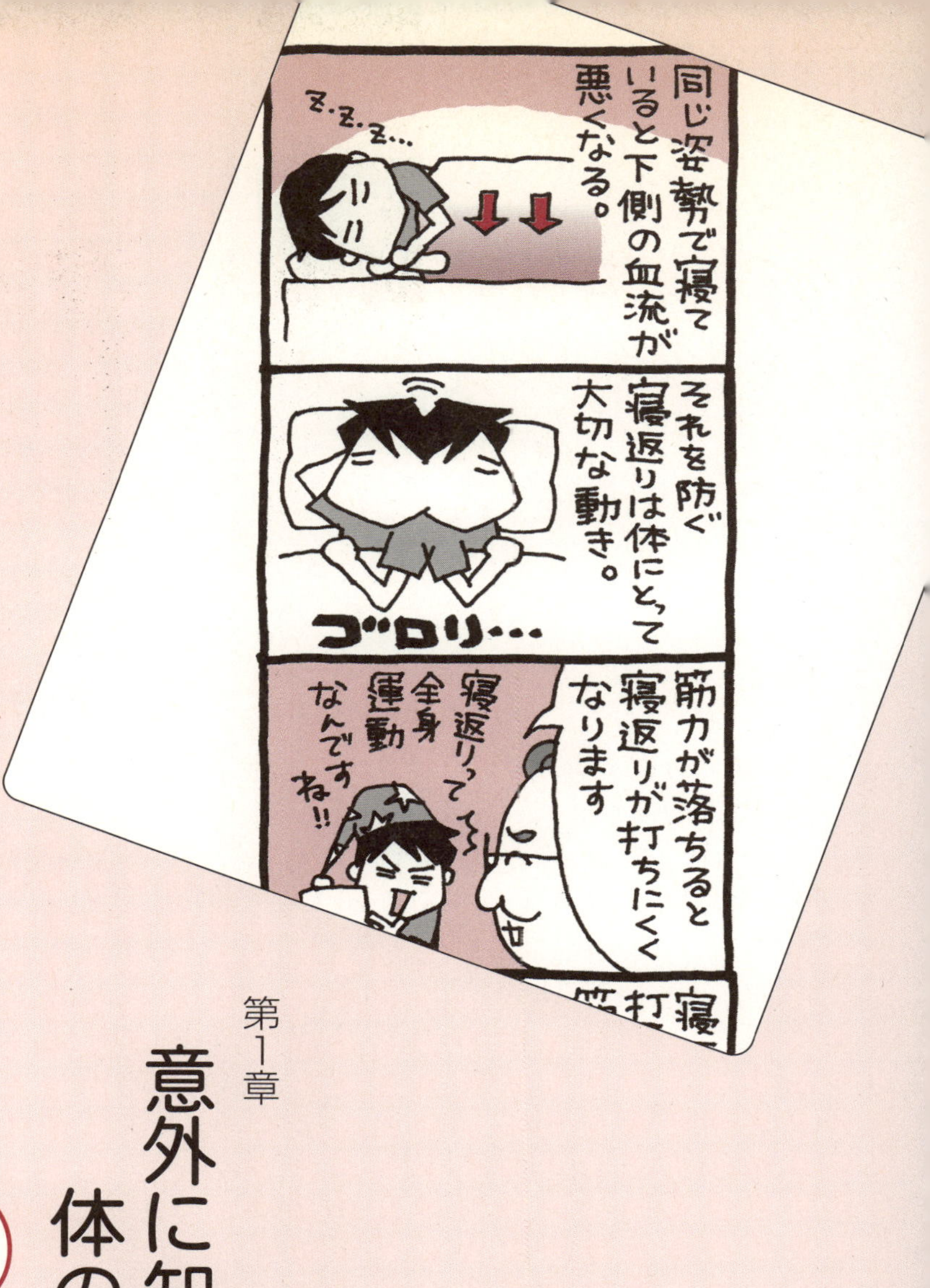
同じ姿勢で寝ていると下側の血流が悪くなる。
Z.Z.Z…
それを防ぐ寝返りは体にとって大切な動き。
ゴロリ…
筋力が落ちると寝返りが打ちにくくなります
寝返りって全身運動なんですね!!

第1章

意外に知らない体のしくみ 超常識

体がやわらかい、硬い。関節がそのカギを握る

関節は骨と骨とをつなぐ連結器の役目をしている。関節がよく開き、よく曲がる人は体がやわらかい

体がやわらかいですね、というのは最高のほめ言葉だと思う。体がやわらかい人は体力がある人、若い体の持ち主、病気になりにくい人だからだ。

体がやわらかいのは筋肉がやわらかいことだと思っている人が多いが、体のやわらかさのカギを握るのは筋肉ではなく、関節だ。

私たちが体を動かすときに働くのは、体の中の骨、関節、筋肉、腱《けん》、靭帯《じんたい》などだ。

骨は体の形である骨格を作るとともに、骨が動くことで手足をはじめ体を動かすことができる。

関節は骨と骨とをつなぐ連結器の役目をしている。

筋肉は骨格を作る骨組みをしっかり支えるとともに、筋肉が伸び縮みすることで、骨が動く。筋肉と骨をつなぐ役目が腱だ。

靭帯は関節でズレやねじれが起きないように骨と骨のつなぎを補強するワイヤー役にあたる。

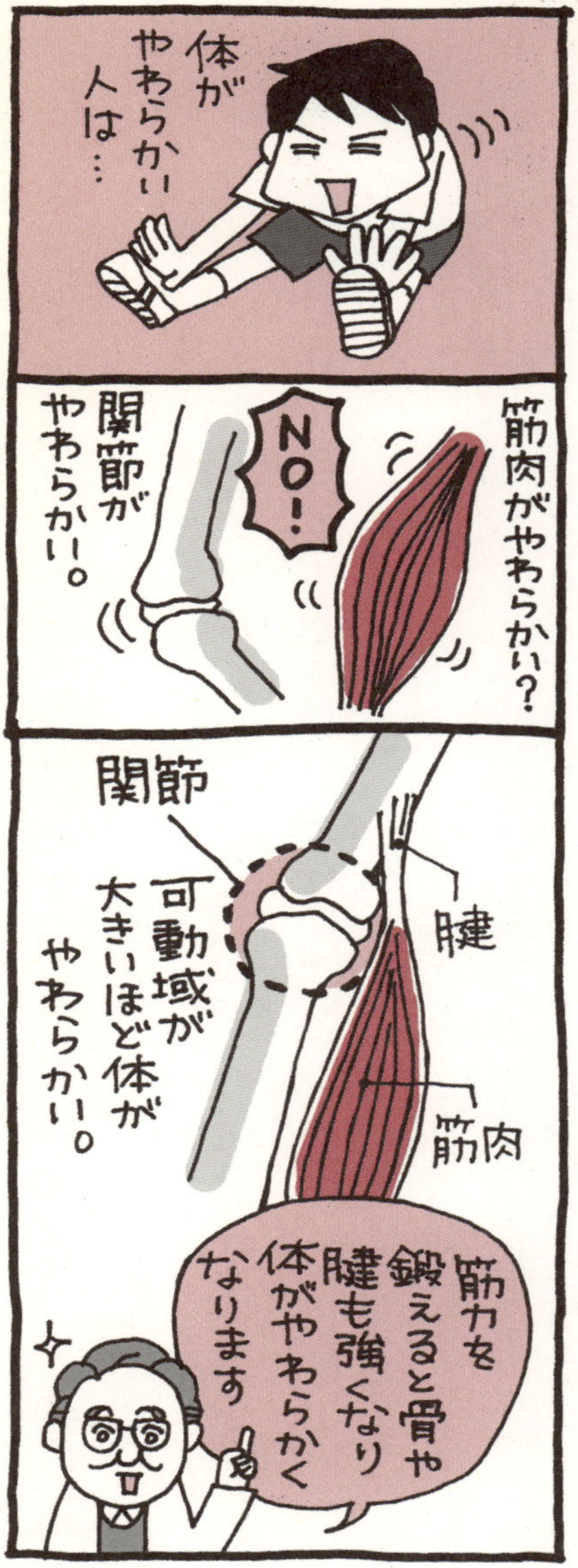

骨と骨が関節の部分でよく開き、よく曲がることができれば、体をよく開き、よく曲げることができる。

関節を目いっぱいまで開き、曲げることができる範囲を関節の可《か》動域《どういき》というが、体がやわらかい人は関節の可動域が大きい人というわけだ。

筋肉の力を強くする運動を行うと、筋肉とともに骨、関節、腱、靭帯も強くなり、関節を動かせる可動域も大きくなって、体がやわらかい人になる。

体は細胞でできている。約60兆個もの膨大な力

体の持ち場にふさわしい形と働きで約300種類。運動で細胞がよく動き、全身が元気になる

私たちの体は細胞でできている。骨、皮膚、筋肉、血液をはじめ体のすべてのものが細胞からできているのだ。

体の細胞の総数はどれくらいの数があるかご存じだろうか。これは約60兆個というとても膨大な数。日本の人口が約1億3000万人、60兆という数字はその47万倍近い。

体の細胞の直径は平均10～30ミクロン（1ミクロンは1000分の1㎜）というところ。体の細胞でいちばん大きいものは女性の卵子で約200ミクロン、いちばん小さいものは血液のリンパ球の小型タイプで直径5ミクロンだ。

体の細胞には約300もの種類がある。骨、筋肉、関節、腱、靭帯、皮膚、血液など体の持ち場にふさわしい形と働きを担当しているのだ。

運動不足、食べ過ぎ、飲み過ぎが重なると、使われずに余った脂肪が細胞の中にたまるようになる。そして細胞が太ってくる。これ

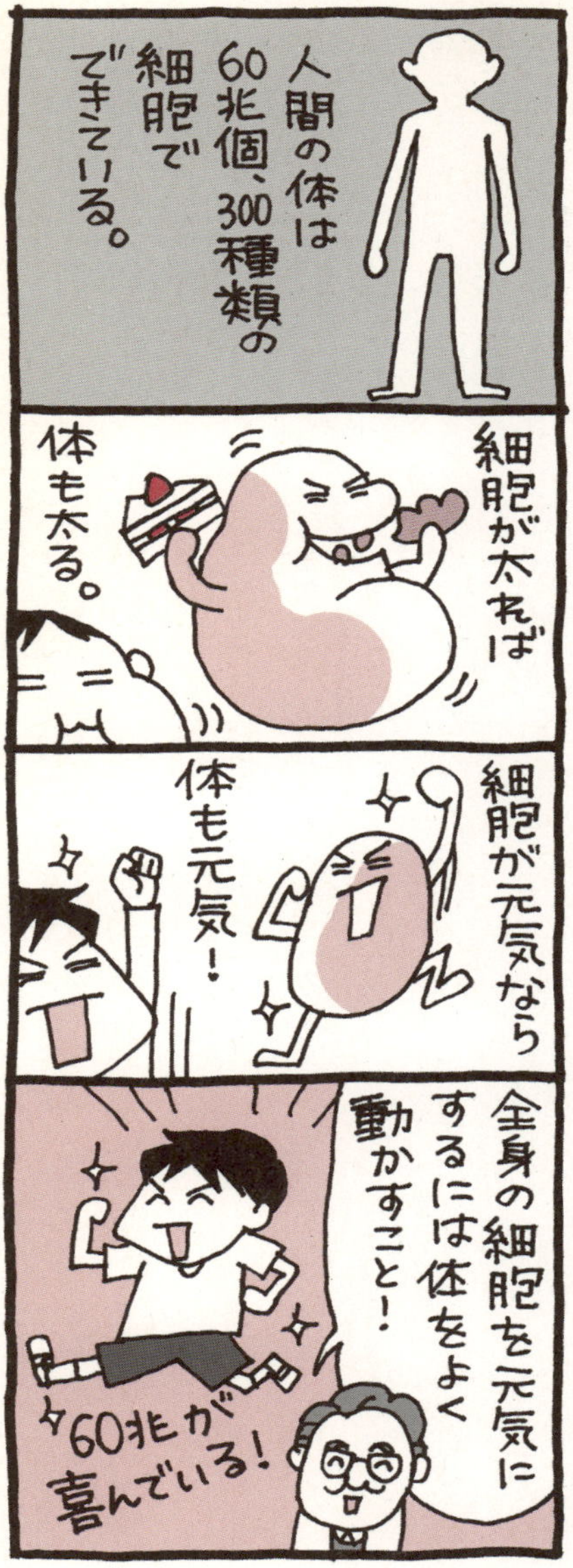

が脂肪細胞と呼ばれるものだ。脂肪細胞が増えて体にたまってくると肥満体になり、ヘルスメーターの数字を見て驚くことになる。

大人の肥満の原因は細胞が太ることにあるが、子どもの肥満は脂肪細胞の数が増えて起こる。太った脂肪細胞をやせさせることは可能だが、数が増えた脂肪細胞を減らすことはむずかしい。

運動（エクササイズ）は筋肉の細胞をよく動かすこと。また、運動をすると、筋肉だけでなく骨、関節、腱、靭帯など全身の細胞がよく動き、血液の流れもよくなるので、全身が元気になるのだ。

骨は血液の成分を作り、カルシウムをたくわえる

骨の役目は、姿勢を保ち体を動かすだけではない。運動をすると骨が元気になり、働きも活発になる

体を昔は「體」と書いた。体にとって骨が大切なことを昔の人はよく知っていたから、骨に豊かという字で表現したのだと思う。私たちの体には206個の骨がある。ただし、退化したしっぽの骨にあたる尾骨《びこつ》のように、人によって骨の数が異なる場所があるので206プラスα個ということもある。

骨は姿勢を保ち、体を動かす役目をしているが、実はそれ以外にも重要な働きがある。赤血球や白血球などの血液の成分を作る働きと、カルシウムをたくわえるという2つの役目だ。

まず血液の成分を作る働きを紹介しよう。長くて太い骨の代表格といえば太ももの大腿骨《だいたいこつ》だが、このような骨の真ん中の心棒にあたる場所には骨髄《こつずい》がたくさん詰まっている。骨髄には血液の成分を作る細胞（造血細胞）があり、赤血球や白血球などが作られている。

もう1つの働きがカルシウムの貯蔵庫だ。体にある約60兆個の細胞の働きにはカルシウムが欠かせない。全身の細胞にカルシウムが

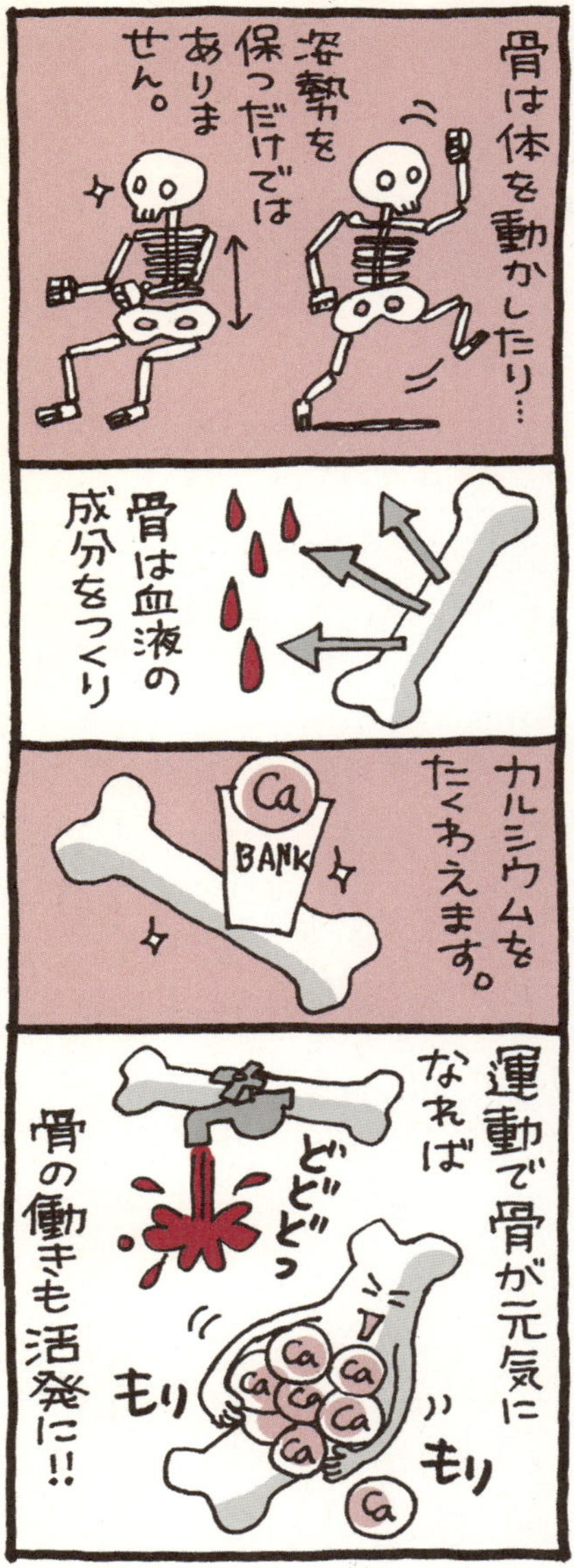

届けられるメカニズムとして、血液にはカルシウムがいつも一定の濃さで溶けている。私たちの体にあるカルシウムの量は成人で800～1000gだが、そのうち血液をはじめとする体液、筋肉、神経などの組織に存在するカルシウムの量は約10gというところ。あとの99％の量は骨にたくわえられていて、血液への出し入れが調節されているのだ。このような働きから骨はカルシウム銀行とも呼ばれる。運動をすると骨が元気になり、血液の成分を作る働きやカルシウムをたくわえる働きも活発になるのだ。

X線写真には骨が写る。でも軟骨は写らない！

骨のカルシウムは骨の真ん中の骨髄の部分に多い。カルシウムが少ないと骨はもろく壊れやすくなる

エックス（X）線写真を撮ると骨は白く写る。筋肉は血液が流れ灰色に写り、それ以外の場所、たとえば肺など空気の多い部分は黒く写る。骨が白く写るのはカルシウムが詰まっていてX線を通さないからだ。

X線写真に骨が写るのであれば、軟骨も写ると思われるかもしれないが、軟骨は写らない。軟骨は「骨の赤ちゃん」にあたり、カルシウムがゼロの状態からだんだんに増えて骨にまで成長する。つまり軟骨にはカルシウムがないので写らないのだ。

骨に含まれるカルシウムは、骨の真ん中の骨髄の部分に多い。骨髄は何万という部屋を持つマンションにたとえられる。その部屋がカルシウムで満室という状態が、骨量が多く、骨太な「骨密度が高い」といわれる状態だ。

カルシウムがない空室が増えると、骨はもろく壊れやすくなる。空室がとても目立つ状態が「骨粗しょう症」だ。スが入った大根の

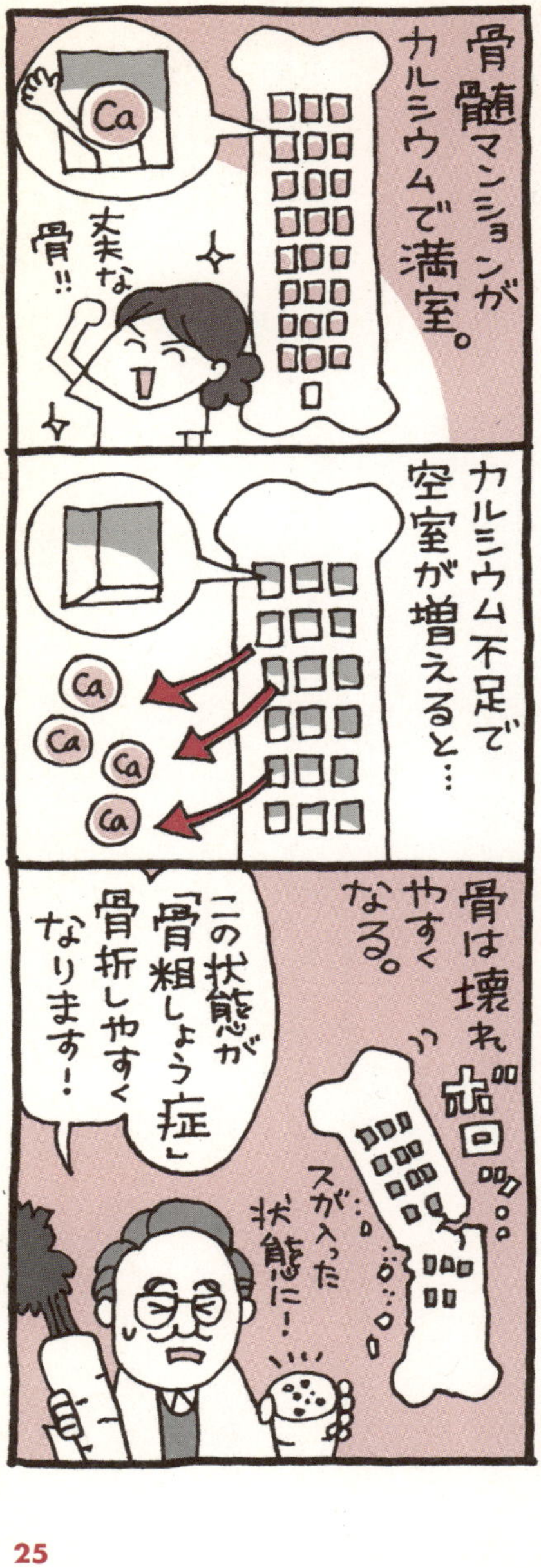

ように骨がスカスカになる。こうなると骨折も起きやすい。

骨の状態を示す指標には骨量、骨塩量、骨密度など、さまざまなものがある。

骨塩は骨に含まれるカルシウムやリン酸、マグネシウムなどすべてのミネラル成分のことだが、骨塩といえばカルシウムをさすことが多い。骨塩の量は検査で調べることができるが、骨塩の量をX線写真に写した面積で割り算した数字が骨密度だ。骨塩量や骨密度をまとめて骨量ということもある。

骨は重力が大好物！運動は重力のご馳走

骨は重力をキャッチするセンサーが備わっている。体を動かすことも重力をかけるのには欠かせない

重力は地球が私たちを引きつける力のことで、私たちが宇宙に飛び出してしまわないのは重力があるおかげだ。

骨には重力をキャッチするセンサーがあり、大きな重力が加わると、骨はその重力に耐えることができるように骨を強くするカルシウムやコラーゲン線維の量を増やす。

運動をすると骨に重力をかけることになる。歩くことをはじめ、日常的に体を動かすことも欠かせない。私たちが立ったとき、歩くときにすべての体重がかかる場所はかかとの骨だが、重力をかける生活を実行すると、かかとの骨にカルシウムやコラーゲンがたまってくる。

骨のカルシウムの状態を簡単にチェックできる方法もある。

①身長が短くなっていないか／骨のカルシウムが足りない状態が続くと身長が短くなってくる。年をとるにつれ身長は少し短くなってくるが、若い頃に比べて4㎝以上、1年間に2㎝以上身長が短く

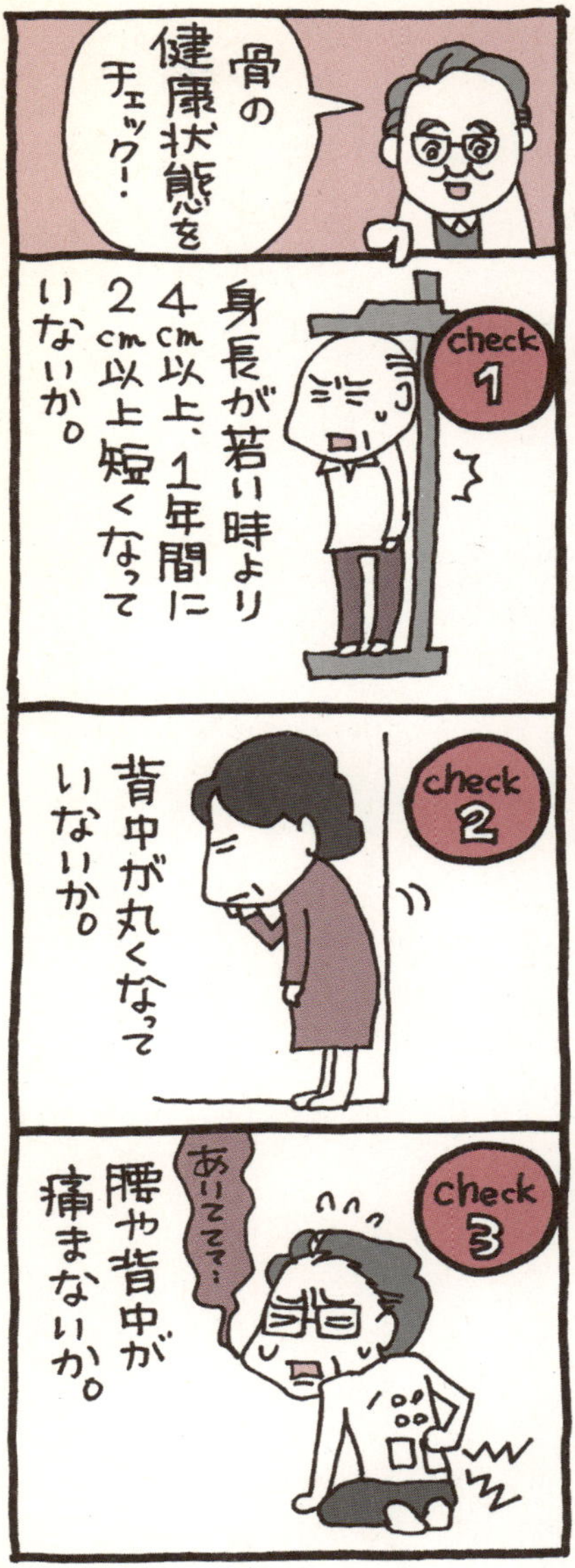
骨の健康状態をチェック!
check 1
身長が若い時より4cm以上、1年間に2cm以上短くなっていないか。
check 2
背中が丸くなっていないか。
check 3
ありててて…
腰や背中が痛まないか。

なってきたときは骨粗しょう症の黄色信号と考えたい。

②背中が丸くなっていないか／骨のカルシウムが少ない状態が続くと背中は丸くなり、状態が悪くなるにつれて丸みの頂点が腰のほうへと下がってくる。壁に横向きになって家族や知人に見てもらうと丸くなっていないかどうかがよくわかる。

③腰や背中が痛む／骨のカルシウムが少ない状態が続くと、腰や背中が痛むようになる。ただし、痛みが下肢に走るときはほかの病気を疑う必要もある。

骨と骨をつなぐ関節
凸と凹とで向かい合う

関節は約250あり、その6割は手と足に。運動をすると関節への血液がよく届く

体の骨が206プラスα個あることを述べたが、骨と骨とを連結する関節は約250あり、関節の6割は手と足にある。

関節で向かい合う骨と骨はピッタリとくっついて連結されていると思う人がいるかもしれないが、実は骨と骨とはピッタリとくっついているのではなく、動かすのに程よい距離を保って連結されているのだ。

もし、骨と骨とがピッタリとくっついた状態であれば、体を動かすたびにこすれて、すぐに骨がすり減り変形してくる。その結果、体がゆがんでしまうことだろう。骨と骨が程よい距離を保って、しかもなめらかに動けるしくみになっているので、なめらかな動きをすることができるのだ。

関節で向かい合う骨は、片方が凸の形をしていれば、もう片方は凹の形をしている凸凹コンビだ。

凸凹コンビの凸面と凹面の表面はなめらかな軟骨でおおわれてい

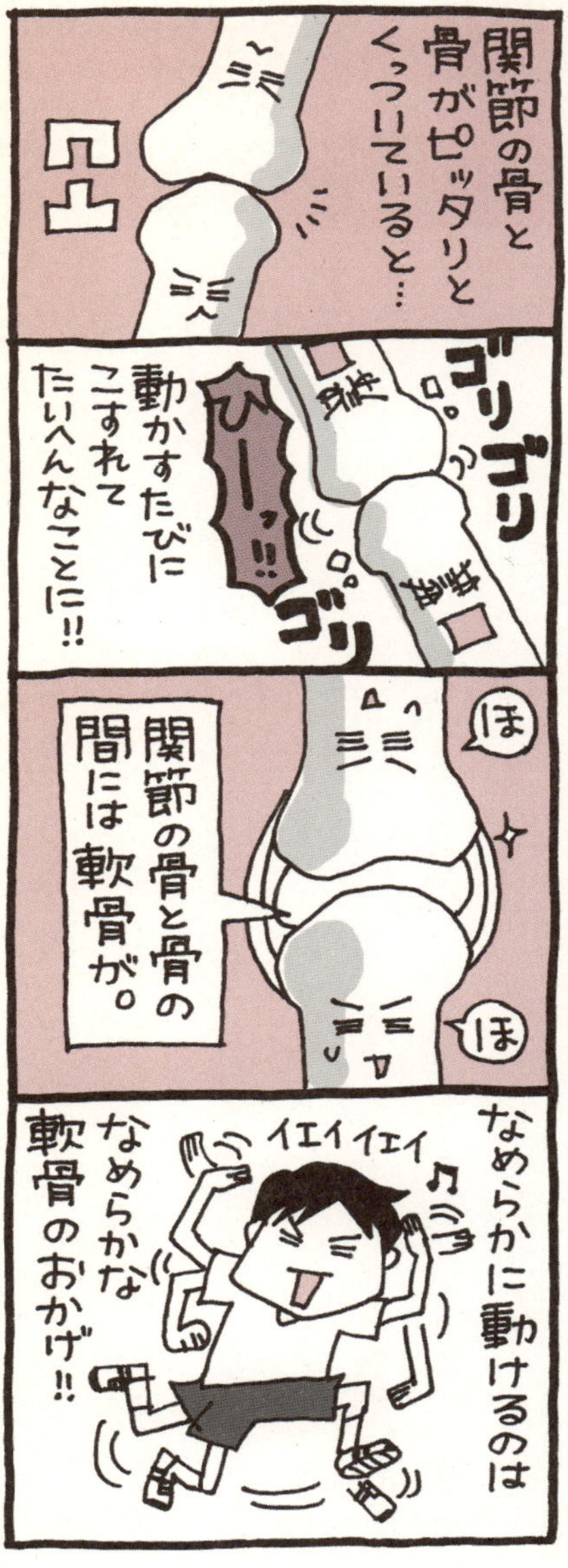

る。鏡のガラス面のようになめらかな状態なので、「ガラス軟骨」と名づけられているが、ツルツルとなめらかによく滑るので関節の動きもなめらかになるのだ。

凸凹コンビをすっぽりおおうのが関節を包む袋（関節包《かんせつほう》）で、内と外の二重の膜からできている。内側の膜からは、ねばっこい液が出て、ツルツル状態をいつも保つようにしている。

運動を行うと関節への血液の流れもよくなり、関節の元気のもとである酸素と栄養がよく届くようになる。

思い通り動かせる筋肉、勝手に動き続ける筋肉

筋肉は2対1の割合で上半身よりも下半身に多い。下半身の筋肉の老化スピードは上半身の3倍

「上半身」は頭のてっぺんから骨盤まで、「下半身」は骨盤から足の先までと、上半身と下半身は骨盤で分かれる。その重さを比べると、6対4で上半身のほうが重い。

上半身のほうが下半身よりも重いので、筋肉も上半身に多いと思うかもしれないが、体の筋肉は2対1の割合で下半身に多い。そのうえ下半身の筋肉は上半身の筋肉よりも速く老化が進む。そこで下半身の運動が健康のカギを握ることになる。

体の筋肉はみんな同じ種類と考える人が多いと思うが、実は筋肉には、私たちの思い通りに動かせる筋肉と、思い通りに動かせない筋肉の2つの種類がある。

自分の思い通り（随意《ずいい》）に動かせる筋肉は随意筋という名前がついている。随意筋は骨とセットになっているので、随意筋のことを骨格筋《こっかくきん》と呼ぶこともある。

骨格筋は1つの骨と1ヵ所でつながるというのが原則。骨を動か

す動きは、筋肉という糸でひっぱるようなイメージだ。

筋肉が骨とつながる部分が「腱」だ。「腱さん、待ってました！」と声の一つもかけてみたくなる強そうな名前だが、実際に腱はとても強い。体の中でいちばん太い腱が、アキレス腱。足のかかとの骨とふくらはぎの腓《ひ》腹筋《ふくきん》とをつなぐ、「腱オブ・ザ・腱」だ。

私たちが思い通りに動かせない、意思とは関係なく動き続ける筋肉は不随意筋と呼ばれる。心臓を動かす心筋のほか、血管や腸、気管、尿管、胃などを動かすにも不随意筋が働いている。

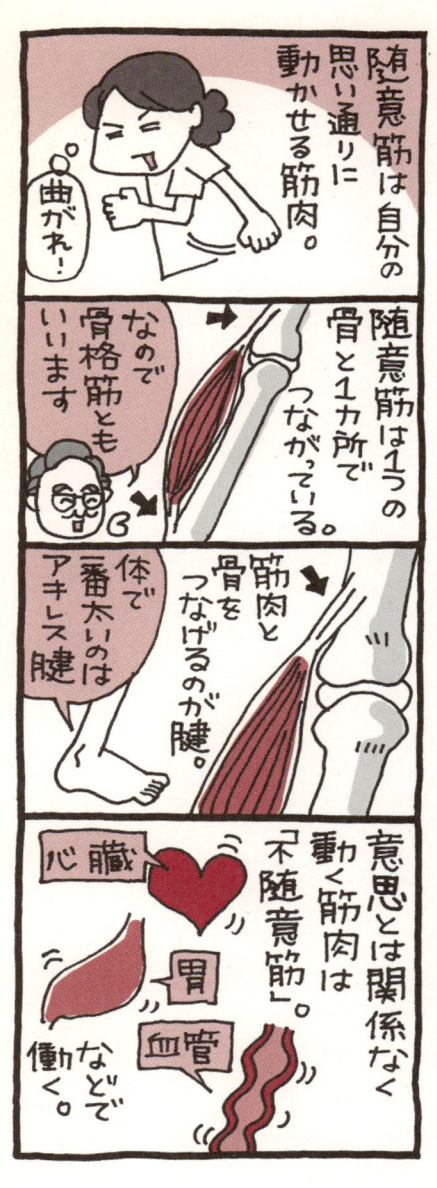

「まっすぐ立つ」にも筋肉と脳が相互作用

指揮官役の筋紡錘のコントロールで筋肉は動く。意識しなくて自然にできる重力に抗する体の反応

私たちが運動したいと思ったとき、「動け!」という指令が脳の大脳皮質から発信され、脊髄《せきずい》を通って動かしたい場所の筋肉の指揮官役に届けられる。この指揮官役が筋肉の中の「筋紡錘《きんぼうすい》」。これが筋肉の動きをコントロールする。筋紡錘は中央がふくらんだ形をしていて、その中に心棒があり、心棒には神経が巻きついている。大脳からのシグナルが、この「心棒巻きつき神経」に届くと、筋肉さん動きますよ、という直接的な指示が出されるのだ。

心棒巻きつき神経は、大脳からのシグナルをキャッチするだけでなく筋肉が伸び縮みする状態もキャッチして、筋肉の伸び縮み情報を脳（脳幹部《のうかんぶ》）に送ってもいる。脳は心棒巻きつき神経と情報の受け渡しをすることで全身の筋肉運動を調整しているのだ。

全身の筋肉が地球の中心にひっぱられていることを筋紡錘の心棒巻きつき神経がキャッチすると、その情報は脳に届けられ、重力に負けないようにという指令が、全身の筋肉に発信される。

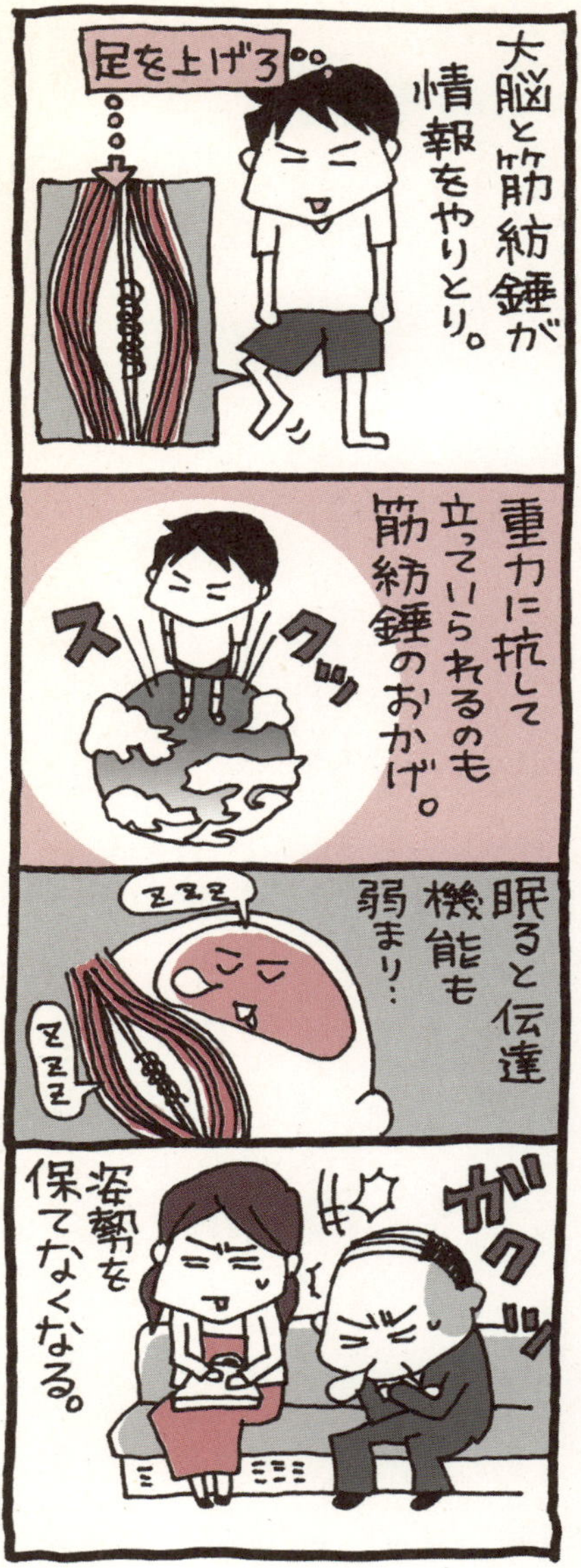
大脳と筋紡錘が情報をやりとり。
足を上げろ
重力に抗して立っていられるのも筋紡錘のおかげ。
スクッ
眠ると伝達機能も弱まり…
ZZZ
ZZZ
姿勢を保てなくなる。
ガクッ

つまり、私たちが地球の重力に抗してスックと立っていられるのは、筋紡錘が筋肉をコントロールし、体がまっすぐ立つ状態を作り出しているからだ。重力に対する筋肉のこのような反応（抗重力反応）は、意識しなくても自然に起こる体の反応でもある。

ところが眠りにつくと、筋紡錘の心棒巻きつき神経からの情報伝達もウトウト状態となるので、重力に抗して姿勢を保つ筋力もゆるんでしまう。ウトウト度が深まるとともに姿勢を保てなくなる状態は、電車でうたた寝をしている人を観察すればよくわかる。

寝返りを打てるのは筋肉が若い証拠！

筋力が落ちてくると簡単に寝返りが打てなくなる。お腹の筋肉のエクササイズがとっても大切なこと

私たちは睡眠中に何度も寝返りを打っている。私は愛犬セナの寝姿にかわいいなあと見入ることがあるが、犬も寝返りを何度も打っている。

寝返りは、寝ているときに同じ側の筋肉だけに体重がかからないようにバランスをとる、大切な体の動きだ。

同じ姿勢で寝ていると、下になった側の血液の流れが悪くなる。寝たきり状態になると思うように寝返りが打てず、体の同じ場所だけが圧迫されるが、そのままにしていると皮膚がただれる褥瘡《じょくそう》（床ずれ）を起こしてしまう。自分で体を動かせない人には、人が手を貸して寝返りをさせてあげなければならない。

寝返りは腰の筋肉をはじめ、全身の筋肉が協調しなければできない。筋力が落ちてくると簡単に寝返りが打てなくなる。寝返りをらくらく打てるということは、筋肉はまだまだ若い、という証拠でもあるのだ。

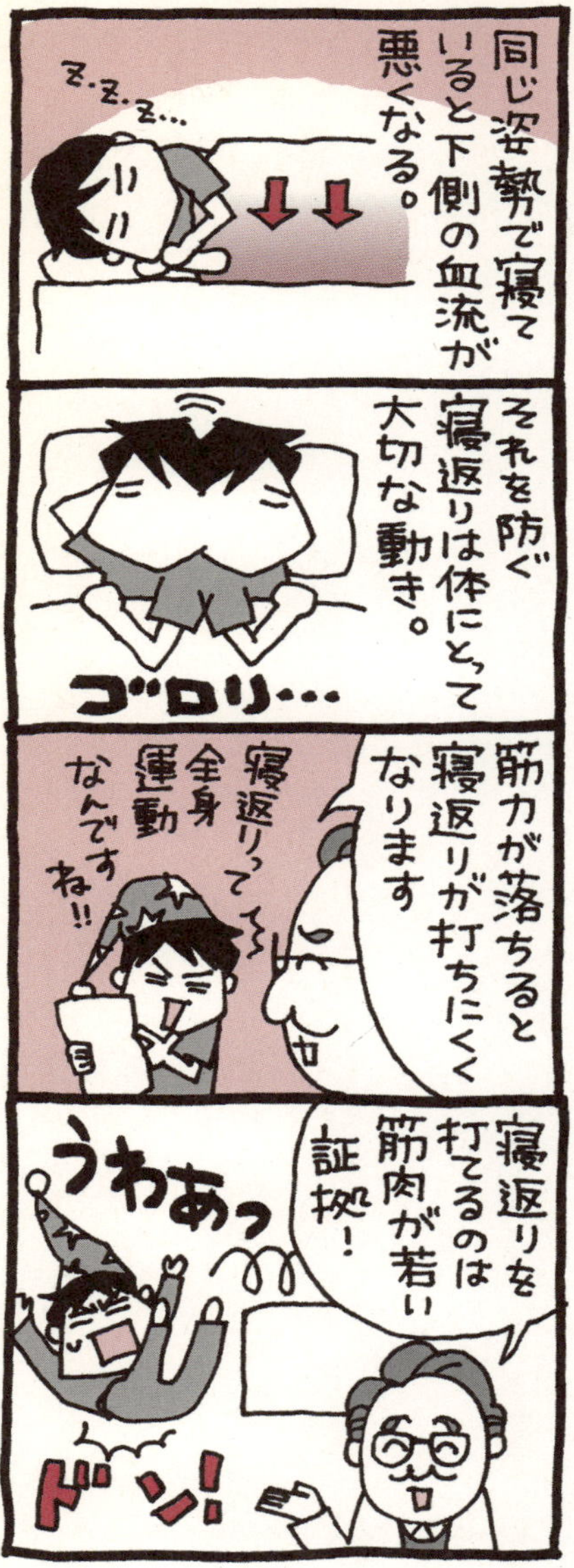
同じ姿勢で寝ていると下側の血流が悪くなる。
Z・Z・Z…
それを防ぐ寝返りは体にとって大切な動き。
ゴロリ…
筋力が落ちると寝返りが打ちにくくなります
寝返りって全身運動なんですね!!
寝返りを打てるのは筋肉が若い証拠!
うわあっ
ドン!

年をとるとどこの筋肉のエクササイズを第一にすればよいでしょうか？　と質問されることがあるが、私はお腹の筋肉＝腹筋《ふっきん》だと考えている。お腹の筋肉が落ちると、日常の立ち居ふるまいや寝返りがままならなくなるからだ。

腹筋が落ちると1・5〜2㎝あるお腹の皮（皮膚と筋肉）が数ミリ程度に薄くなることがあるが、こうなるとお腹の皮が裂けて腸が飛び出してしまう腹壁《ふくへき》ヘルニアを起こすこともある。お腹の皮は厚いほうがいいのだ。ただし脂肪ではなく筋肉で。

呼吸のカギを握る筋肉。肺の動きは筋肉による

筋肉の働きで肺がふくらみ、縮むことで呼吸する。運動をすると呼吸に関係する筋肉も発達してくる

呼吸は鼻や口ですると思っている人もいるが、呼吸の主役は肺。肺がふくらみ、縮むことで呼吸ができる。鼻や口は空気が出入りする通り道の役目だ。

肺がふくらみ、縮むのは筋肉の働きによるので、筋肉が衰えれば呼吸の力も衰える。呼吸に関係する筋肉（呼吸筋）は数あるが、中でもカギを握るのは外肋間筋《がいろくかんきん》と内《ない》肋間筋という2つの筋肉だ。

息を吸うときは外肋間筋が縮み、肺を囲む胸のスペース（胸郭《きょうかく》）が前後左右に広げられる。同時に胸とお腹のしきりにあたる横隔膜《おうかくまく》が縮んで下がるので、胸のスペースは下にも広がる。

胸のスペースの気圧は体の外の気圧よりも少しだけ低いので、スペースが広げられると左右の肺がゴム風船のようにふくらみ、空気が外から入って6億個もある肺胞《はいほう》にいきわたる。

息を吐くときは内肋間筋が縮み、横隔膜がゆるんで上がるので、胸のスペースが狭まる。胸のスペースが狭まることでまわりから押

された形で肺がしぼみ、肺胞から空気が押し出されていく。

呼吸は酸素を体に取り込み、二酸化炭素を体の外に出すガス交換を意識せず行うことだが、呼吸を担当する筋肉は随意筋（横紋筋《おうもんきん》）なので、自分が思った通りに（随意に）動かすことも可能だ。水の中で息を止めることができるのも、さまざまな呼吸法が考案されているのも、随意筋だからこそなのだ。

運動を続けていると、呼吸に関係する筋肉も発達してくる。おすすめは酸素を体に取り入れて行う有酸素運動だ。

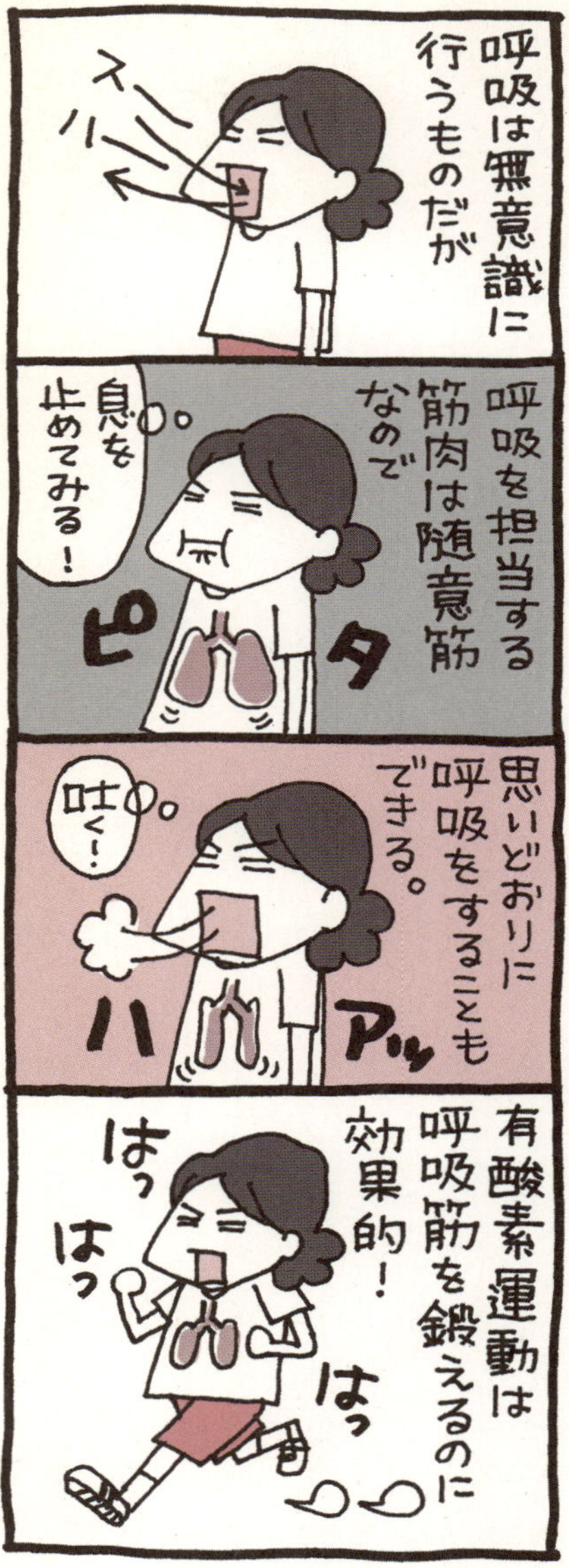
呼吸は無意識に行うものだが
スー
ハー
呼吸を担当する筋肉は随意筋なので
息を止めてみる！
ピタ
思いどおりに呼吸をすることもできる。
吐く！
ハアッ
有酸素運動は呼吸筋を鍛えるのに効果的！
はっ
はっ
はっ

呼吸は肺だけではない、細胞も呼吸をしている

呼吸と血液の循環とは、とても密接な関係がある。運動をすると血液循環がよくなり、呼吸が活発に

呼吸が人間の体に必要なのは、体の細胞が活動するために酸素を必要とするからだ。

体の細胞で行われる呼吸は細胞の中に酸素を取り込み、二酸化炭素を細胞の外に出すことだ。

呼吸と血液の循環とは関係がないものと思っている人が多いが、実は呼吸と血液の循環とは密接な関係があるのだ。

酸素も二酸化炭素も血管を血液に乗って運ばれる。

肺呼吸を行う肺胞の表面は毛細血管で網の目のようにおおわれており、体の細胞のまわりはたくさんの毛細血管が走っている。血液の循環がなければ、肺や細胞で酸素と二酸化炭素の受け渡しができないので、呼吸と血液循環とは切っても切り離せない仲というわけなのだ。

酸素や二酸化炭素を運ぶトラックにあたるのが血液の中の赤血球だ。赤血球は肺胞で二酸化炭素を降ろして酸素を積み込み、全身の

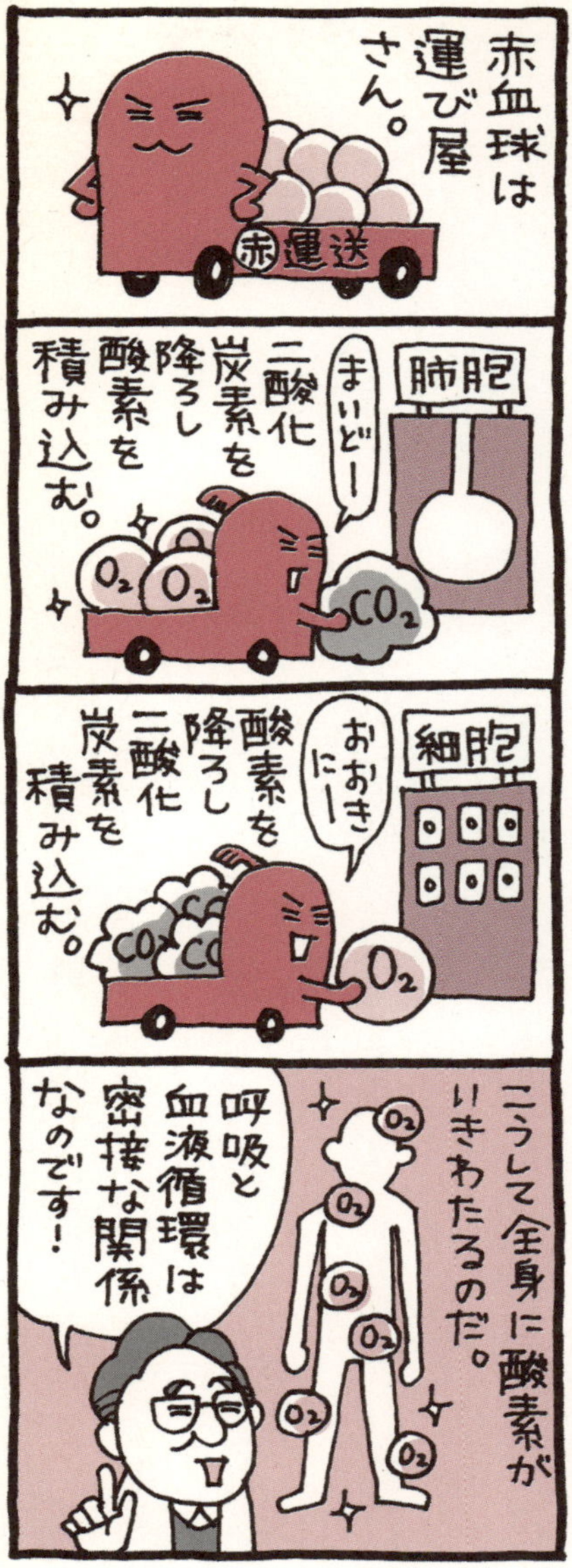
赤血球は運び屋さん。
赤運送
肺胞
まいどー
二酸化炭素を降ろし酸素を積み込む。
O_2
CO_2
細胞
おおきにー
酸素を降ろし二酸化炭素を積み込む。
CO_2
O_2
こうして全身に酸素がいきわたるのだ。
O_2
呼吸と血液循環は密接な関係なのです！

細胞に届ける。そして細胞の近くにやってくると酸素を降ろして二酸化炭素を積み込む。

酸素を積み込んだ赤血球が走る血管が動脈、二酸化炭素を積み込んだ赤血球が走る血管が静脈というわけだ。

運動を行うと呼吸の回数が増し、血液循環もよくなる。赤血球トラックのスピードも加速され、肺でも細胞でも、酸素を取り込み二酸化炭素を出す呼吸が活発に行われるので、体がとても元気になる。

血液を下から上へ戻す静脈にあるハの字の弁

足の運動を行うと、筋肉の収縮で静脈が押される。弁もよく開閉して、血液の通りがとてもよくなる

私たちの体の血管は太い動脈から中動脈、小動脈と枝分かれをして細くなっていき、細動脈、毛細血管が全身に網をはるように分布している。いちばん太い動脈は直径が約2・5㎝もある。それが2㎝から1㎝へと細くなり、2〜3㎜の細い血管、そして毛細血管となる。毛細血管は6ミクロン（1000分の6㎜）もの細さだ。

血液が流れる速さは大動脈では1秒間に約50㎝、大静脈では1秒間に約15㎝だ。毛細血管を血液が流れるスピードはかぎりなくゼロに近い。ふだん静かに過ごしている状態の毛細血管は1秒間に0・5㎜というきわめてゆっくりとした流れ。毛細血管を血液が流れるスピードが遅いのは、赤血球から酸素を降ろし、二酸化炭素を積む作業を行いやすくするためでもある。

静脈は動脈に比べると、心臓を出てからの時間がたっているので血圧が低くなる。とくに足の静脈では血液が心臓に戻るのに一苦労ということになる。そこで手助け役の静脈弁がついているのだ。

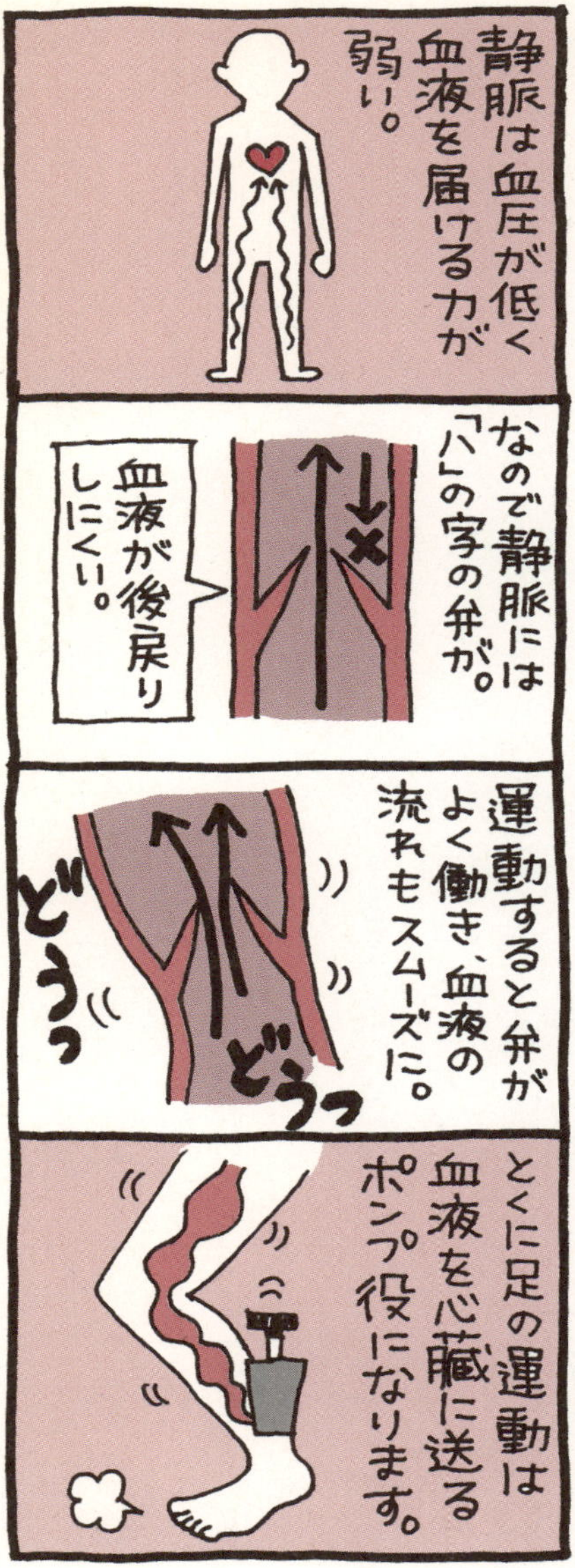
静脈は血圧が低く
血液を届ける力が
弱い。
なので静脈には
「ハ」の字の弁が。
血液が後戻り
しにくい。
運動すると弁が
よく働き、血液の
流れもスムーズに。
どぅっ
どぅっ
とくに足の運動は
血液を心臓に送る
ポンプ役になります。

静脈弁はカタカナの八の字の形をしている。八の字は下から上へ（つまり心臓の方向へ）血液が通ると後戻りしにくい構造なのだ。足の運動を行うと筋肉の伸び縮みに押されて静脈も伸び縮みする。そのおかげで弁もよく働き、八の字の下から上へと血液の通りがよくなる。

歩くことや足の運動、とくにふくらはぎの運動はこの弁の働きを高め、血液を心臓に送り返すポンプ機能を活発にする。「足は第二の心臓」といわれるのは、そんな理由からだ。

手の表側は手のひら！足の表側は足の裏？

体の表と裏を正確に知ると、運動の効果も確実に。お腹は体の表側に、背中やお尻は体の裏側になる

運動をするとき、体の表と裏を正確に知っていると効果も確実なものになると思う。

まっすぐに立ってみると、顔やお腹は体の表側に、背中やお尻は体の裏側にあたる。

手はどうかというと、手のひらが体の表側、手の甲が裏側にあたる。手の甲を医学用語では「手背《しゆはい》」という。手の背中というわけだ。気をつけをすると、手のひらは太ももの外側につく形になるが、体の表側に揃えるなら、手のひらは前方に向けるのが正解だ。

では足はどうかというと、体を支える足の裏が体の表側だ。足の裏は正確には足の表というのが正しい。足で体の裏側にあたるのは足の甲だ。足の甲を医学の世界では「足背《そくはい》」というが、足の背中という正しい呼び方をしている。

それでは男性のペニスは？　立った姿勢をとるとペニスは下に垂れるが、ペニスの前ゾーンが体の裏側、後ろゾーンが表側だ。「表ペニス」をお披露目するには、ペニスをお腹のほうに引き上げるのが正解だ。ニューギニアの高地に住む人たちはペニスを筒に納めて、お腹のほうにその筒を上げ、腰紐でしばっていたが、体の表側の待遇として理にかなっている。

そこでペニスを遇するにはトランクス（猿股）よりもブリーフがおすすめとなる。ブリーフはペニスをお腹に引き上げてペニスの表側を正面に向けるスタイルをとりやすい。納まりもよく、表側が表を向いているのでしっくりとくる。

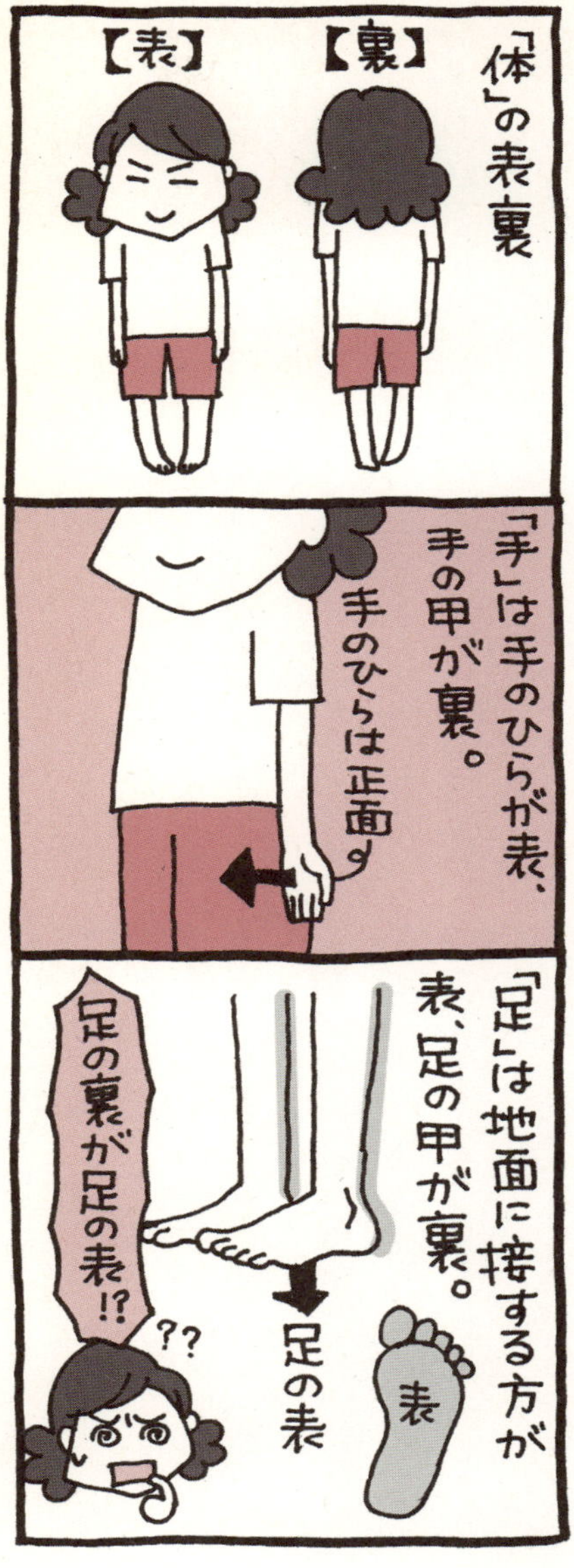
「体」の表裏
【表】
【裏】
「手」は手のひらが表、手の甲が裏。
手のひらは正面
「足」は地面に接する方が表、足の甲が裏。
足の表
表
足の裏が足の表!?
??

筋力は左右均等に。「筋トレ飲み」でバランス感覚を

体の左右のバランスをとることを連合反応と呼ぶ。右から刺激を与えたときには、左からも刺激を！

筋力はできるだけ左右ともにつけるように心がけたい。体の左右などのバランスをとることを連合反応と呼んでいる。たとえば体の真ん中を首から腰まで走っている背骨（脊椎《せきつい》）に刺激を加える場合も、右から刺激を与えたときには、左からも刺激を与えることが大切だ。

牛乳やスポーツドリンクを飲むときも、連合反応を強化する「筋トレ飲み」がおすすめ。両足を肩幅に広げて立ち、右手（左手）で牛乳びんを持ち、左手（右手）を腰にあてたポーズで飲む。健康になりますように！　スポーツがうまくなりますように！　ビールのジョッキも右手に掲げ、左手を腰にあてて乾杯！

ケータイをかけるときも「筋トレかけ」をすると体の連合反応にかなう。ケータイを左手（右手）に持ち、右足（左足）を少し上げたポーズでおしゃべりをするのが筋トレかけの正しいやり方だ。

私が筋トレかけを考案したのはケータイが登場する以前の話にな

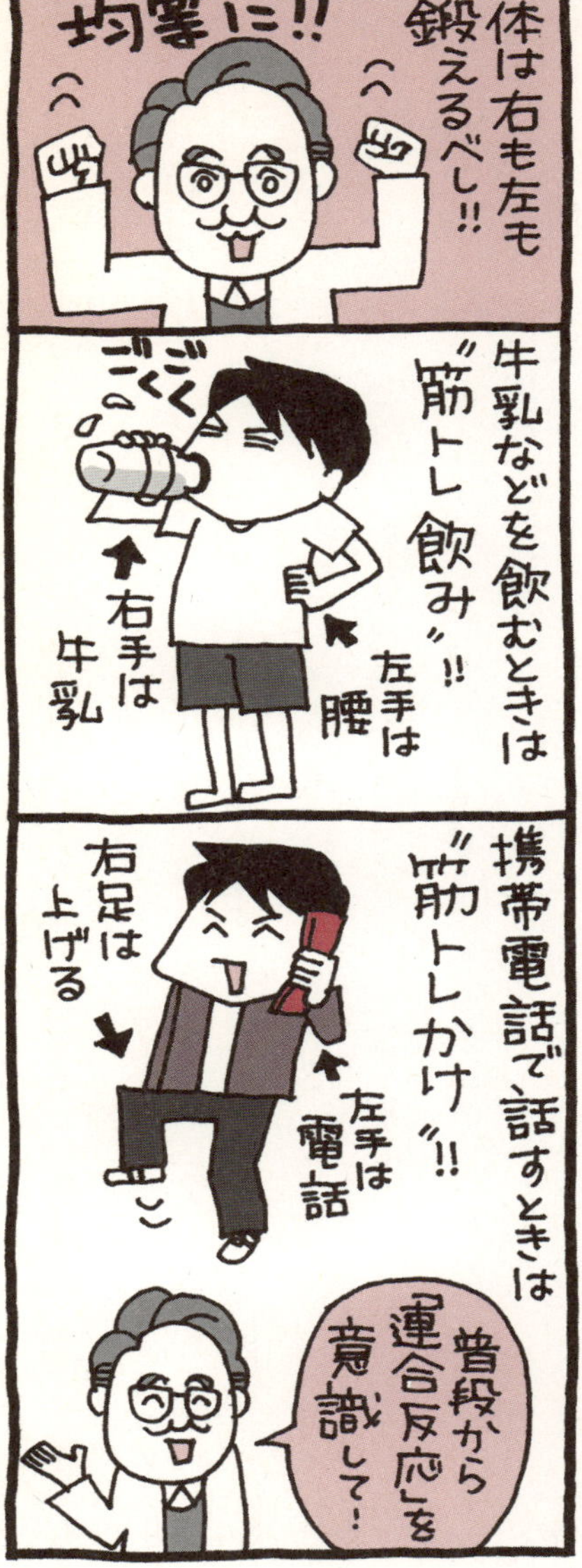
体は右も左も鍛えるべし!!
均等に!!
牛乳などを飲むときは
"筋トレ飲み"!!
ごくごく
右手は牛乳
左手は腰
携帯電話で話すときは
"筋トレかけ"!!
右足は上げる
左手は電話
普段から「連合反応」を意識して!

る。当時、亜細亜大学野球部のチームドクターをしていた頃、寮には10円玉を入れて通話をするタイプの電話機が1台しかなかった。電話機の前にはカレシたちがズラリと並ぶ。その光景を見て、長話を上手に禁止するとともに通話中に運動もできないものか？　と思案した私にひらめいたのが筋トレかけだった。電話の最中は片足を上げているが、バランスを崩して足をつけば「ハイ交替」となり、カノジョとの会話もプッツンとなる。そこで、少しでも長く話をしたいカレシたちの筋力とバランス力がめきめきついたものだ。

筋肉は3ヵ月でつく！一度つくと落ちにくい

運動効果を楽しみに意志の上にも3ヵ月続けよう。足や腰についた筋肉は落ちにくい頼もしい筋肉だ

運動や筋力トレーニングを開始すると、すぐに筋肉が強くなったなどの目に見える効果がほしいと思う人もいるが、筋肉がつくなど具体的な成果が得られるのは約3ヵ月たつ頃だ。運動習慣をスタートさせたら、その効果を楽しみに「意志の上にも3ヵ月！」で続けてみよう。

運動をそれまで習慣にしていなかった人が運動に取り組み始めると、日常の立ち居ふるまいがキビキビとしてくるのは事実だ。ただし、これはうまく体を動かせるようになったせいで、筋肉がついたからではない。

運動を開始して3ヵ月を過ぎると、駅の階段を早足で上っても息がきれなくなった、息子と腕相撲をすると勝てるようになった、休日にはじっとせずに体を動かしたくなるなど、体力や筋力がついたことを実感できるようになる。

筋力をつけてしまえばしめたものだ。一度ついた筋力は簡単には

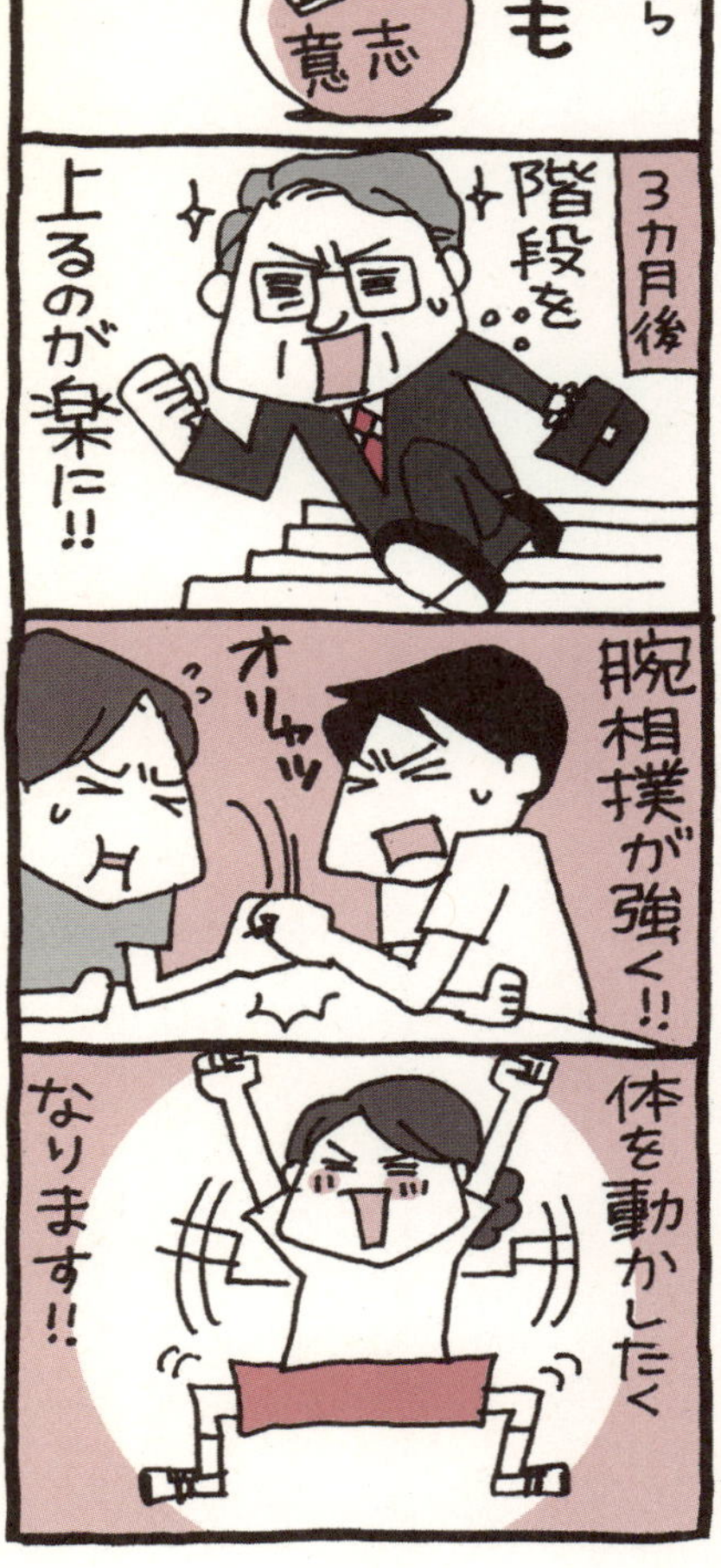
筋トレを始めたら
「意志の上にも
3カ月!!」
意志
3カ月後
階段を
上るのが楽に!!
腕相撲が強く!!
オリャッ
体を動かしたく
なります!!

落ちないからだ。

ケガをして入院したり、脚にギプスをはめたりで体を動かさずにじっとしている状態では、1週間で筋肉が落ちてくることもあるが、通勤通学をはじめ、歩く、電車に乗るなどの通常の生活をしているかぎりは、筋肉はなかなか落ちないものなのだ。とくに脚や腰についた筋肉は落ちにくい頼もしい筋肉でもあるのだ。

さっそく、運動することを習慣にして、筋肉の優れた性質を生かしてあげたいものだ。

減らしやすい脂肪、減らしにくい脂肪

男性に多いお腹ぽっこりの内臓脂肪が貯まる肥満。皮下脂肪は積み立ての預金、内臓脂肪は普通預金

私たちの体に脂肪が貯まる場所は大きく分けると皮膚の下と内臓のまわりの2つがある。皮膚の下に貯まるのは皮下脂肪、内臓のまわりに貯まるのは内臓脂肪と呼ばれる。男性は内臓脂肪が貯まる（お腹ぽっこり）肥満、女性は皮下脂肪が貯まる（全身ふっくら）肥満が多い。

内臓脂肪はお腹のまわりに貯まるといわれるが、具体的には腸のまわり（腸間膜）に貯まる。その面積が100㎠を超えると糖尿病、高血圧、高脂血症（血液の中にコレステロールや中性脂肪が多い）になりやすいことがわかっている。内臓脂肪100㎠にあたるお腹まわり（ウエストサイズ）が男性85㎝、女性90㎝で、これを上回るとメタボリックシンドローム（内臓脂肪症候群）の疑いがありますよ、と黄信号が灯る。

皮下脂肪は積み立て預金、内臓脂肪は普通預金にたとえられる。皮下脂肪は貯まりにくいが、貯まると減りにくい。

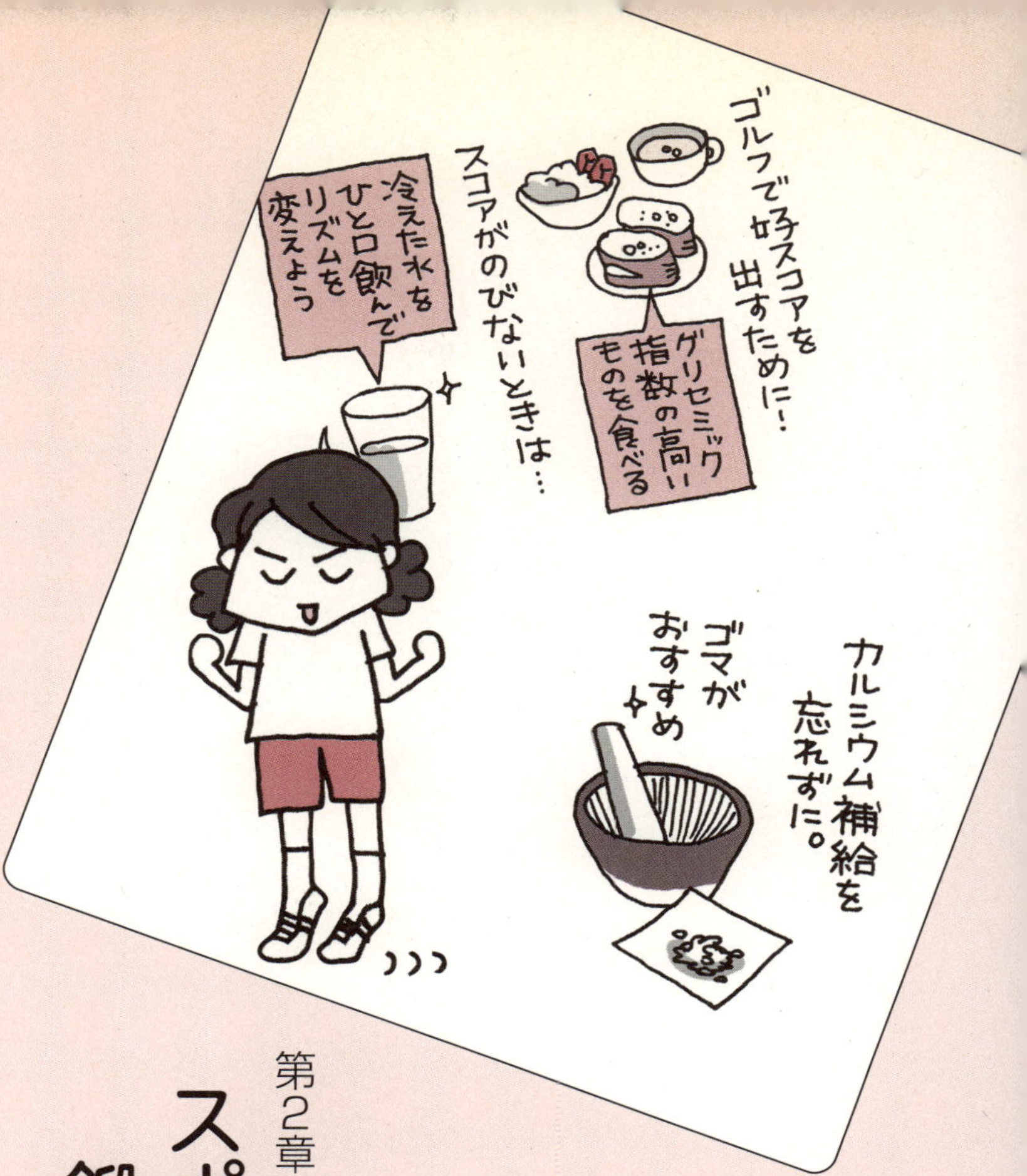
ゴルフで好スコアを出すために！
グリセミック指数の高いものを食べる
スコアがのびないときは…
冷えた水をひと口飲んでリズムを変えよう
カルシウム補給を忘れずに。
ゴマがおすすめ

第2章

スポーツ種目別・鍛えるポイント

(速)常識

スポーツ力《ぢから》は胴体の速く確実な動きから

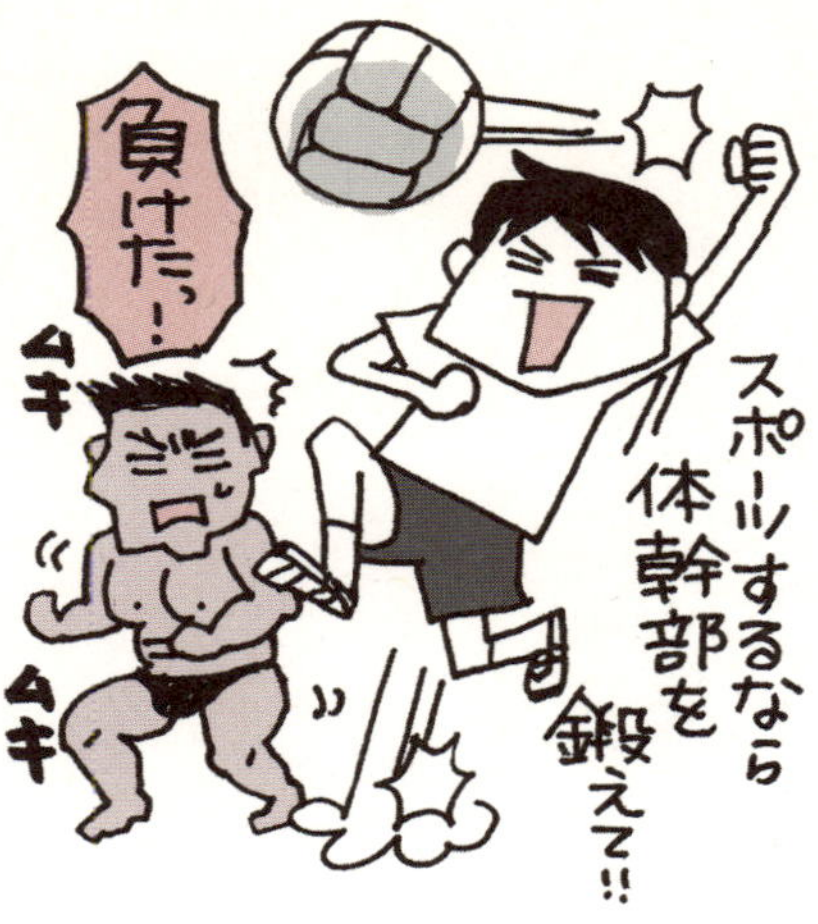
負けた、!
ムキ
ムキ
スポーツするなら体幹部を鍛えて!!

すべての種目に共通する「スポーツ力」は体幹部の速く確実な動きから生まれる。

体幹部とはどこをさすのだろうか。「幹部」という言葉に脳をイメージする人がいるかもしれないが、実は体幹部とは胴体のことなのだ。胴体は胴と略して呼ばれることもあるが、体から頭と手と足を引き算したものにあたる。医学の世界では体幹部のことを軀幹部《くかんぶ》ともいう。

スポーツ力に腕や足など四肢の筋肉の力が強いことは大きなアドバンテージとなるが、四肢の動きの源となるのは体幹部の動きだ。体幹部が速く確実に動くことで四肢も速く確実に動かすことができる。

筋肉隆々のボディビルダーなのに運動をすると意外に動きが鈍い、ということがあるのは、見た目の筋肉は鍛えていても体幹部の筋肉を鍛えることを怠っているからだ。アスリートは、筋肉が目立ってついていなくても、体幹部の筋肉を鍛えているので運動をするとイケテル動きをするのだ。スポーツを楽しむ場合も体幹部を鍛えていると上達するのが早い。

体が動くときの基本の「キ」を鍛える

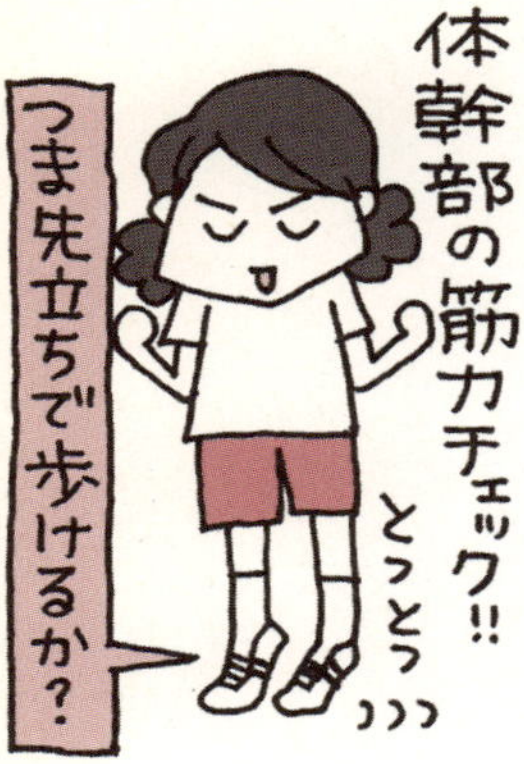
体幹部の筋力チェック!!
つま先立ちで歩けるか?
とっとっ

運動をするとき、私たちの体は重力に抵抗して動いている。体の動きは地面から離れるほど、スピードを増し安定が損なわれる。地面と接する足の上で膝関節《しつかんせつ》、股《こ》関節《かんせつ》、体幹部、肩甲《けんこう》骨《こつ》、腕、頭などが動く。足の動きは骨盤を操る体幹部の筋肉と連携して体の動きを安定させている。体幹部の筋肉を鍛えることが大切なのは体が動くときの基本の「キ」の動きとなるからだ。

体幹部の筋肉を鍛えるのに役立つのは、第3章で紹介する体の大きな筋肉を動かす4つの基本の「キ」の運動（スクワット、体の軸をしっかりさせる、腹筋《ふっきん》、腕立て伏せ）だ。4つの運動については62ページを参照していただきたい。

体幹部の筋肉力を簡単にチェックできる方法は、つま先立ちだ。つま先だけで立ってみる。そしてつま先だけで歩いてみる。体幹部の筋肉が弱い人はつま先立ちをすると姿勢がすぐ崩れてしまう。歩くなんてとても無理ということになる。

ゼロから100へ。短距離走のカギは瞬発力が握る

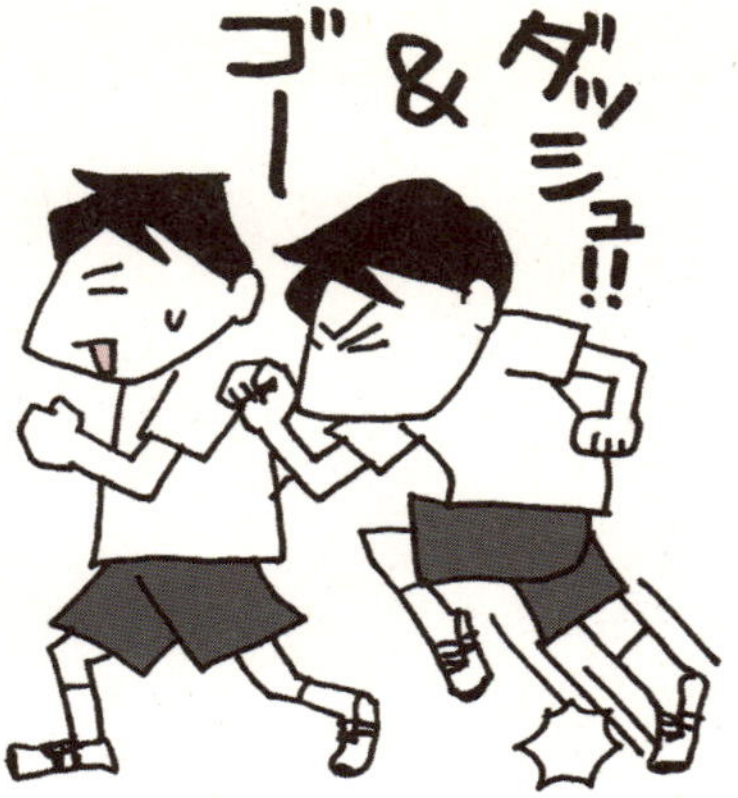

100m走などの短距離走はゼロから100へとトップスピードまでいかに早く持っていくかということがカギを握る。

加速に欠かせない筋肉（加速筋）の力はヒップの大臀筋《だいでんきん》、太ももの裏側のハムストリングス筋群、ふくらはぎにある腓腹筋《ひふくきん》とヒラメ筋などだ。そして、アキレス腱《けん》の活躍も見逃すわけにはいかない。

参考までに私たちが走るときに使われる体の働きを一覧表で紹介しておこう（左ページ参照）。

加速筋を鍛えるには足の運びを速くするトレーニングだ。私が指導した慶応大学ラグビー部のトレーニング法は、トレッドミル（逆回転するベルトコンベアを走る器械）を使い、これ以上のスピードでは走れないという限界をちょっと上回るスピードに設定したベルトを走る。この方法で加速筋がみるみる鍛えられ、瞬間的に相手をパスして前進する力をつけることができたので、勝利に大いに貢献したものだ。

トレッドミルを使わなくても、グラウンドでダッシュをつけて走ることでもいい。足の回転を最大限に速くして走り出す。

Dr. Memo

走るときの体の働き

場所	筋肉・靭帯	主な働き	
お尻	大臀筋	加速	股関節を単独で動かすいちばん強力な筋肉。パワーを求めるような動作や加速には欠かせない
	中・小臀筋	安定	股関節のバランス維持に重要
	腸頸	安定	骨盤や大腿部を外側から安定させる
太もも	大腿四頭筋	減速	接地時の衝撃吸収。ストップ・減速の多いポジション・競技ほど大切
	ハムストリングス	加速	加速には欠かせない筋力
	内転筋	安定	バランスに欠かせない
ふくらはぎ	ふくらはぎの筋肉	加速・安定	加速には欠かせない筋力
	すねの筋肉	安定	接地時の衝撃吸収、バランスに欠かせない
	指先の力	減速	接地時の衝撃吸収、バランスに欠かせない

ダッシュしては走り、またダッシュしては走りということをくり返す「ダッシュ・アンド・ゴー」も効果的だ。

その場駆け足をするときも、ももを高く上げて、足の回転を速くするといい。

太ももの大腿四頭筋《だいたいしとうきん》や腸腰筋《ちょうようきん》、それに股関節を鍛えることも大切だ。簡単にこの3つを鍛える運動をまとめてできるのが階段2段上りだ。階段を2段ずつとばして上る。近くの神社に見上げるような高い階段があれば、格好のトレーニング場所となる。

走ることはすべてのスポーツ力の基本となるので、種目を問わずおすすめの運動となる。

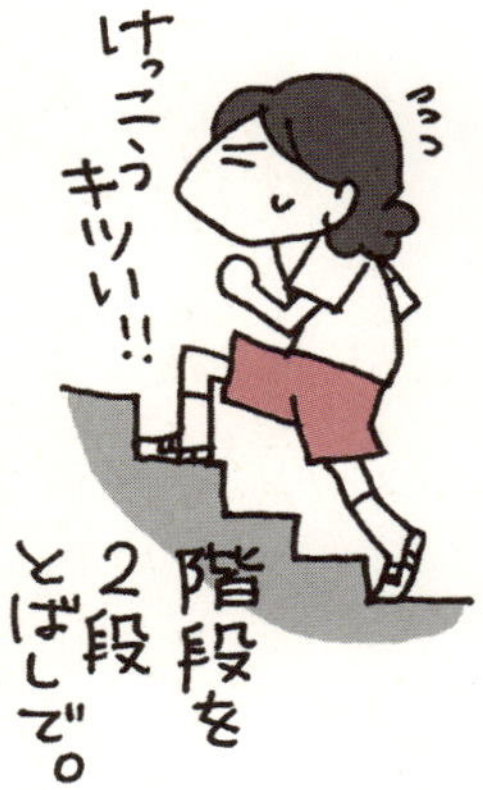
けっこうキツい!!
階段を2段とばしで。

マラソン力《ぢから》は裸足になって足裏を鍛える

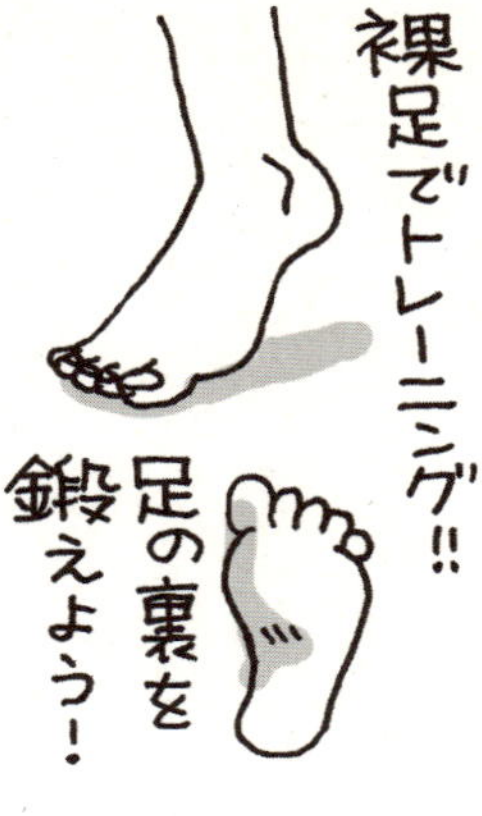
裸足でトレーニング!!
足の裏を鍛えよう!

マラソンに代表される長距離を走るときに、体の中でいちばん疲れる場所は足の裏だ。足の裏はマラソン力のカギを握るといっていい。

現代人は裸足《はだし》で地面を蹴って走る機会が失われて久しい。せめてトレーニングのときは裸足になる機会を作って、足の裏を鍛えよう。ただしアスファルト道路やコンクリート舗装の場所ではやらないこと。裸足で走ると衝撃が強くて足を痛める心配がある。

足の裏に関係する筋肉を鍛える運動として、タオルギャザー（80ページ参照）、足で書くアルファベット（82ページ参照）がおすすめだ。

ゴルフ力《ぢから》は足裏、腹筋、太もも、膝を意識

ゴルフのスイングの起動は足の裏にあり、といわれる。スイング力は体の軸（背骨）が回転することで生み出される。その背骨を回す動きを足の裏からスタートさせるのだ。タオルギャザー（80ページ）など足の運動をすることが足の裏の筋肉を強くする。

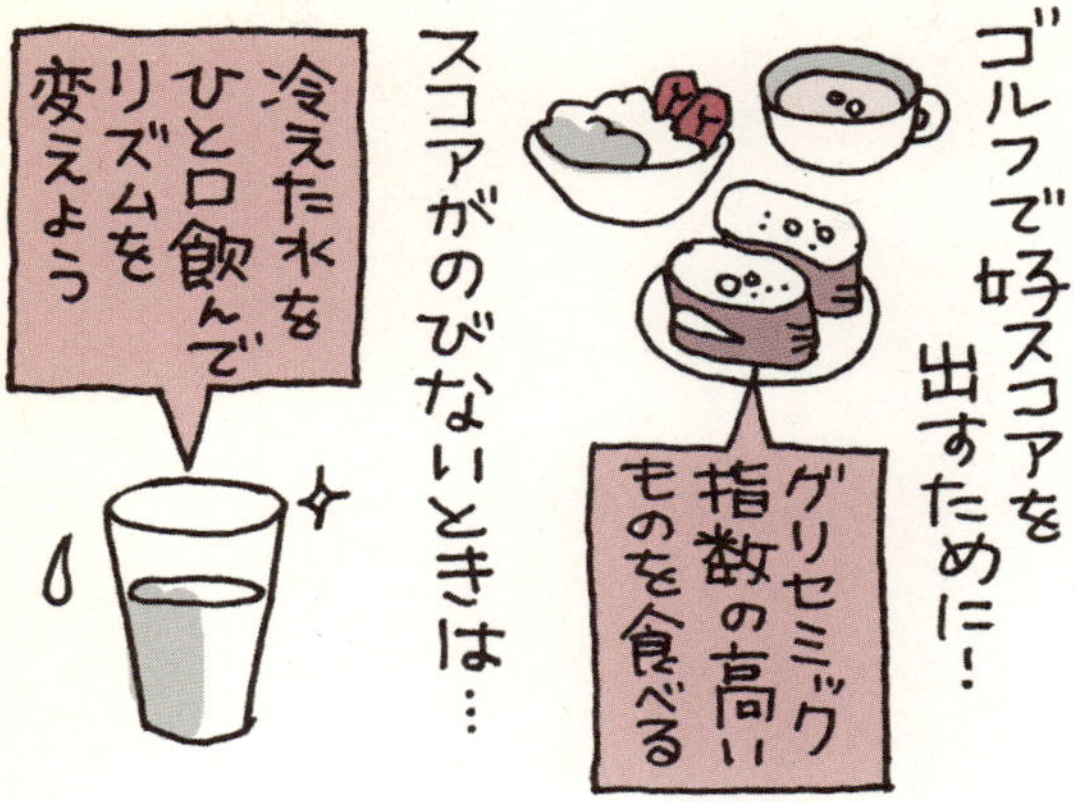
ゴルフで好スコアを出すために！
グリセミック指数の高いものを食べる
スコアがのびないときは…
冷えた水をひと口飲んでリズムを変えよう

飛距離を伸ばしドラコン（ドライバーコンテスト）の王者をめざすには、腹筋を鍛えることが欠かせない。腹筋（72〜75ページ）、太もも（大腿四頭筋・86ページ）、膝《ひざ》周囲の筋肉（85ページ）も鍛えたい。

さて、久しぶりのゴルフにチャレンジするあなたに、好スコアを出す秘訣を。朝食はエネルギーになるスピードが速いグリセミック指数（食べ物が体内でエネルギー源の糖になるスピードを表す指数）が85以上のものがおすすめだ。具体的なメニューとしてはコーンポタージュ、食パン（もしくはフランスパン）にバターとはちみつをつけて食べるといい。おかずはマッシュポテトかゆでたにんじん、じゃがいもがおすすめだ。ちょいプラスできる時間の余裕があるのならウインナーか目玉焼きを添える。ラウンド中の昼食も同じ取り合わせが最適だ。

さて、ボギーやダブルボギーが続くときにどうするか？　プロはリズムを変えるときに水をひと口、口に含むことが多い。ちょいと冷えた水を飲むと体が目覚め、グッドショットを回復することができる。

走る・打つ・守る、野球力《ぢから》は太ももプラス膝と肩

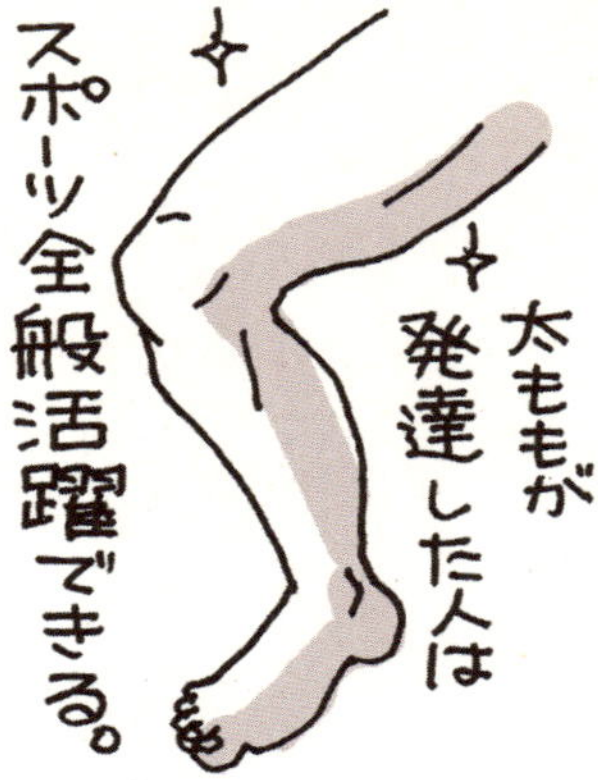
太ももが発達した人は
スポーツ全般活躍できる。

「太もものでかいやつは野球がうまい（うまくなる）」といわれる。太ももが発達していると、足からの静脈血が心臓によく戻るミルキングアクションの力が強く、全身の血液循環がよくなるからだ。その結果、体を動かす筋肉に酸素と栄養がよく届き、細胞から出るゴミ（老廃物と二酸化炭素）がよく運び去られる。筋肉のリフレッシュ（新陳代謝）力が強いのだから野球もうまくなるよ、というわけだ。立派な太ももの持ち主は野球だけでなくすべてのスポーツ種目で活躍することだろう。

仲間と野球を楽しむときも、太もも力を増す大腿四頭筋の運動（86ページ参照）が欠かせない。

走る・打つ・守る、という野球力に欠かせないのは膝周囲の筋肉と肩関節の筋肉だ。膝の筋肉を鍛える運動(85ページ参照)や肩甲骨の可《か》動域《どういき》を広げる運動（91ページ）も行いたい。

サッカー力《ぢから》は太もも&腹筋

サッカーは手を使うと反則になるので、キック、ジャンプ、スライディング、ダッシュ、サイドステップなど、足の動きが勝敗を分けることになる。そのカギを握るのは太ももの前と後

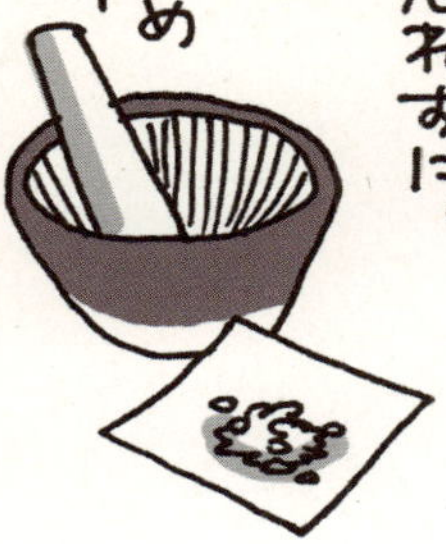
カルシウム補給を忘れずに。
ゴマがおすすめ

ろの筋肉だ。あわせて体幹部の速い動きに欠かせない腹筋力が大切だ。太ももの筋肉を鍛える運動（86ページ）や腹筋を鍛える運動（72～75ページ）を行いたい。

せっかくの試合中に足がつったり痙攣《けいれん》を起こしてはもったいない話だ。このような症状が起きるのはカルシウムが不足するからだ。ふだんからカルシウムの補給を心がけたい。私のおすすめはすりゴマ。カルシウムだけでなくマグネシウムも豊富に含まれているので筋肉の働きを元気にする。食卓にはすりゴマが欠かせない。

バレーボール力《ぢから》は足首と肩でジャンプアップ

バレーボールのアタックやブロックに欠かせないジャンプ力の強化に太ももを鍛える運動（86ページ）やふくらはぎを鍛えるタックジャンプ（84ページ）を行いたい。

試合の前には十分に体を伸ばすストレッチングを。膝のストレッチングは反動をつけずにゆっくりと行うのが秘訣だ。関節を守る筋肉の力をつけるには、肉などたんぱく質の豊富な食べ物が欠かせない。

テニス力《ぢから》は手のひら・肩をグーパーで鍛える

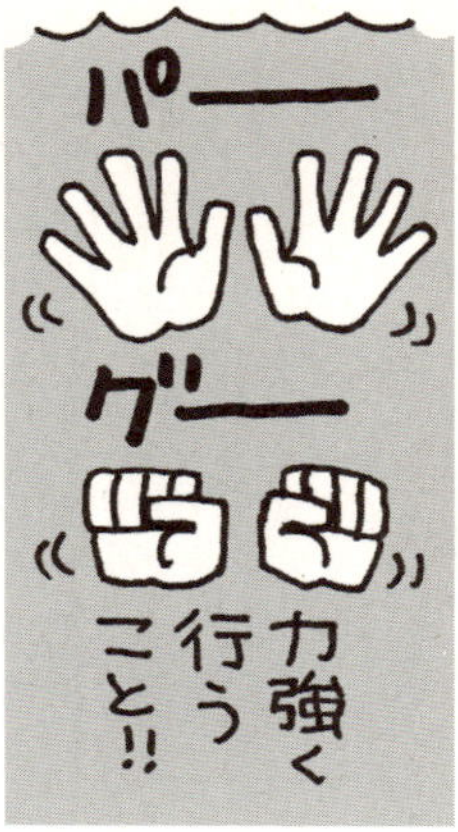
パー
グー
力強く行うこと!!

フォアハンド、バックハンドなど手と腕の動きが欠かせないテニスは肩甲骨を鍛えることが大切だ。お風呂の中で行うグーパー運動（93ページ）は手軽にできるエクササイズだ。ただし、軽い動作でグーパーをしているだけではダメで、力を込めてグー、開く指すべてに力を入れてパー、という要領で行ってほしい。「力グー」に「力パー」をくり返していると、お湯の水圧も加わるので汗が噴き出す。まずは自分の年齢と同じ回数を行うことをめざしたいが、スポーツ選手の場合は、もう手が動かないよという限界まで行いたい。

山歩き力《ぢから》、ハイキング力《ぢから》は膝トレ必須

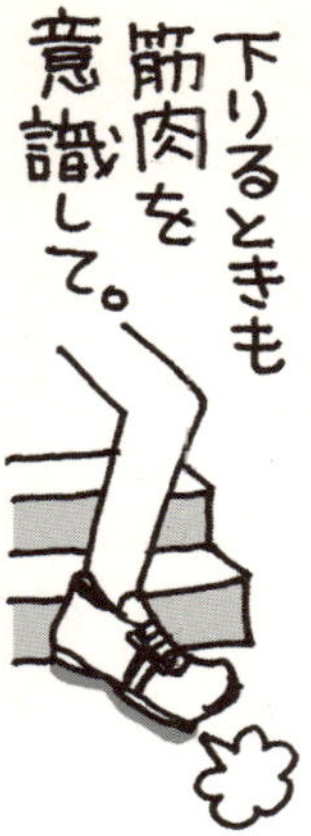
下りるときも筋肉を意識して。

山登りやハイキングで上りよりも下りが疲れるのは、膝にかかる負担が下りのほうが大きいから。エベレスト登頂に成功した女性登山家は、ふだんから駅の階段で下りの鍛錬にも時間を費やしているが、膝の力の大切さを知っているからだろう。

市販のアンクルウェイトをつけて通勤をすれば、一日中が鍛錬タイムになる。階段の上り下りもアンクルウェイトをつけて行えばキクーッ×2の効果が得られる。

水泳力《ぢから》は体の軸と肩甲骨でスピードアップ

水泳はほかのスポーツに比べて上肢をよく使う。水泳力のカギを握るのは体の軸だが、体の軸を鍛える運動(66〜71ページ)を行い、それに加えて上肢を動かす要の場所である肩甲骨のトレーニングも欠かせない。可動域を広げる運動(91ページ)とバッククロスアーチ(90ページ)がおすすめのトレーニングだ。

ボウリング力《ぢから》は片足バランスで足腰を鍛える

ボウリングは足と腰がポイントになる運動だ。足と腰の関節や筋力を鍛える運動としては片足スクワット(63、96ページ)がおすすめだ。スクワットを行うときは膝が足先のラインから前に出ないようにすると負荷が十分にかかり、キクーッという効果が得られる。それに加えてバランス力も鍛えたい。閉眼片足立ち(66ページ)がおすすめの運動だ。足と腰のパワーアップに加えてバランス力が増せば、ターキー(ピンが全部倒れるストライクが3回連続すること)にも手が届く。

ゲートボール力《ぢから》は歩き力、卓球力《ぢから》は足裏瞬発性

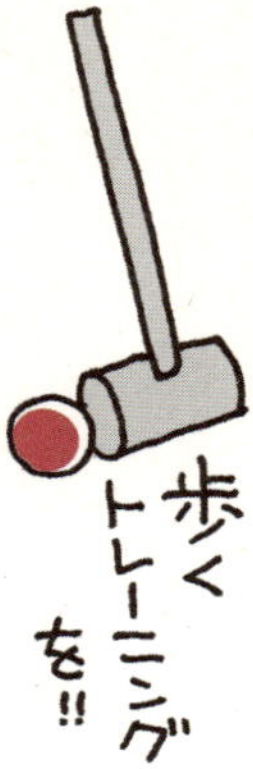

ゲートボールは5人1組の2チームが紅白の玉を打って競うが、歩き力が勝負を分けるスポーツだ。
足の筋力がカギを握るので、ふだんから歩け歩けタイムを持つことを実行したい。歩くトレーニングについては第7章を参考にしてほしい。
卓球は全身の筋肉を瞬間的に動かす運動の一つだ。瞬間的な身のこなしは足の裏がポイントになるので、足の裏を鍛える運動（78ページ）がおすすめだ。

スキー力《ぢから》は体の軸と膝でシュプールを

スキーは競技となるとタフな運動だが、楽しむのならゴルフと並んで年齢制限なしで楽しめる。

スキー力を増すのに欠かせないのが体の軸を鍛える運動（66〜71ページ）と膝を鍛える運動（85ページ）だ。

体の軸と膝がしっかりしていれば、三浦敬三さん（プロスキーヤーの三浦雄一郎さんのお父さん）のように、100歳近くまでシュプールを描くことができる。

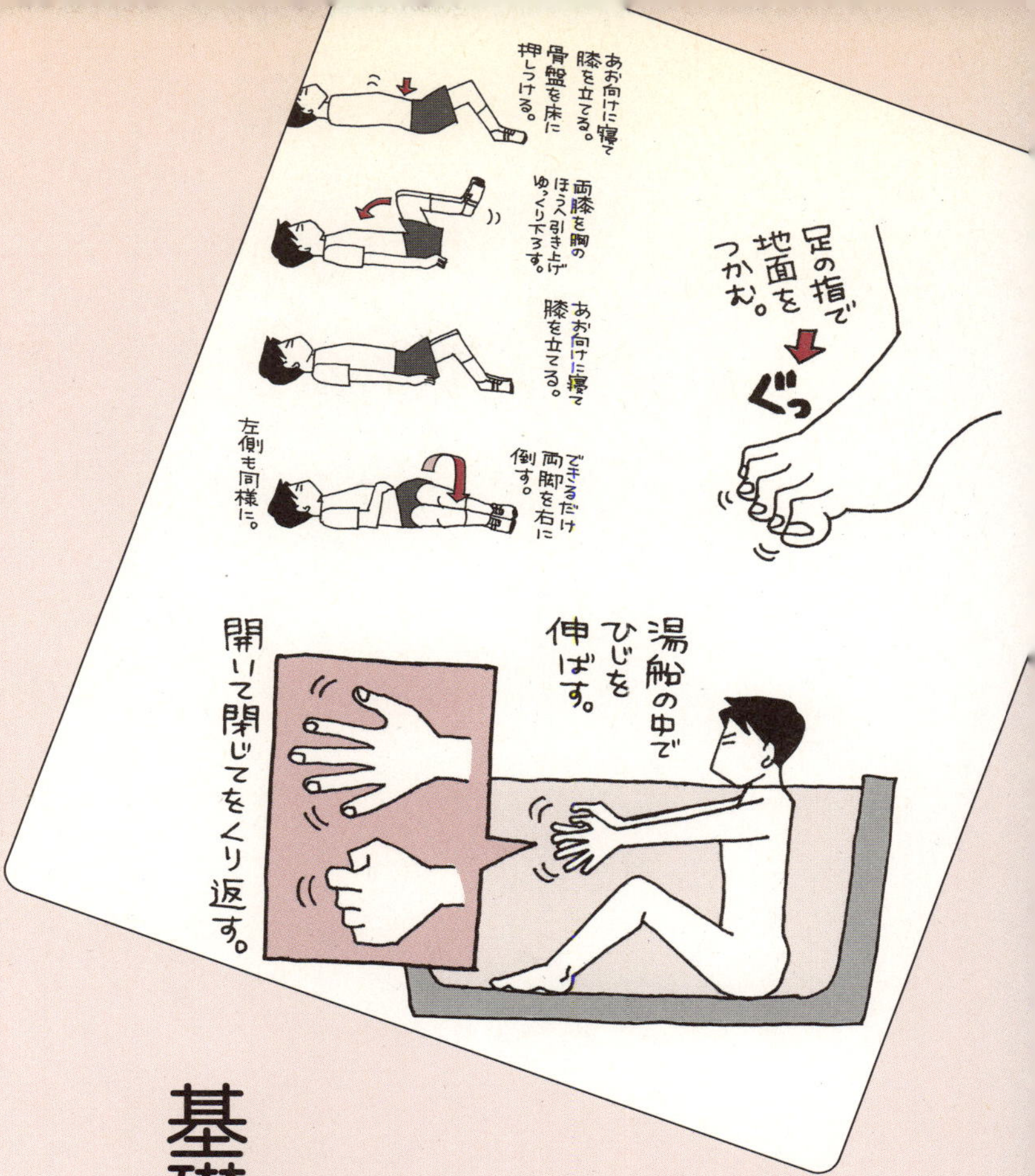

第3章

体の部位別・基礎筋力をつける運動メニュー

㊙常識

基本の「キ」となる4つの運動メニュー

筋肉の力をちょいと略して筋力という。

私たちが毎日を元気に過ごし、仕事をモリモリこなし、スポーツを楽しみ、人生をエンジョイするのに欠かせない基本の「キ」、筋力をつける運動メニューを紹介しよう。

筋力をつける基本の「キ」の運動は、①スクワット、②体の軸をしっかりさせる、③お腹の筋力をつける、④腕立て伏せの4つだ。

この4つの運動に加えて、足の裏から首まで、体の場所ごとの筋力をつける運動メニューも紹介する。決して無理をせず、自分の体力と筋力に合った強度や回数を選んで行うこと。

①スクワット――意外と知らない正しいやり方

下肢全体の筋力が確実につく運動がスクワット（膝《ひざ》の曲げ伸ばし）だ。

なーんだ、スクワットか、と拍子抜けした思いを抱く人は、おそらく間違ったスクワットを行っているからだと思う。きちんとしたスクワットは、意外とハードなのだ。

スクワットはたしかに簡単な動作でできる。多くの人はホイホイという感じで行っている。ホイホイスクワットは反動をつけずに、ともかく膝の曲げ伸ばしをすればいい、というお手軽

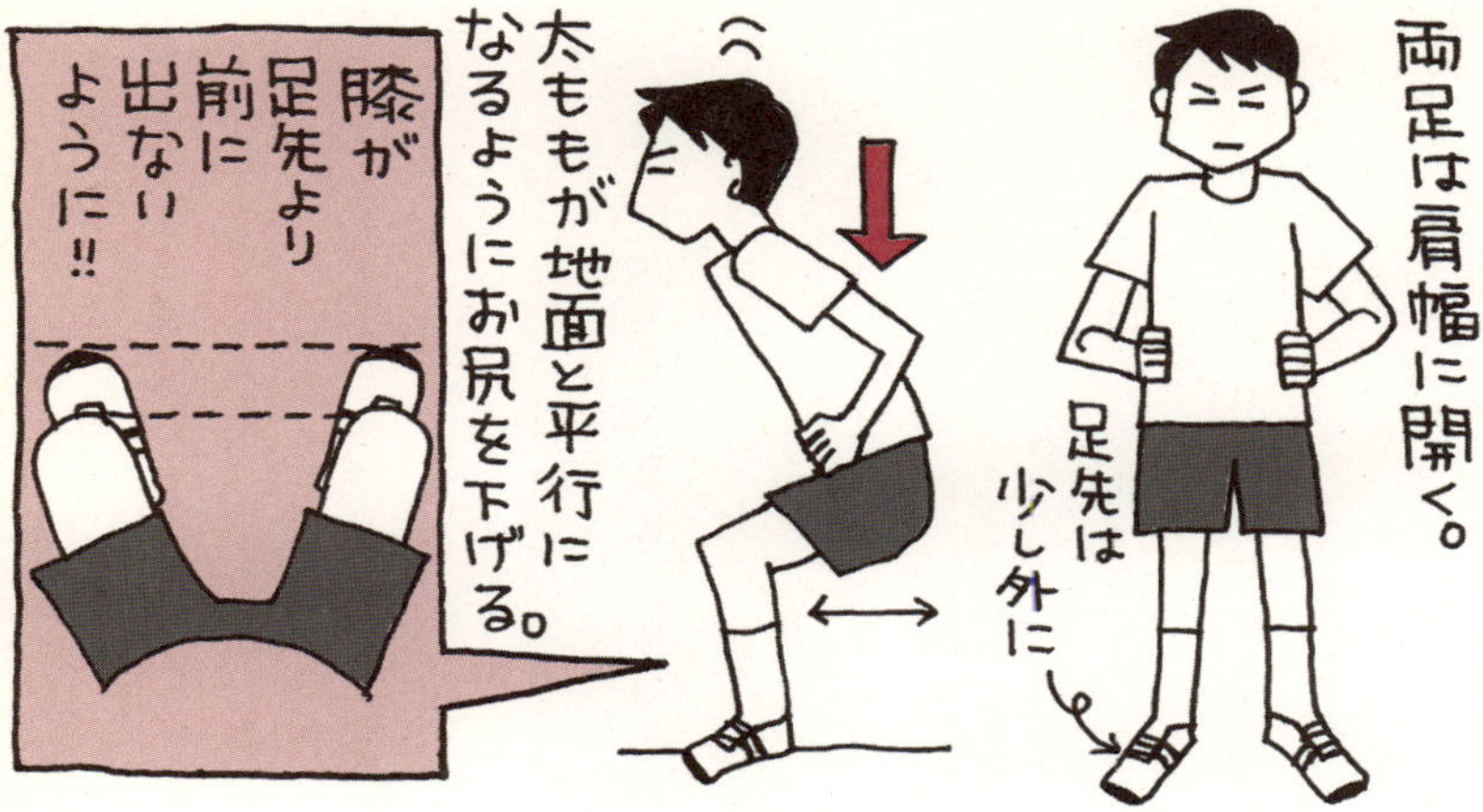
両足は肩幅に開く。
足先は少し外に
太ももが地面と平行になるようにお尻を下げる。
膝が足先より前に出ないように!!

なやり方のことだ。しかし、こんな間違ったやり方や自己流でスクワットを行うと、いくらやっても確実な効果が上がらない。正しいスクワットをマスターすることが大切だ。

正しいスクワットのやり方。膝小僧が足指の線から出ない

①両足を肩幅に開いて立つ。足先は少しだけ外に開く感じだ。

②右膝を右足の親指方向、左膝を左足の親指方向に向けて出すようにして、太ももが地面と平行になるところまでお尻を下げていく。もうこれが限界、というところまでお尻を下げると筋肉にかかる負担が大きくなり、筋力アップの効果も大きくなる。

ポイントは、膝小僧の位置が足指の線から前にはみ出ないようにすることと、膝が内側に入らないようにすることだ。

そして、目線は下を見ずに、まっすぐ前を見る。下を見てスクワットを行うと腰痛を起こす原因にもなるので気をつけよう。

膝の曲げ伸ばしが十分にできないときは椅子に腰かけた姿勢から

膝が痛いときは膝の曲げ伸ばしが十分にできない。そんなときは、椅子に腰かけた姿勢から立ち上がり、お尻を最後までゆっくり下げて座り、また立ち上がるという膝にやさしいスクワットを行うといい。

ポイントは、できるだけゆっくりとお尻を座面に近づけ、着地させること。

途中でつらくなったときは、そのままお尻を椅子に下ろしてもOK。この方法で行うときも、膝小僧が足の指から前にできるだけ出ないようにするのがポイントだ。

それでも持ちこたえられない人は椅子の背もたれにつかまって

ももの筋力が持ちこたえられず、用意した椅子にもすぐにペタンとお尻がついてしまう人は無理をせず、椅子の背もたれを支えにしてつかまって、自分のできる範囲でやってみよう。

ポイントは基本編と同じく、①できるだけ膝が足先から出ないように、②膝が内側に入らないように、③お尻を突き出さないように、④できるだけ動作をゆっくりと、できるだけまっすぐに腰を下に落とすように行うことだ。

支えにする椅子は、体重がかかってひっくりかえってしまうといけないので、軽い椅子ではなく、重くて安定感のあるもので。

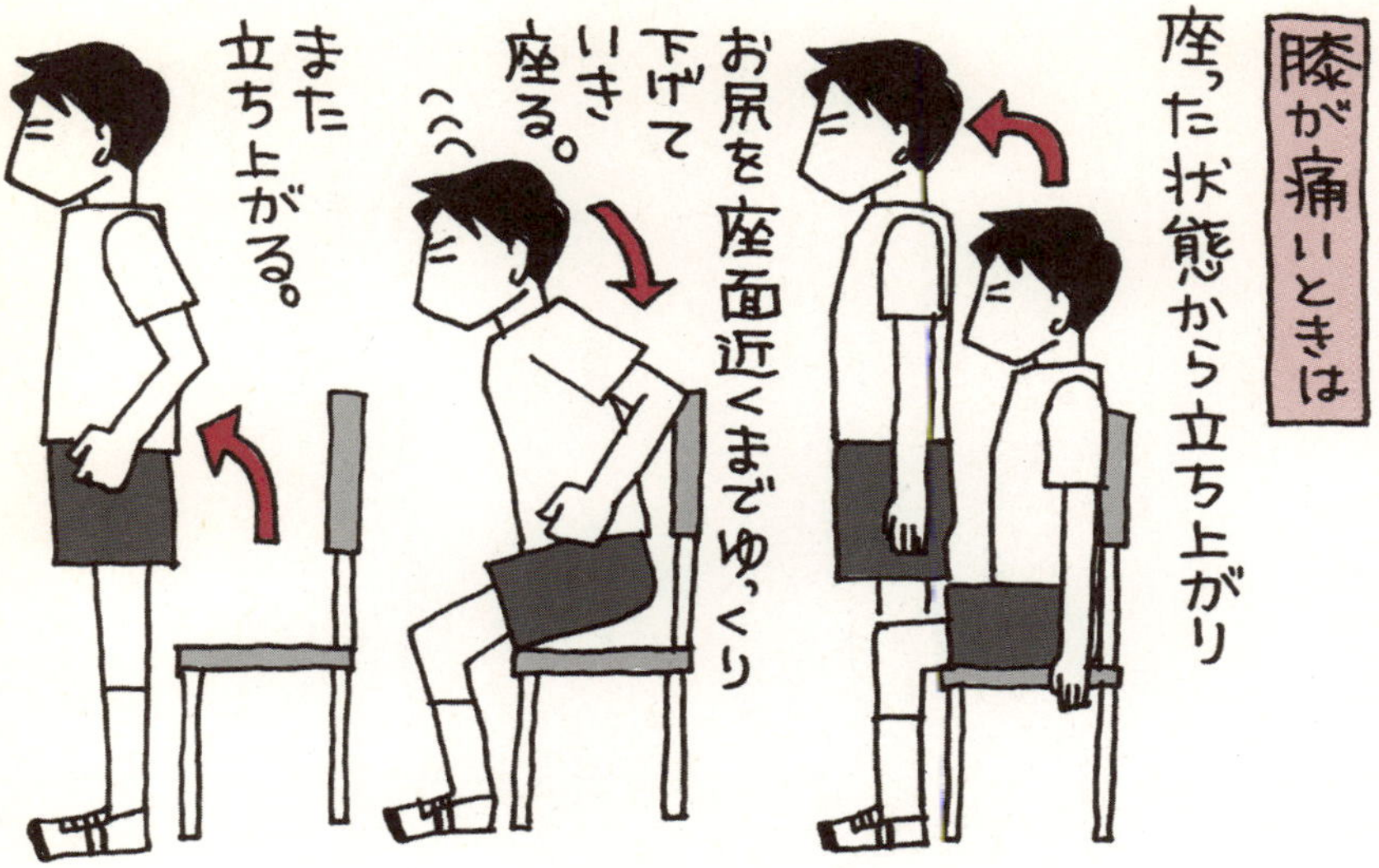
膝が痛いときは
座った状態から立ち上がり
お尻を座面近くまでゆっくり下げていき座る。
また立ち上がる。

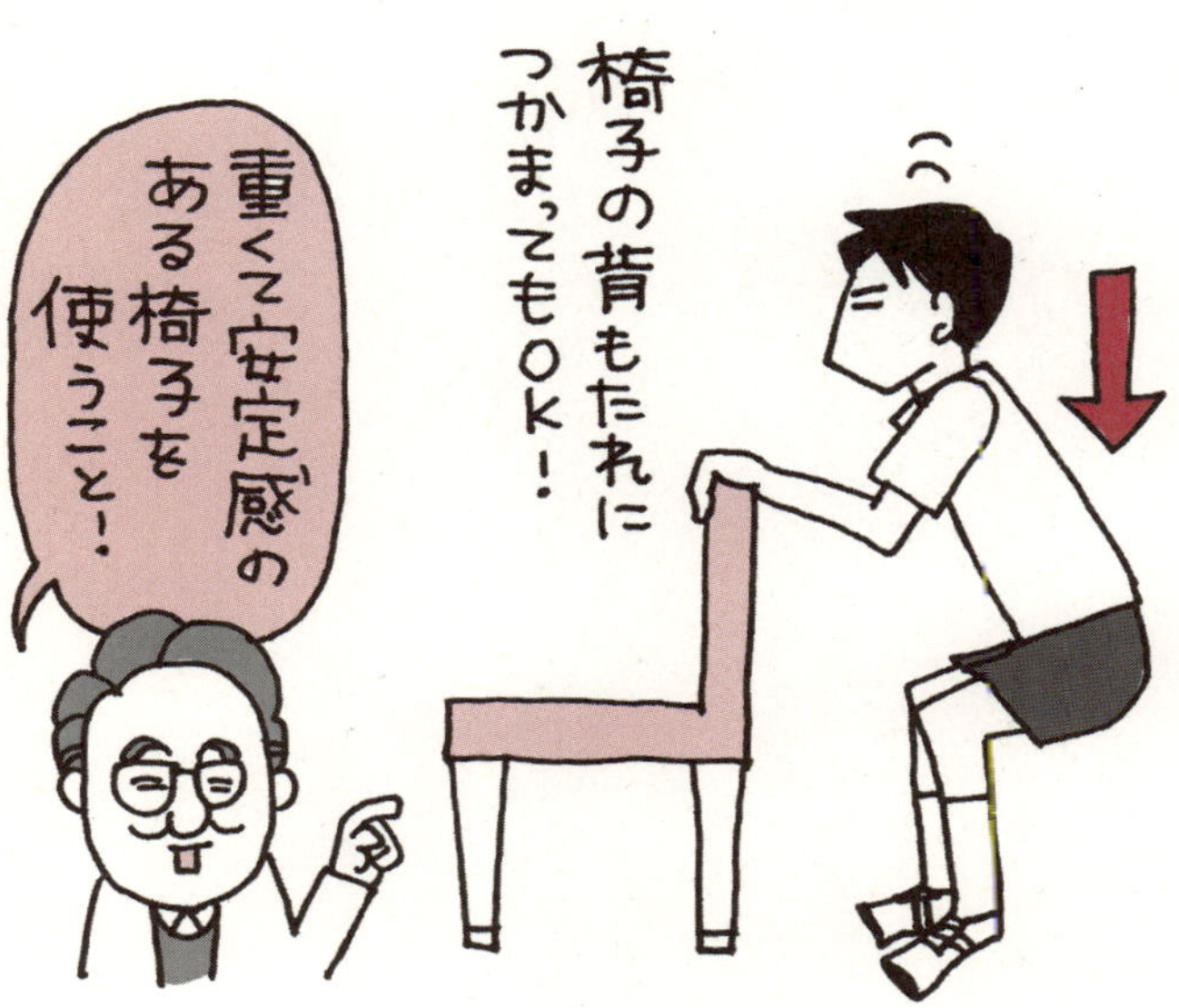
椅子の背もたれにつかまってもOK！
重くて安定感のある椅子を使うこと！

②体の軸をしっかりさせる

大黒柱がしっかりしていなければ建物は傾き、壊れてしまう。体の大黒柱にあたるのが背骨だ。体の軸である背骨がしっかりしていると、姿勢をきちんと保つことができる。

背骨をしっかりさせるには上半身と下半身がきちんと結びつけられていることが欠かせない。その筋肉が背骨を支える深部筋と上半身と下半身を結ぶ大腰筋《だいようきん》、腸骨筋《ちょうこつきん》などだ。大腰筋と腸骨筋をまとめて腸腰筋《ちょうようきん》と呼んでいる。深部筋や腸腰筋は皮膚の上からちょいと触るわけにはいかない。腸腰筋と背骨を支える深部筋の筋力を増す運動を行うと体の軸がしっかりする。

目を閉じて片足立ち、バランスを崩しても粘ってみる

まずは簡単にできるのが両目を閉じて行う片足立ちだ。

①自然な起立の姿勢で立ち、目を閉じる。

②そのまま左足を上げ、バランスが崩れるまで立ち続ける。

③今度は右足を上げ、バランスが崩れるまで立ち続ける。

バランスが崩れるとすぐに「おっとっと」と足をついてしまうが、すぐに足をつかずに粘れるところまで粘ってみる。バランスを崩してからギリギリまでがんばるときに腸腰筋と背骨を支える深部筋が鍛えられるのだ。

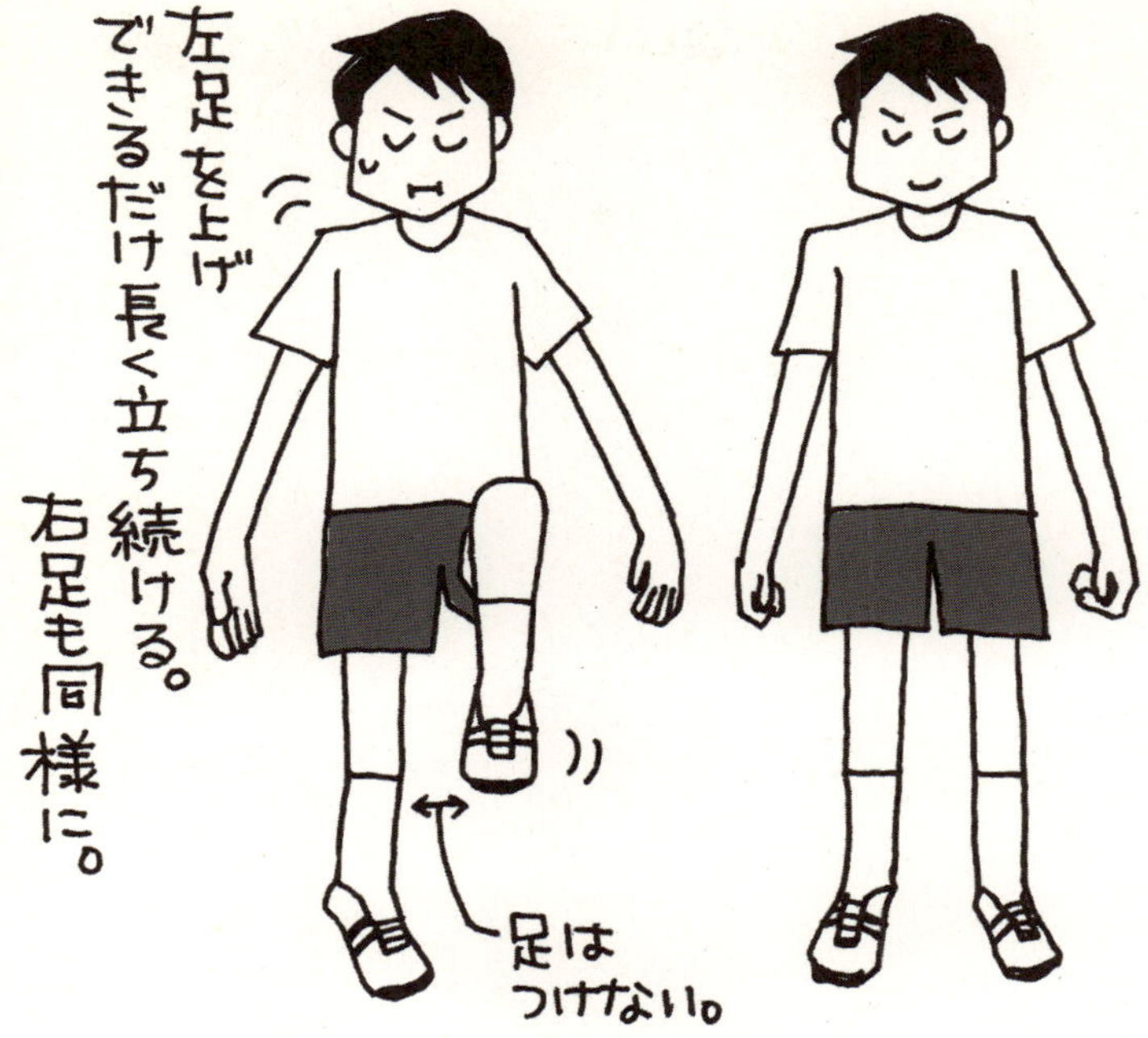
左足を上げ
できるだけ長く立ち続ける。
右足も同様に。
足は
つけない。

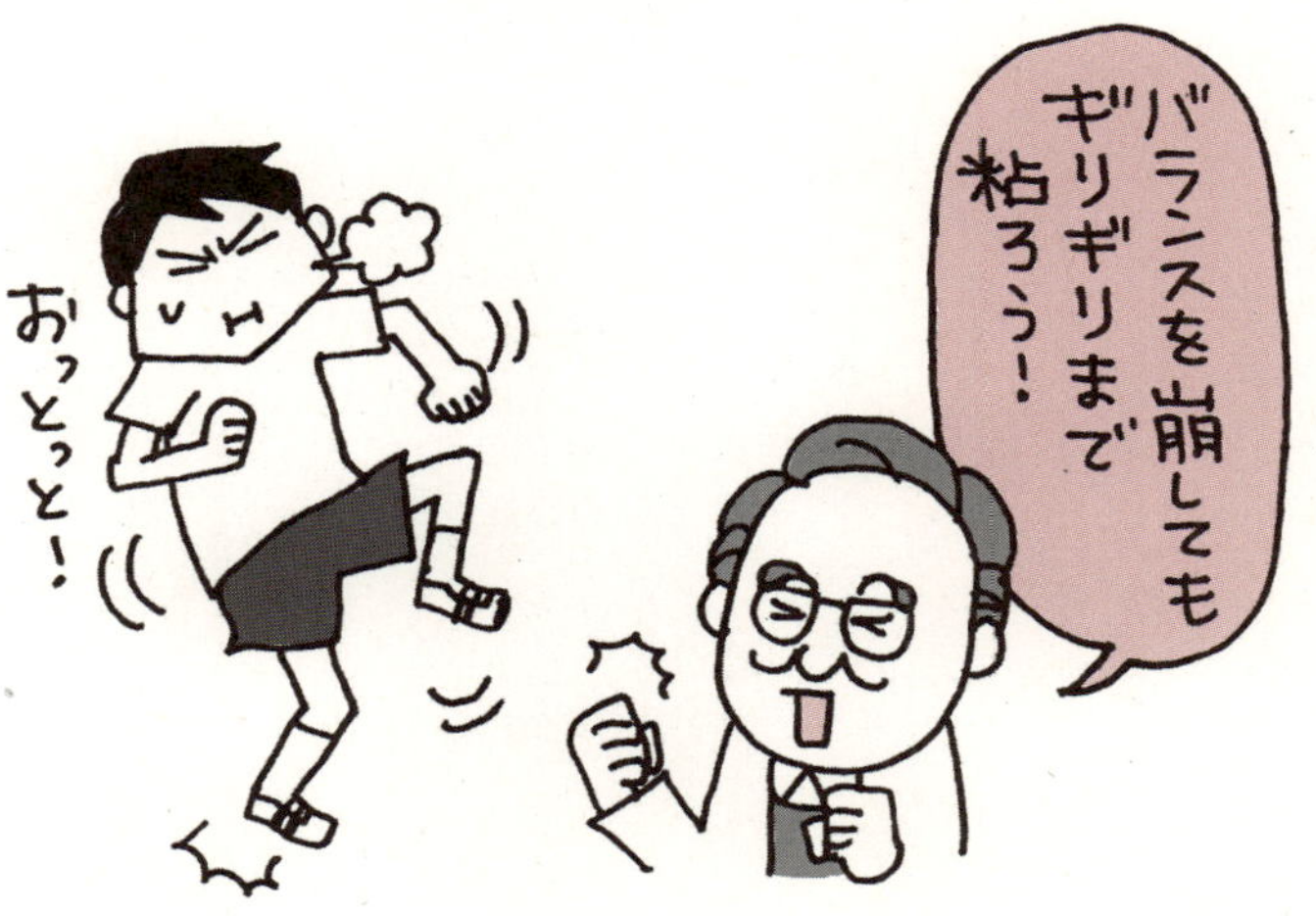
バランスを崩しても
ギリギリまで
粘ろう！
おっとっと！

腸　腰筋の筋力が増す運動1 腰をぐっと床に押しつける

腸腰筋は短い筋肉だ。この筋肉を鍛えるためにはあお向けの姿勢で、腰をぐっと床に押しつけてみよう。これだけでもおへその奥のほうの筋肉に負荷がかかる。

①あお向けに寝て膝を立てる（床、長椅子、硬いベッドなどを利用する）。

②お腹をへこませ、腰の下の空間を埋めるように骨盤を下に押しつける。

③②の姿勢のまま両膝を胸のほうへ引き上げる（腰の付け根から動き出すようなイメージで）。

④上げられるところまで上げたら、ゆっくりと戻す。

（10回を目安に行う）

膝から上げるのではなく、腰骨から持ち上げるように動かすのがポイント。

腸　腰筋の筋力が増す運動2 両脚を左右に倒す

⑦②のポーズで膝を揃えたまま、腰骨から両脚を動かして可能なだけ右に倒す。

⑧倒せるところまで両脚を倒したら、膝を揃えたままゆっくりと元の位置に戻す。

⑨②のポーズのまま両脚を左に倒す。

⑩倒せるところまで両脚を倒したら、膝を揃えたままゆっくりと元の位置に戻す。

腰の位置から動かすようにするのがポイント。

（10回を目安に行う）

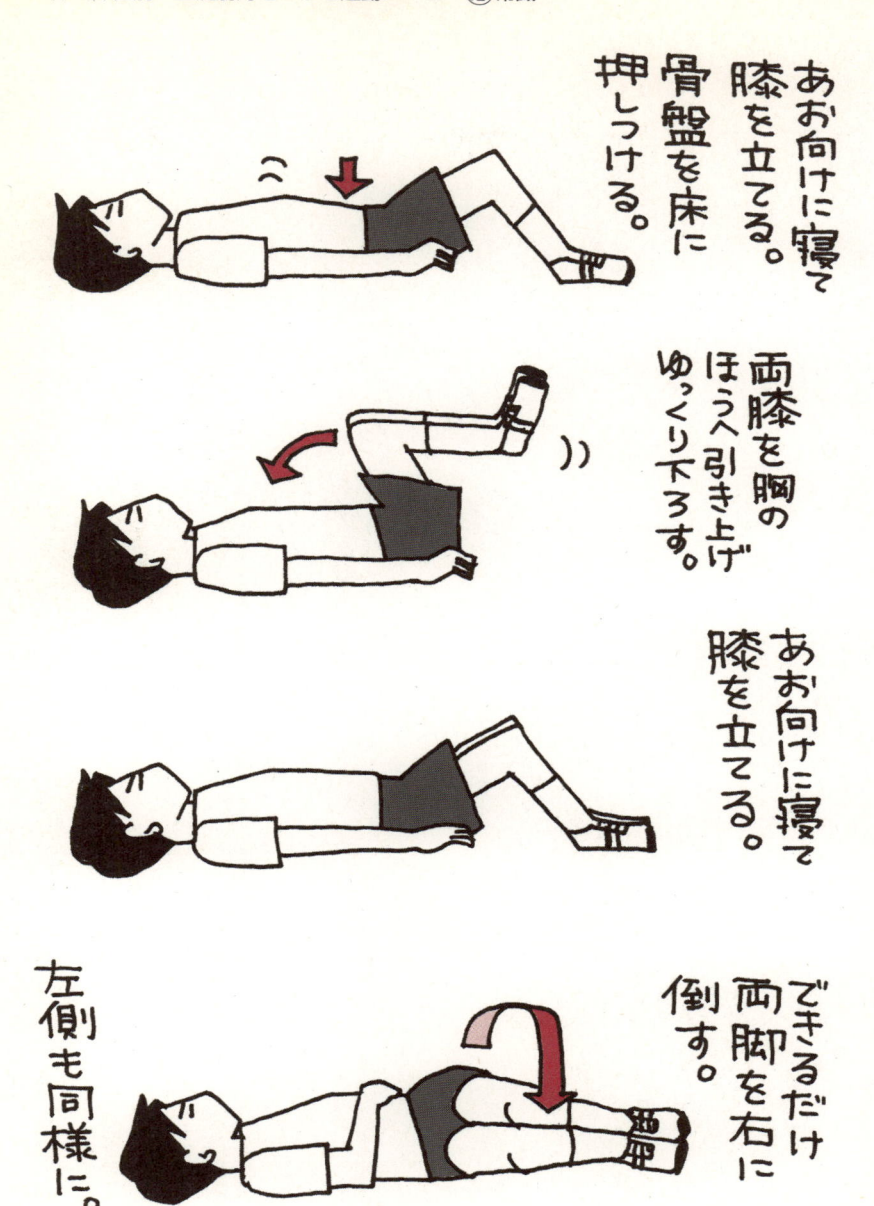

あお向けに寝て
膝を立てる。
骨盤を床に
押しつける。

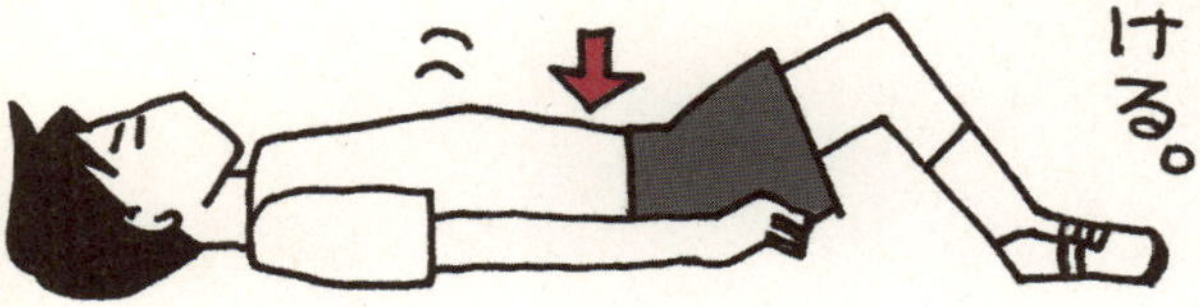

両膝を胸の
ほうへ引き上げ
ゆっくり下ろす。

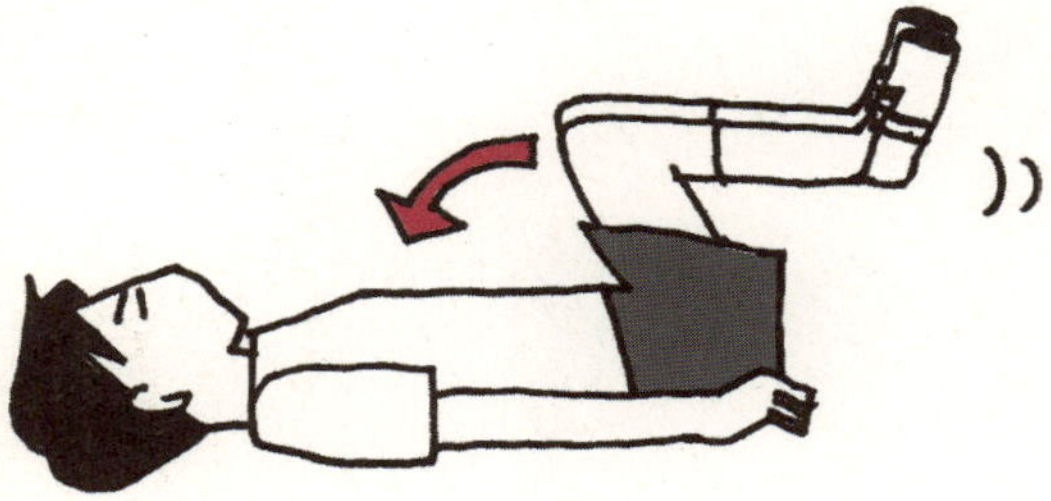

あお向けに寝て
膝を立てる。

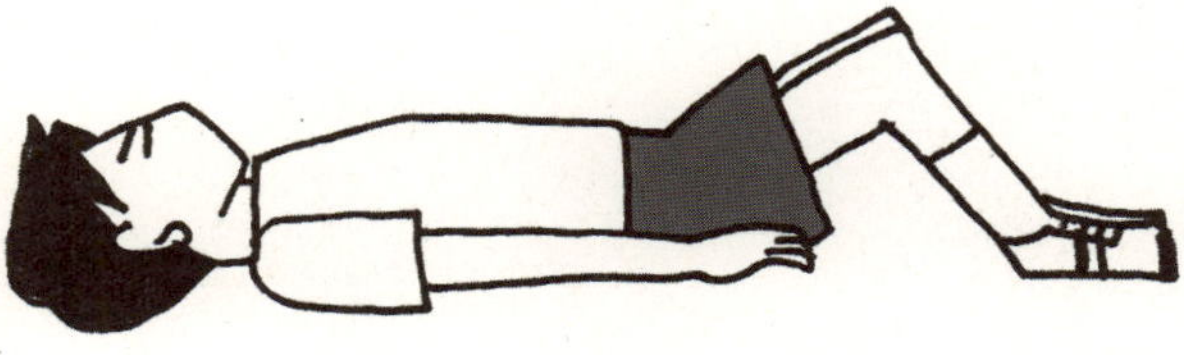

できるだけ
両脚を右に
倒す。

左側も同様に。

ひじ立て脚上げで深部筋と腸腰筋の筋力アップ

最後に、ちょっとキツめだが、体の軸をしっかりととのえる運動を紹介しよう。床にひじをついて、左右の脚を上に上げる動きだ。

最初の位置は、腕立て伏せの姿勢の手のひらをひじに替える、という形。脚を上げたときに、体の軸がまっすぐになるようバランスをとろう。

ポイントは、腰をそらさないこと。腰をそらすと、背骨を支える深部筋や腸腰筋に負荷がかからないばかりか、腰を痛める原因にもなってしまう。

①ひじを床につけ、脚を伸ばしてつま先を立て、ひじとつま先で体をまっすぐに支える。腰はそらさない。

②右脚を上に上げる。このとき、つま先から上げるのではなく、骨盤のあたりを意識して、腰の付け根から持ち上げるような感じに。

③ゆっくりと脚を下ろし、①の位置に戻る。

④左脚でも同様に行う。

けっこうハードな動きなので、回数は自分の目安でいい。キツい体勢で運動することで、体の軸のバランスをとる筋肉が鍛えられる。

ひじや膝が痛くなるので、カーペットや滑りにくいマットの上で行うこと。

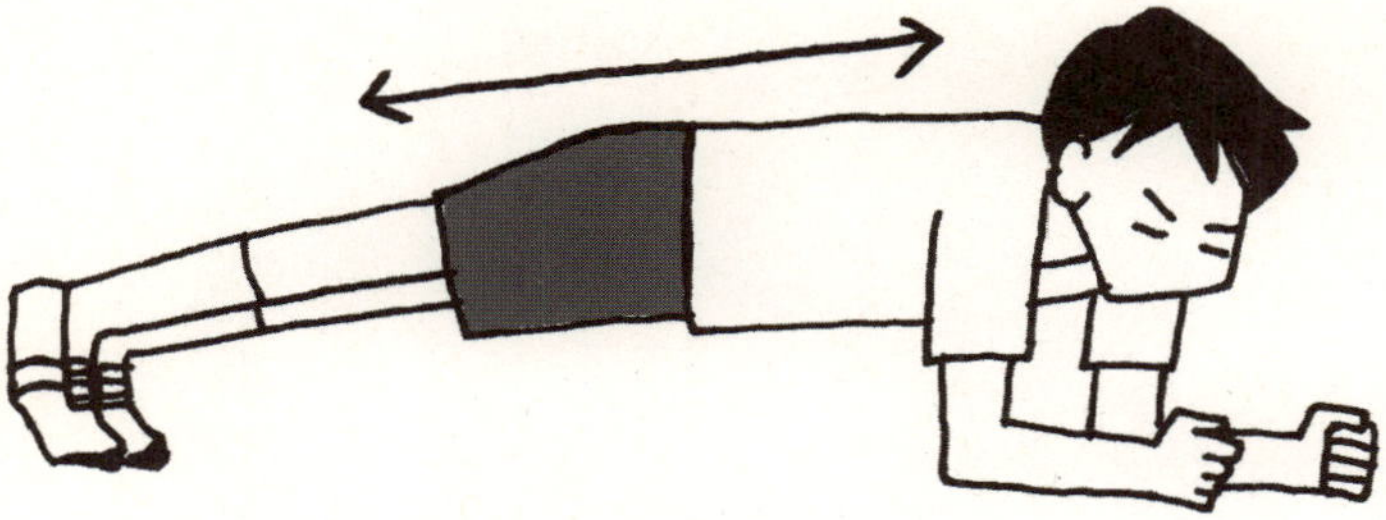

ひじを床につけ脚を伸ばす。
つま先は立てて。

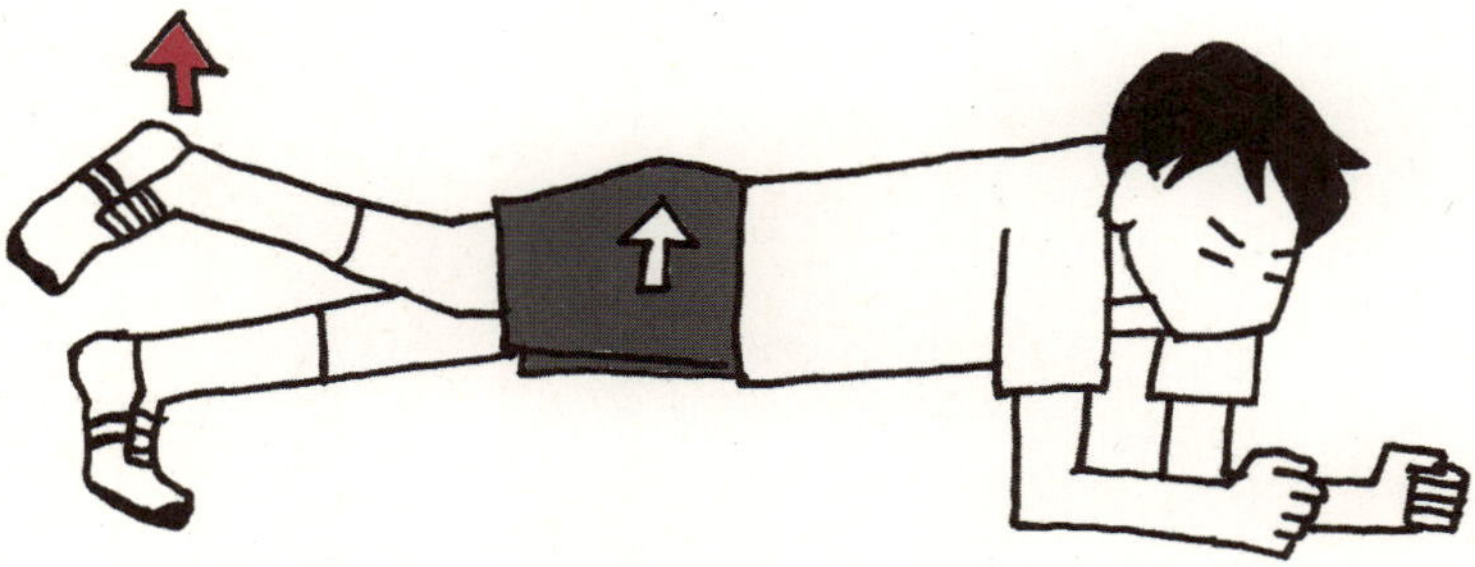

腰の付け根から持ち上げる感じで
右脚を上げてゆっくり下ろす。

左脚も同様に。

③お腹の筋力をつける

お腹は体の真ん中の場所にあたる。文字通り「お中」なのだ。お腹の筋力がつくと姿勢がよくなり、体のいろいろな働きが元気になる。

二 両手で膝押し ープッシュ

簡単にできるお腹の筋肉を鍛える運動がニープッシュだ。

①椅子に膝を揃えて座る。
②両手で両膝を上から下方向へ七分目の力で押す。
③押しっぱなしの状態で10数える。
④①の姿勢に戻る。
⑤椅子に膝を揃えて座る。
⑥揃えた膝の左に両手を当て、左から右方向へ七分目の力で押す。膝は、それに負けまいと力を入れて踏ん張る。
⑦押しっぱなしの状態で10数える。
⑧⑤の姿勢に戻る。
⑨揃えた膝の右に両手を当て、右から左方向へ七分目の力で押す。膝は、それに負けまいと力を入れて踏ん張る。
⑩押しっぱなしの状態で10数える。
⑪⑤の姿勢に戻る。

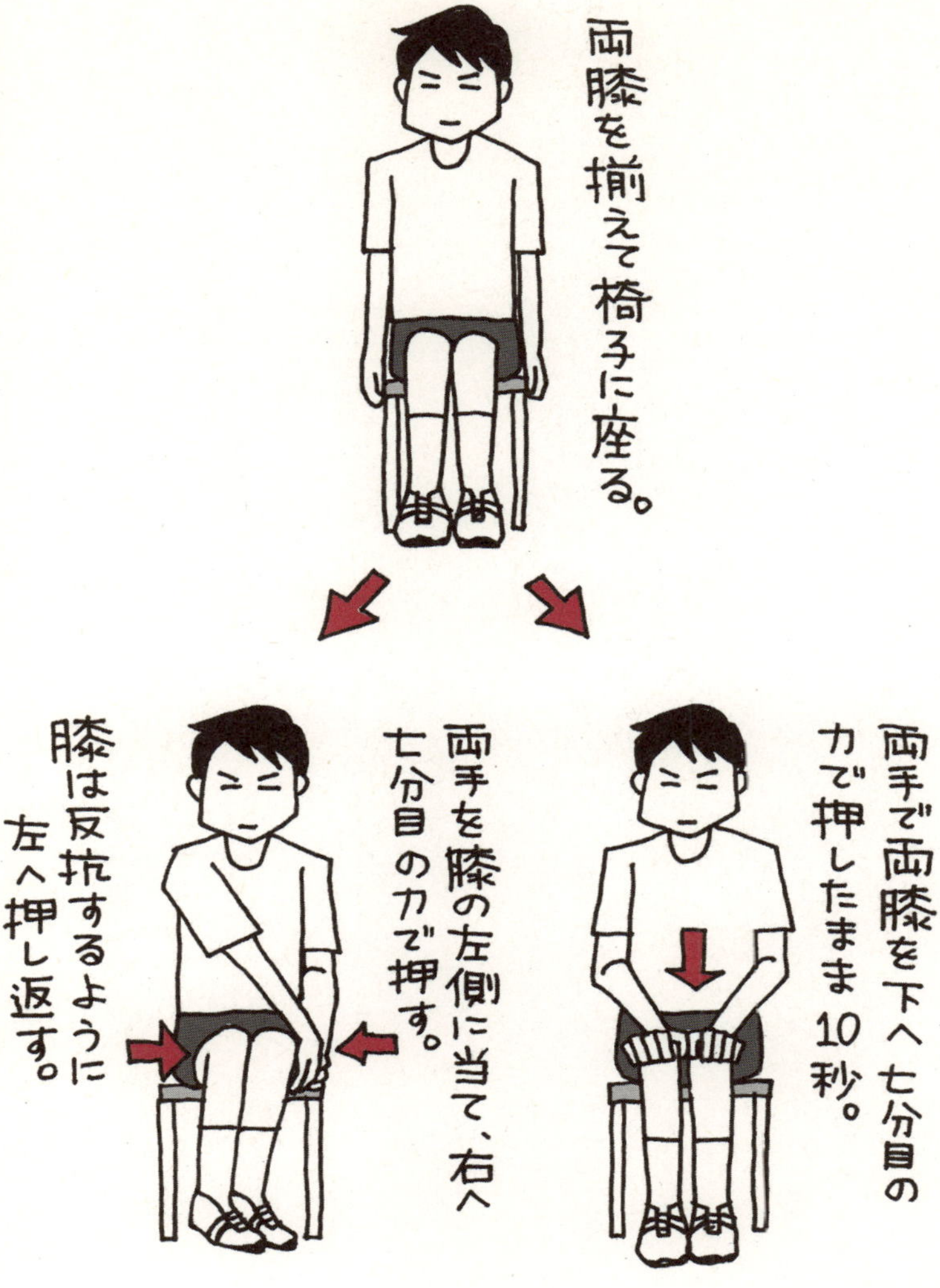
両膝を揃えて椅子に座る。
両手で両膝を下へ七分目の力で押したまま10秒。
両手を膝の左側に当て、右へ七分目の力で押す。
膝は反抗するように左へ押し返す。

あ お向けから頭起こし膝を立てて行う方法がおすすめ

①あお向けに寝て膝を立てる。

②その姿勢から頭を上げる。へそを覗《のぞ》き込む感じで。

③①の姿勢に戻る。

（これを5回）

膝を伸ばして腹筋《ふっきん》運動を行うと、まず腰の筋肉から動いてしまい、腰痛の原因となる。そこで、膝を立てて行う方法がおすすめとなる。

首が痛い人や首に力のない人は、首を振ってしまい痛める原因となる。そんな人は両手で持ったタオルを首に回して、タオルで首をサポートしながら起き上がるのがおすすめだ。

頭を上げたときにお腹を触ってみると、筋肉が収縮して硬くなっているのがわかる。

この運動のバリエーションを以下に2つ紹介しておこう。

①あお向けに寝て、膝を立てて揃え、その両膝を右に倒す。

②両手を重ねて左腹に置き、その姿勢から頭を上げる。置いた両手を覗き込むように。

③①の姿勢に戻る。

（これを5回）

①あお向けに寝て、膝を立てて揃え、その両膝を左に倒す。

②両手を重ねて右腹に置き、その姿勢から頭を上げる。置いた両手を覗き込むように。

③①の姿勢に戻る。

（これを5回）

できれば、各10回、3セットできることを目標としたいが、まずは各5回1セットをクリアすることをめざしたい。

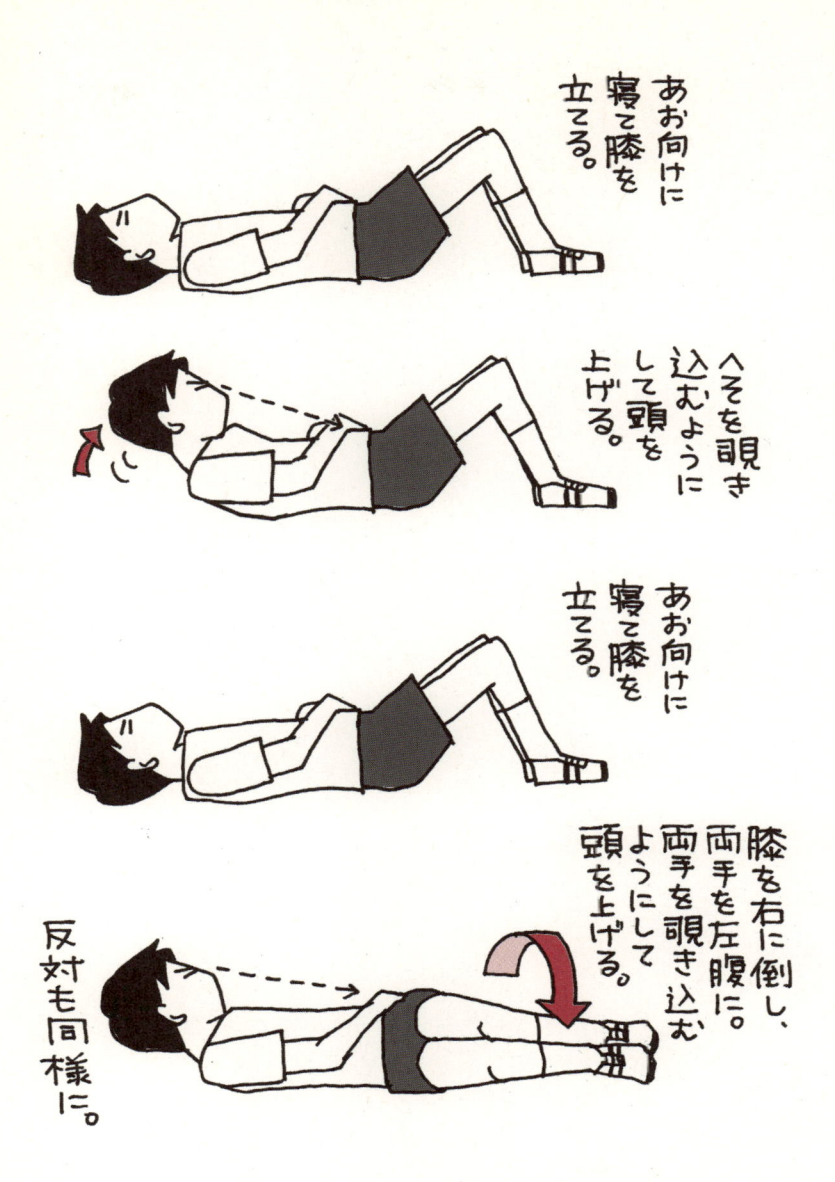

あお向けに寝て膝を立てる。

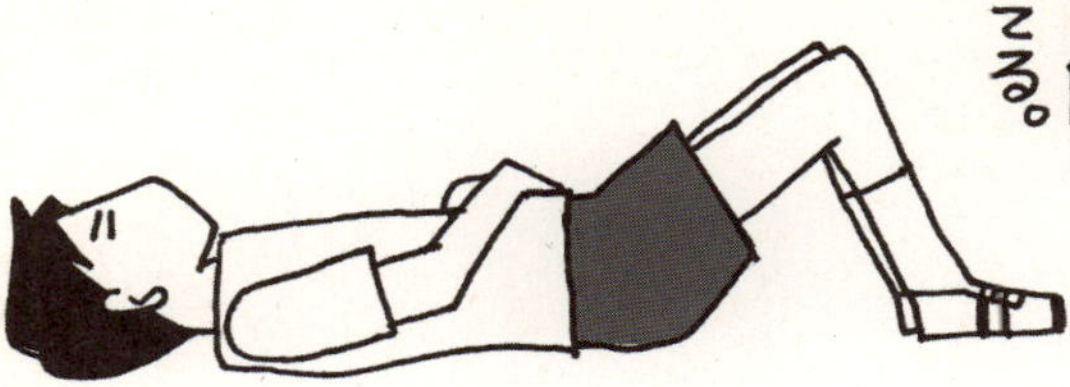

へそを覗き込むようにして頭を上げる。

あお向けに寝て膝を立てる。

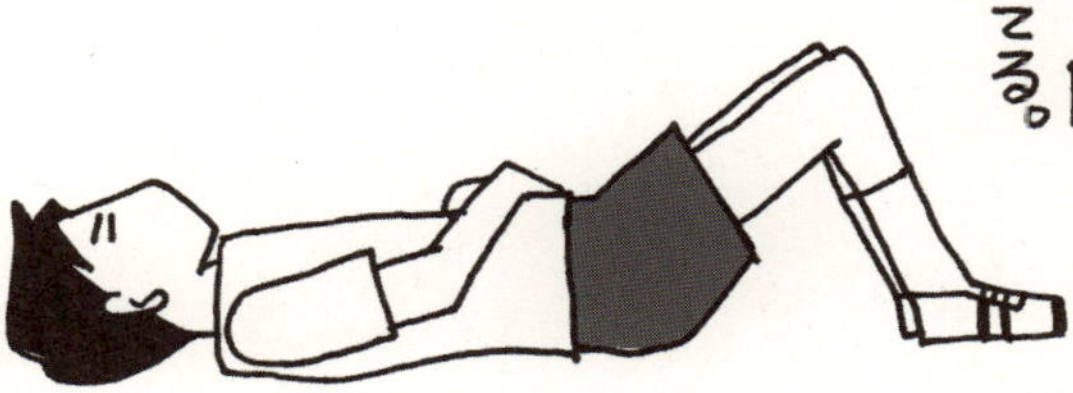

膝を右に倒し、両手を左腹に。両手を覗き込むようにして頭を上げる。

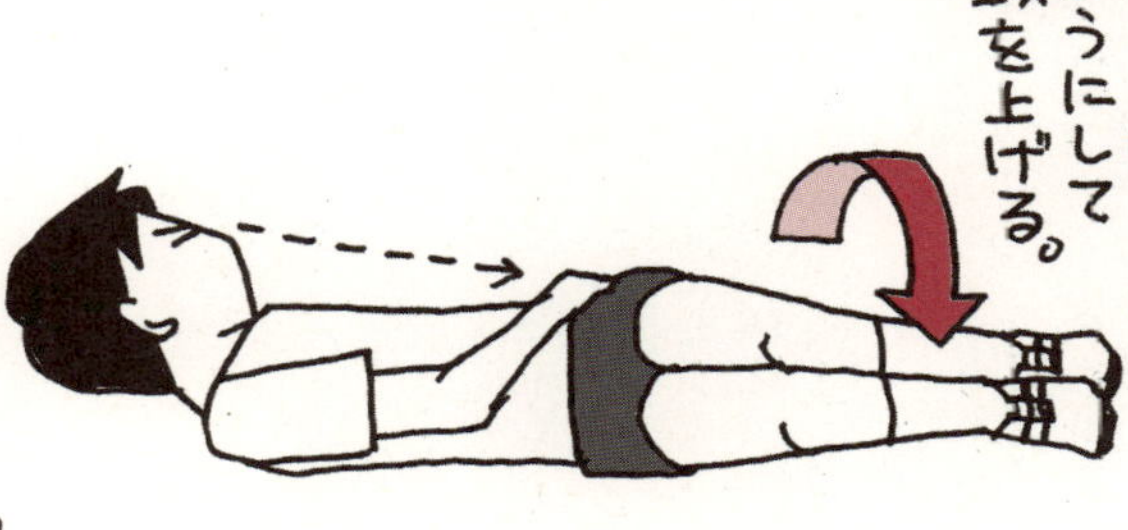

反対も同様に。

④腕立て伏せ

腕立て伏せもおなじみの運動だが、初めて腕立て伏せを行うという人は最初は膝をついた姿勢で腕立て伏せを行うのがよい。注意したいのは腰をそらさないこと。腰をそらして行うと腰痛の原因になる。

や さしくできる腕立て伏せ、膝をついた姿勢で行う

①膝をついた姿勢で、手を肩幅に開いて下につける。

②両ひじを曲げて、ここが限界というところまで上半身を下げていく。

③①の姿勢に戻る。

(これを10回)

片方の足のアキレス腱《けん》の上にもう片方の足の甲を重ねて行うのもよい。

これで物足りないときは、膝をつかずに腰を上げ、お尻が頂上となる三角形を作った状態で腕立て伏せを。

膝を伸ばして、両手と両足が支点になるオーソドックスな姿勢の腕立て伏せは腰がそりやすいのでやめたほうがいい。

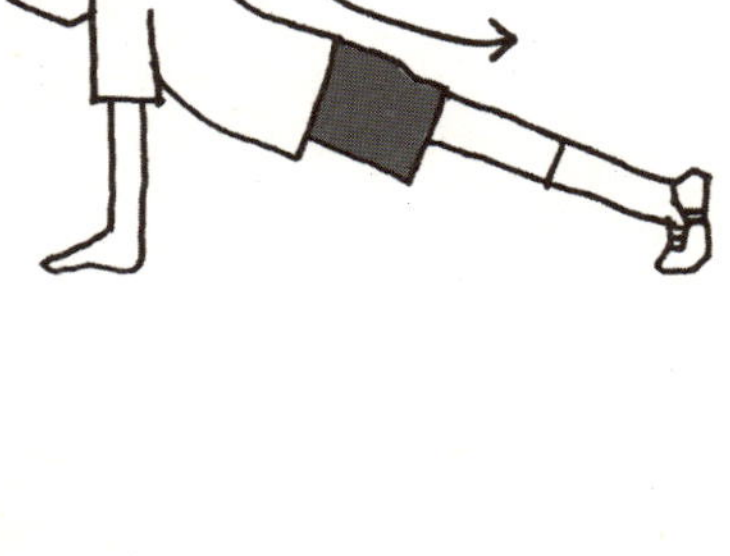

悪い例
背中をそらせると腰を痛めやすい。

膝をつき
四つんばいになる。
手は肩幅に
開く。
両ひじを曲げて
限界まで
上半身を
床に近づける。
物足りないときは
膝をつかずに
お尻を頂点とした
状態で。

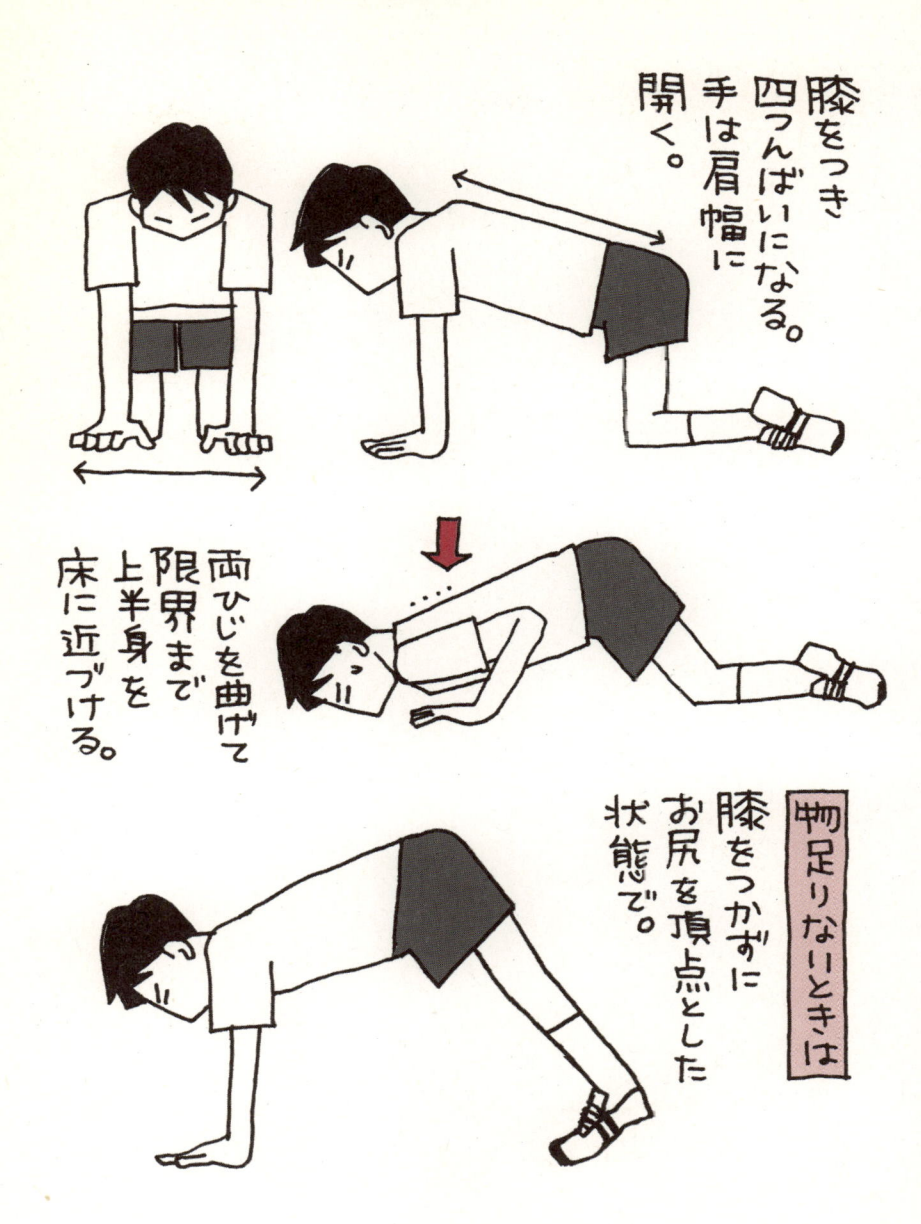

足の裏から首まで。筋力が増す運動

これまで紹介した基本となる4つの運動メニューに加えて、体の場所ごとの筋肉の力を増す運動を紹介しよう。何種類かあるときは、自分ができるメニューから選んで行えばよい。

足の裏の運動

立った姿勢で私たちの体が地面と接する場所は足の裏だけだ。足の裏の筋力が弱いと体にひずみが生まれる。足の裏を支えるポイントは、かかと、足の親指側、小指側の3つだが、この3つは足の裏のアーチである土踏まずを作るポイントでもある。足の裏にかかる体重がこの3ポイントにうまく分散していれば、体のゆがみも生まれずバランスのよい立ち姿ができ、運動をするときにも機敏な動作ができる。

両 足の指で地面をつかむ。しっかりと指でつかまえる

①両足の指でしっかりと地面を押さえる。指で地面をつかむ感じだ。
②その状態のまま右に重心をかける。
③元のポジションに戻して、今度は左に重心をかけ、①のポジションに戻す。
(これを10回)

電車でつり革につかまっているときなどに。

足の指で
地面を
つかむ。
ぐっ

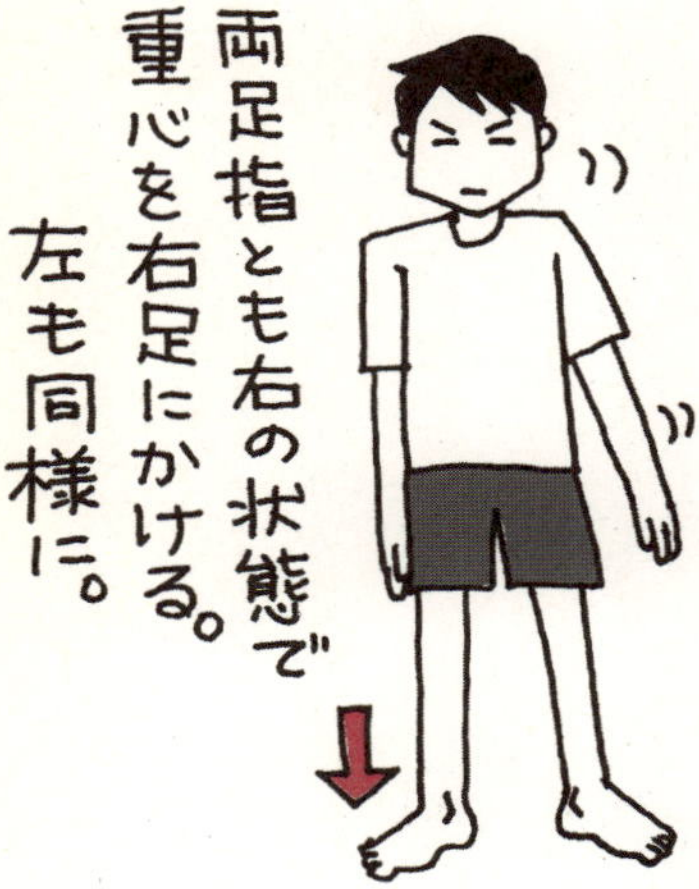
両足指とも右の状態で
重心を右足にかける。
左も同様に。

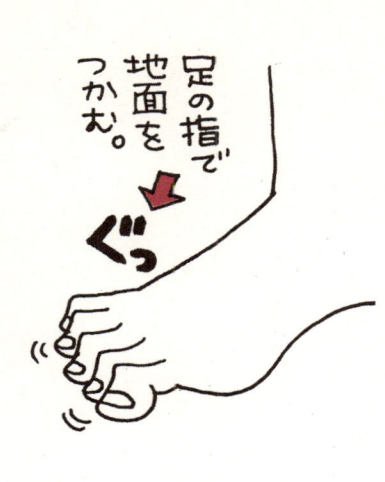

足の指先立ち、つま先立ちではなく指先で

①足を肩幅に開いて立つ。

②両足の指先だけで立つ。つま先立ちではなく、指先で大地をつかむようにして、そのまま立つのがポイントだ。かかとは5㎝くらい上げる。

③①のポジションに戻す。

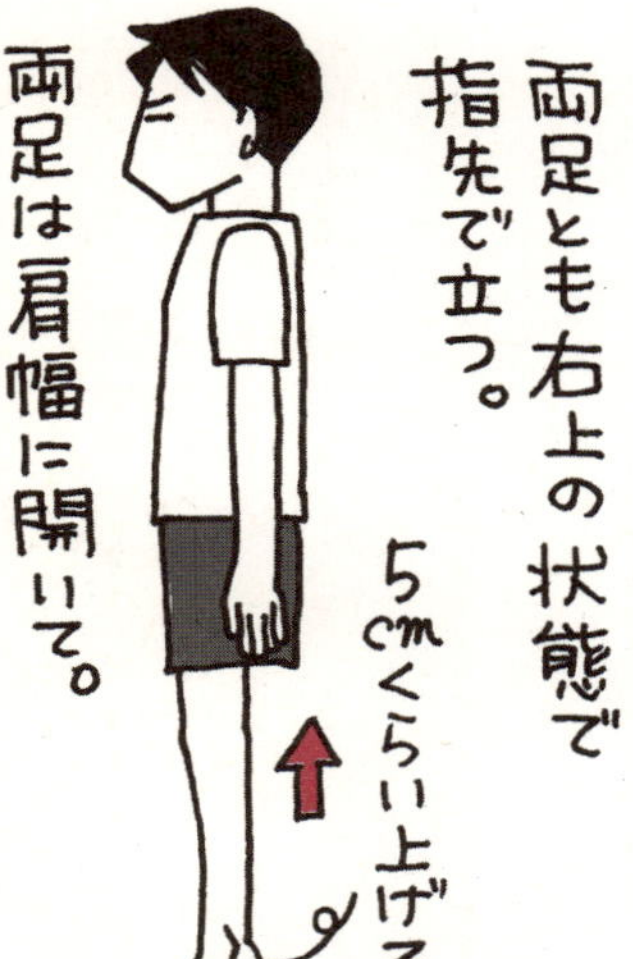
両足とも右上の状態で
指先で立つ。
5㎝くらい上げる。
両足は肩幅に開いて。

タ オルギャザー
タオルを足の指でたぐり寄せる

①椅子に座る。膝を90度より少し開いて前に出す。つま先は内側に。
②タオルを前におき、足の指でタオルをつかんで手前に引き寄せる。

1回ずつ足の指にグッと力を入れてつかみ、手前に強く引き寄せることが大切だ。力を入れずにチョンチョンチョンという感じで軽い動作で行う人がいるが、これでは効果が得られない。1回ごとに力を入れてググググッと行うこと。力を入れて行うので足の筋肉がつってくるくらいだ。

少し足を内側に傾けて巻き込むような感じで引き寄せると力がうまく入る。

（目標1分間）

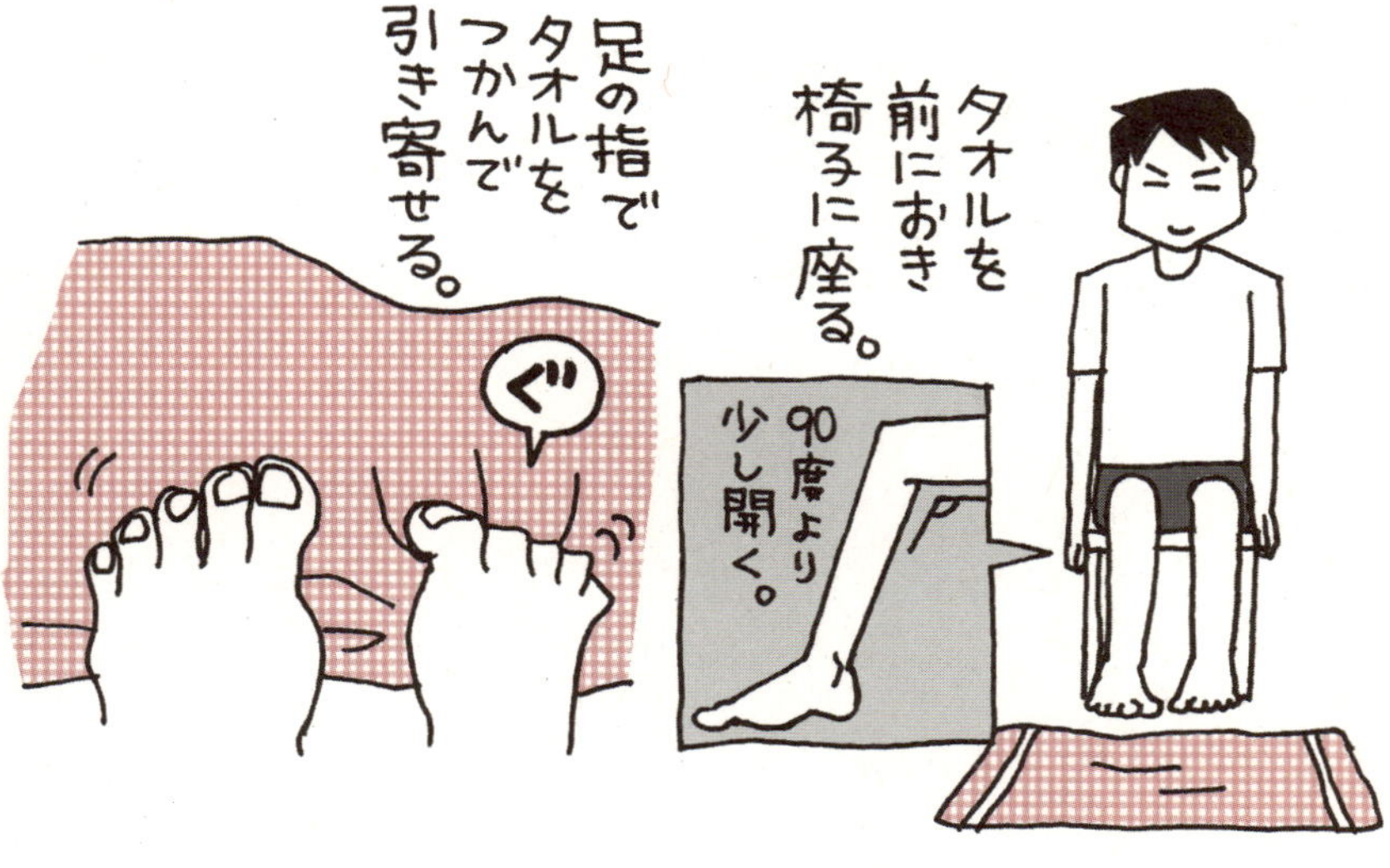

タオルを前におき椅子に座る。
90度より少し開く。
足の指でタオルをつかんで引き寄せる。
ぐ

ふくらはぎの筋力をつける運動

ふくらはぎの筋肉は背伸びの運動をするときに働く筋肉だ。ふくらはぎの筋肉の力が衰えてくると、足首をサポートするサポート力が弱まり、足裏のアーチの形成がうまくいかなくなる。そうなるとアキレス腱の負担が大きくなってしまうのでふくらはぎの筋肉＝下腿三頭筋を強くすることが大切だ。

つま先立ち かかとをできるだけ高く上げる

①両足を肩幅に開いて立つ。
②つま先で立つ。

ポイントは力が小指側に逃げないよう親指側に力を入れて、かかとをできるだけまっすぐ上げるようにすることだ。

簡単にできた、という人は段差のあるところにつま先をかけ、かかとを上げることで負荷をかけることができる。

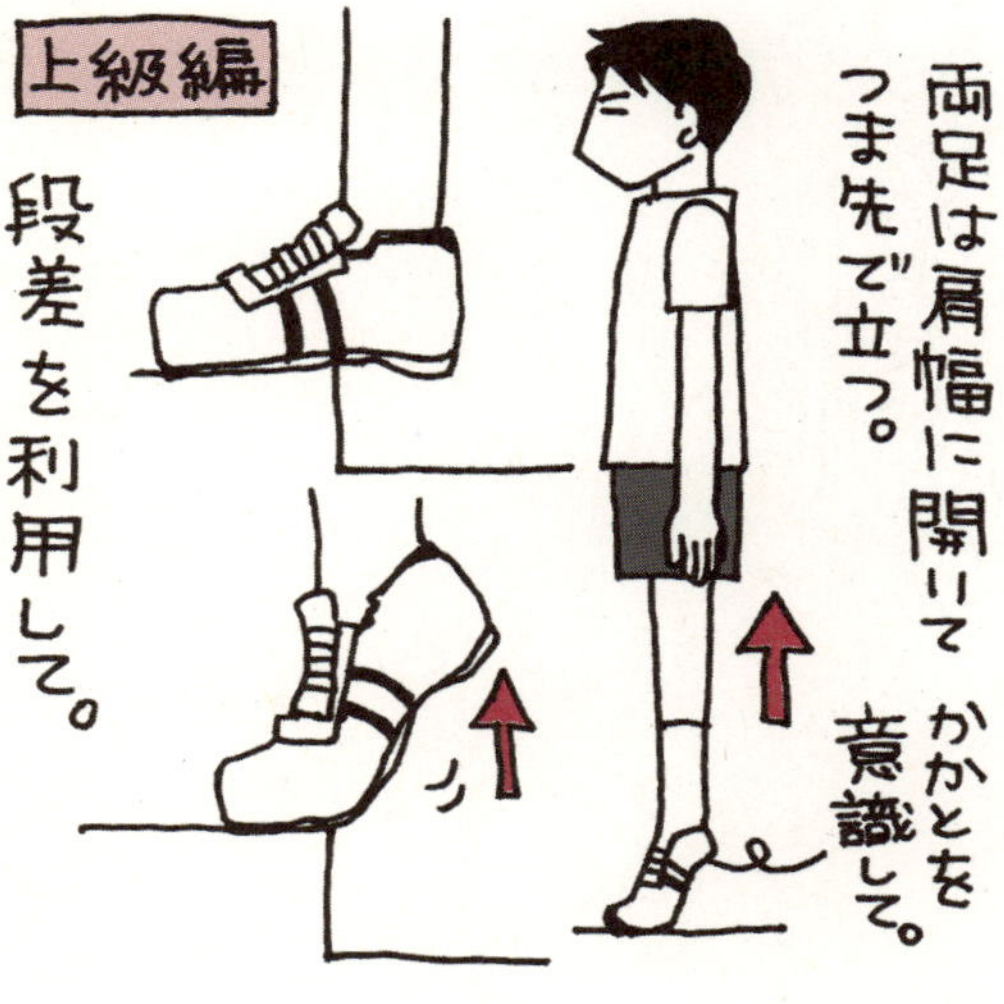
両足は肩幅に開いて
つま先で立つ。
かかとを意識して。
上級編
段差を利用して。

足首で書くアルファベット、自分の姓名を書いてみよう

①椅子に座って右足を上に足を組み、リラックスした状態を作る。

②足首を縦横左右に動かして、つま先でアルファベットを書く。自分の姓名を往復で書いてみよう。たとえばTAKAHISA HIRAISHI、HIRAISHI TAKAHISAと名前苗字、苗字名前と書く。

③左足も同じように行う。

ポイントは上から下へ、左から右へ動く範囲いっぱいに、曲線は大きく動かすこと。足首が強くなり、足首の可動域《かどういき》も大きくなる。

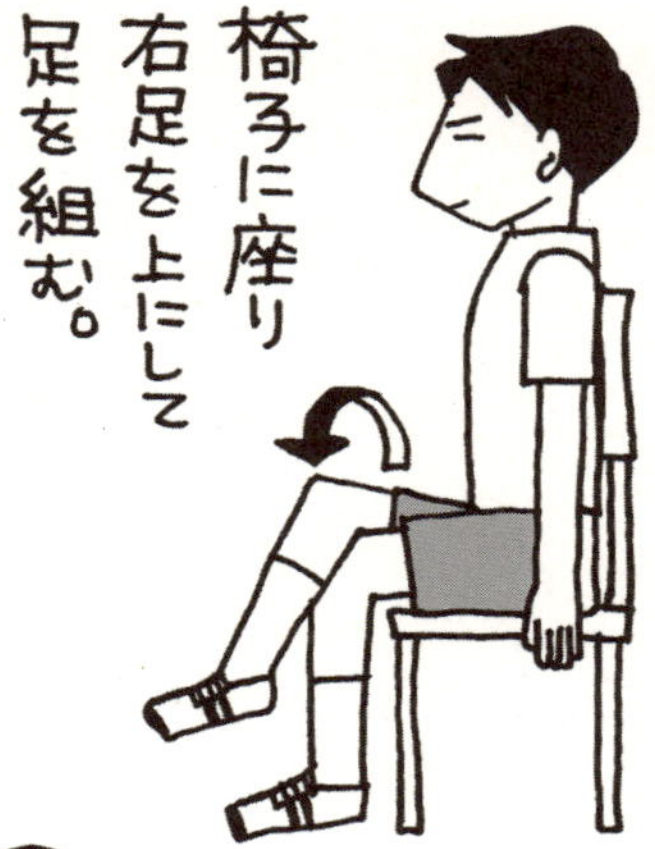
椅子に座り
右足を上にして
足を組む。

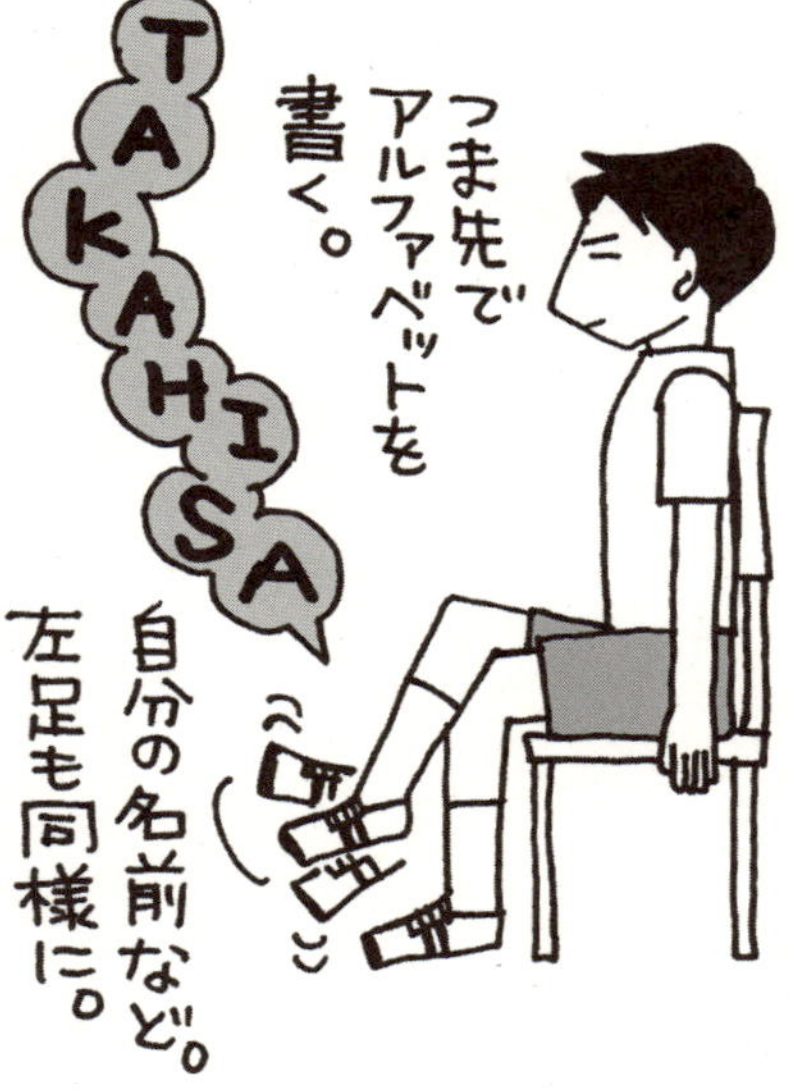
つま先で
アルファベットを
書く。
TAKAHISA
自分の名前など。
左足も同様に。

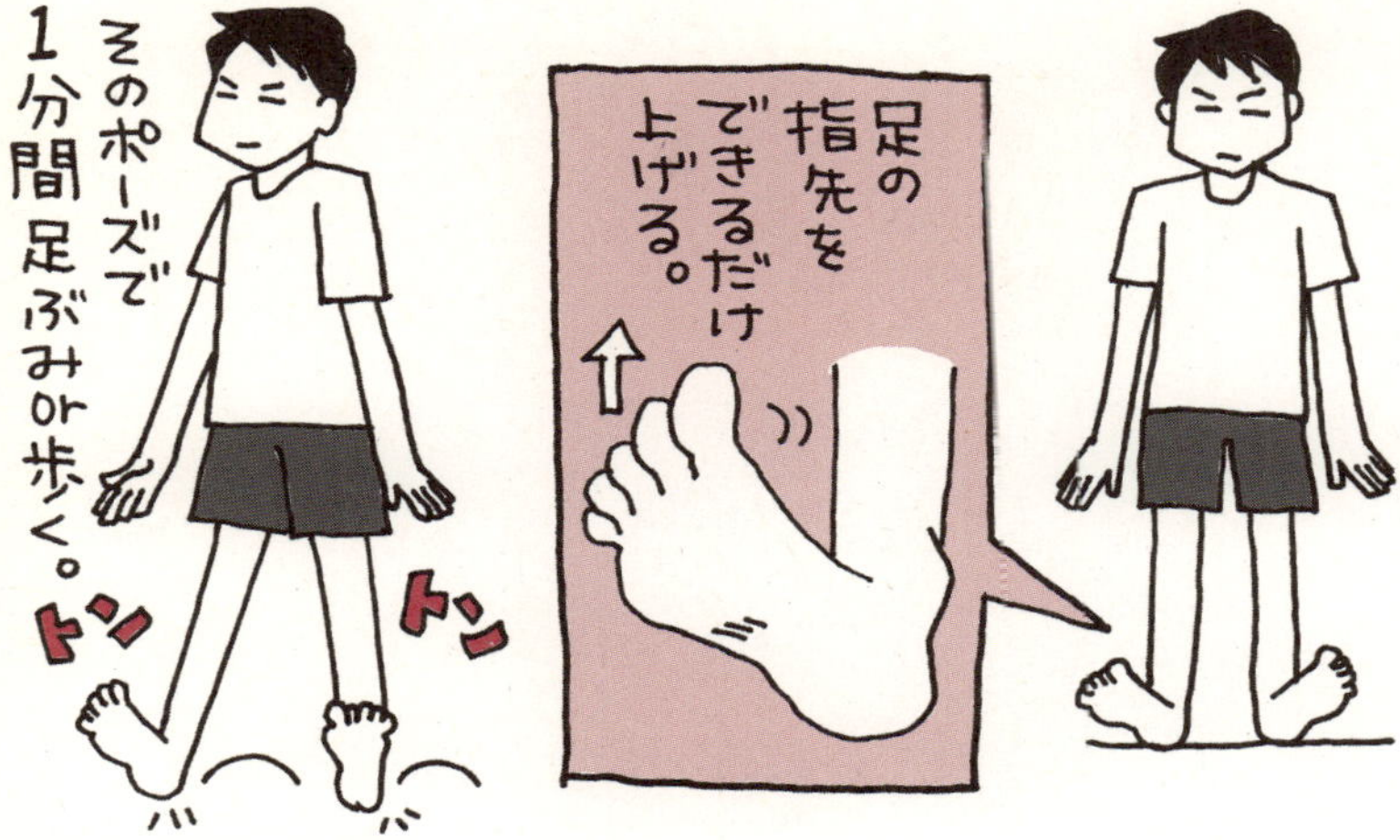

か　かと歩き
足の指先をできるだけ上げる

①両足のかかとで立ち、その場で足ぶみするか、かかと歩きをする。

足の指先をできるだけ上に上げてそらせるのがポイント。そのポーズで1分間歩くことを目安とする。

最初はなんだこれくらいという感じだが、30秒続けているとキツくなってくるはず。

かかと歩きをしたあとは足先を伸ばすストレッチをしておこう。

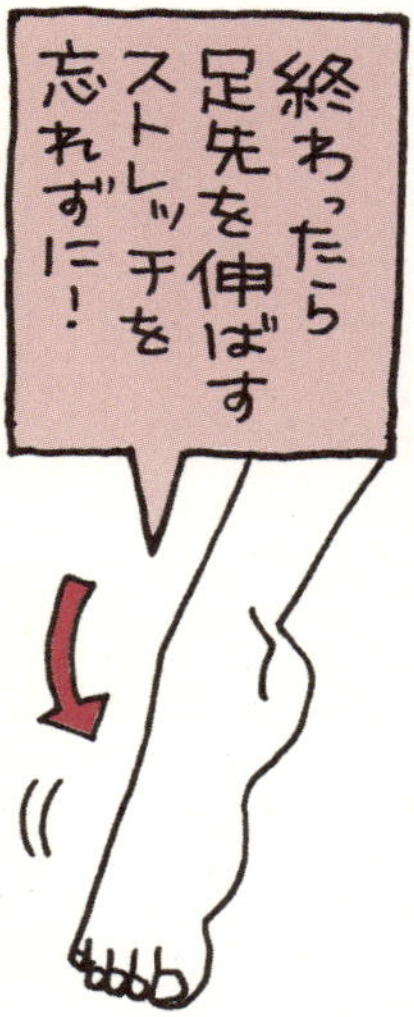
終わったら足先を伸ばすストレッチを忘れずに！

両足タックジャンプ
ゼロの力からすぐ100の力へ

体が出す力をあっという間にゼロから100へと急発進させる。そんな瞬発力をつけるのに効果的な下肢全体の運動が、両足タックジャンプだ。

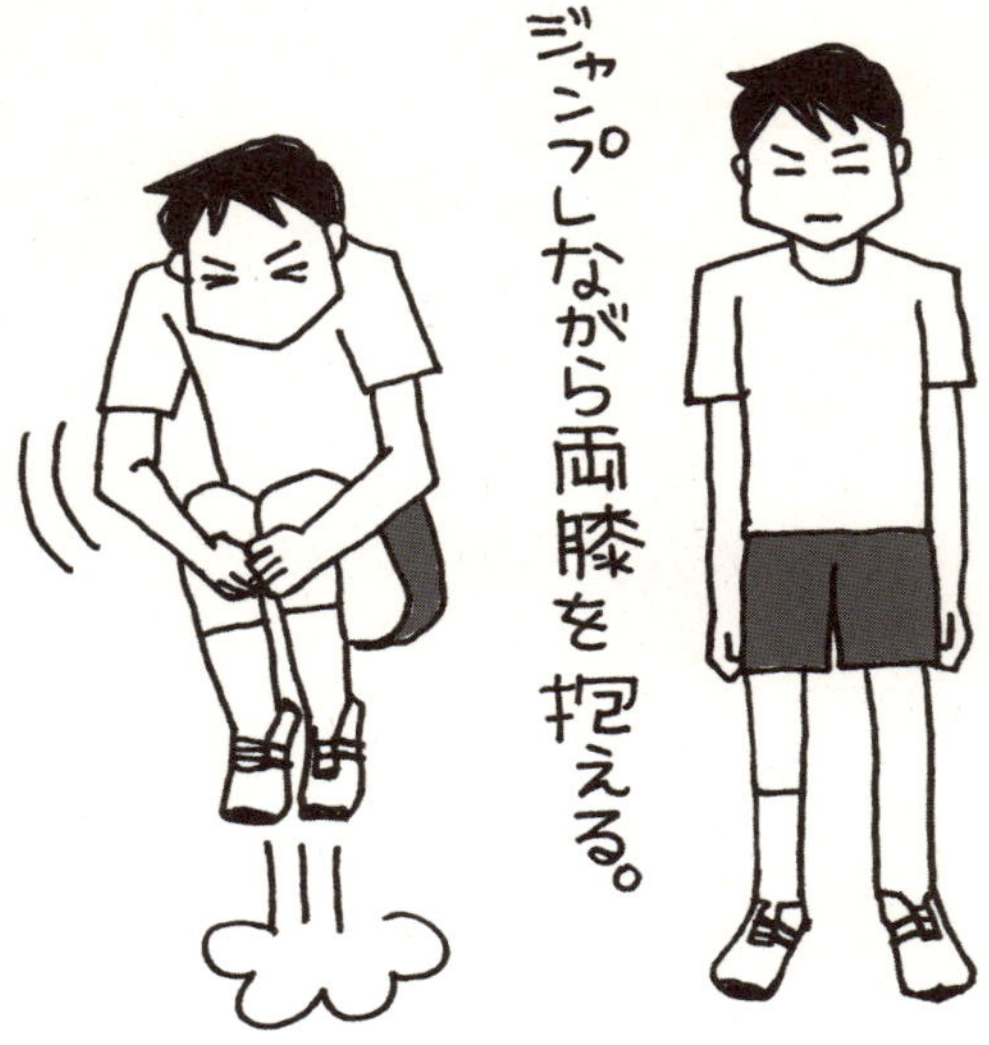
ジャンプしながら両膝を抱える。

①げんこつ1つ分くらい両足を開いて立ち、ジャンプしながら膝を両手で抱え込む。

最初からそこまでやるとキツいという人が多いと思うので、そんなときは両手で両方の膝を触るのでもよい。

（5回をメドに行う）

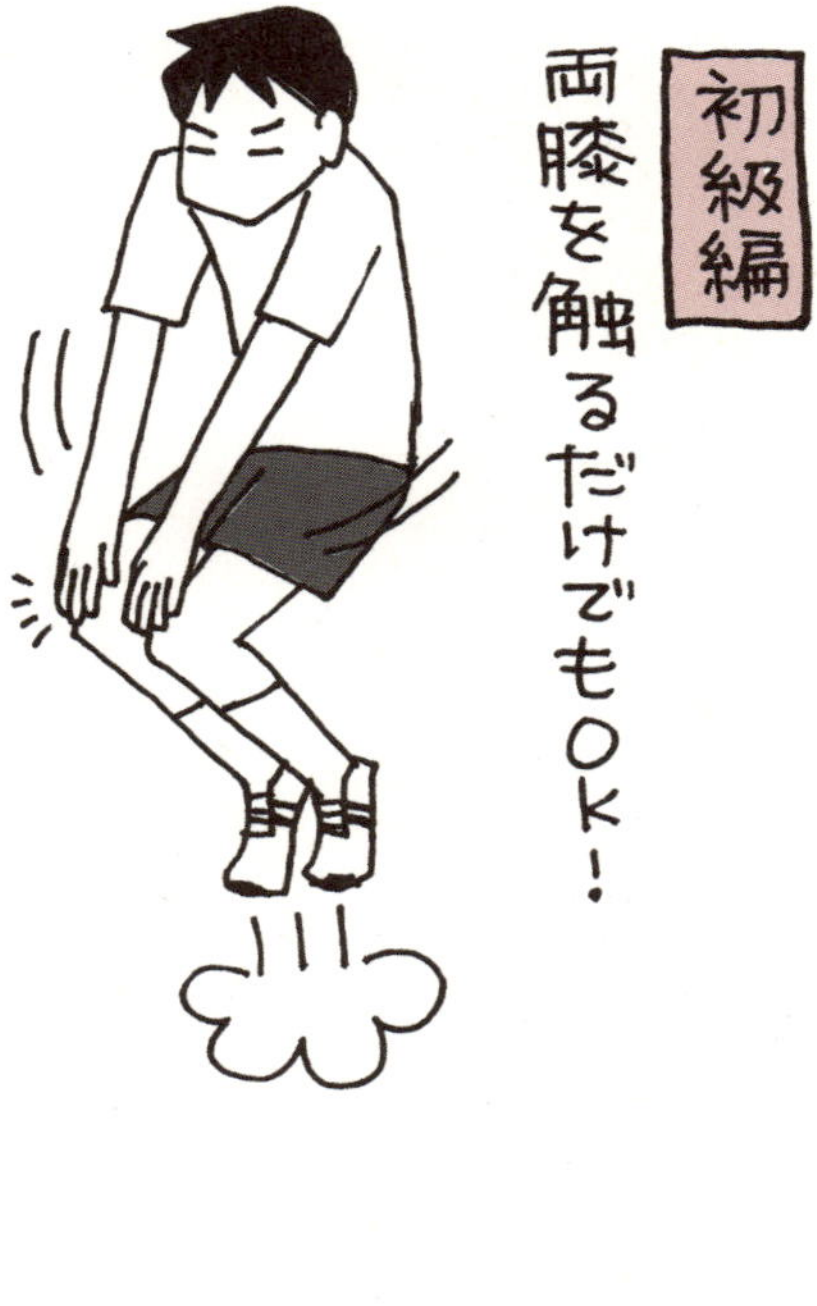
初級編
両膝を触るだけでもOK!

膝の筋力をつける運動

ス トレートレッグレイズ 床に座って脚を上げる

膝のまわりの筋肉はふだん意識していないがとても大切だ。歩くときは膝に体重の2〜3倍の負荷がかかっている。歩くことは体を動かす基本。いつまでも元気に体を動かすためには、膝のまわりの筋肉はしっかり鍛えておこう。

①床に座り、両脚をまっすぐ前に伸ばす。つま先は立てる。
②右のかかとを、左のつま先と同じ高さになるまでまっすぐ上げ、少し止める。
③①の姿勢に戻る。
④左も同様に上げて止め、下ろす。

テレビを見ながらでもできる簡単な動きだが、何度もくり返しているとかなり効く。上げたところでしっかり止めるのが大切だ。

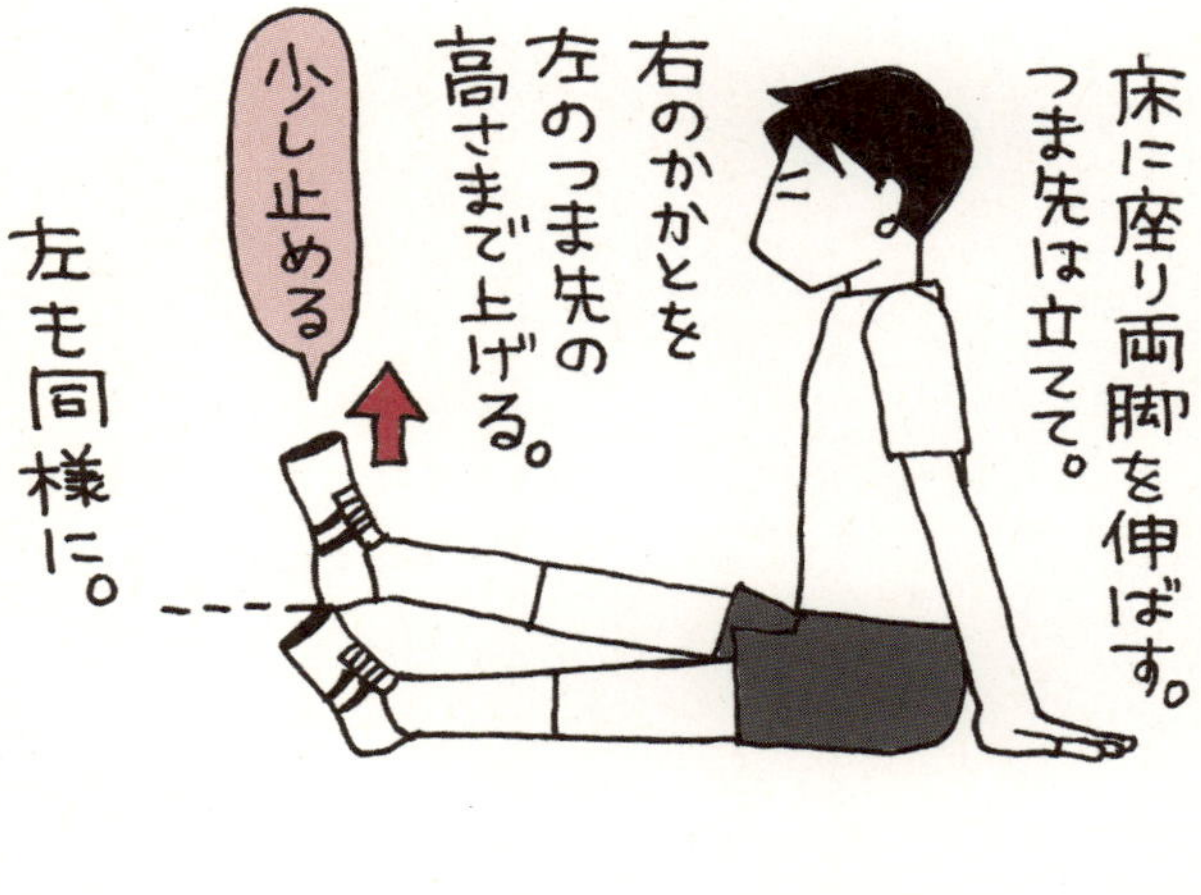
床に座り両脚を伸ばす。つま先は立てて。
右のかかとを左のつま先の高さまで上げる。
少し止める
左も同様に。

太ももの前の筋力をつける運動

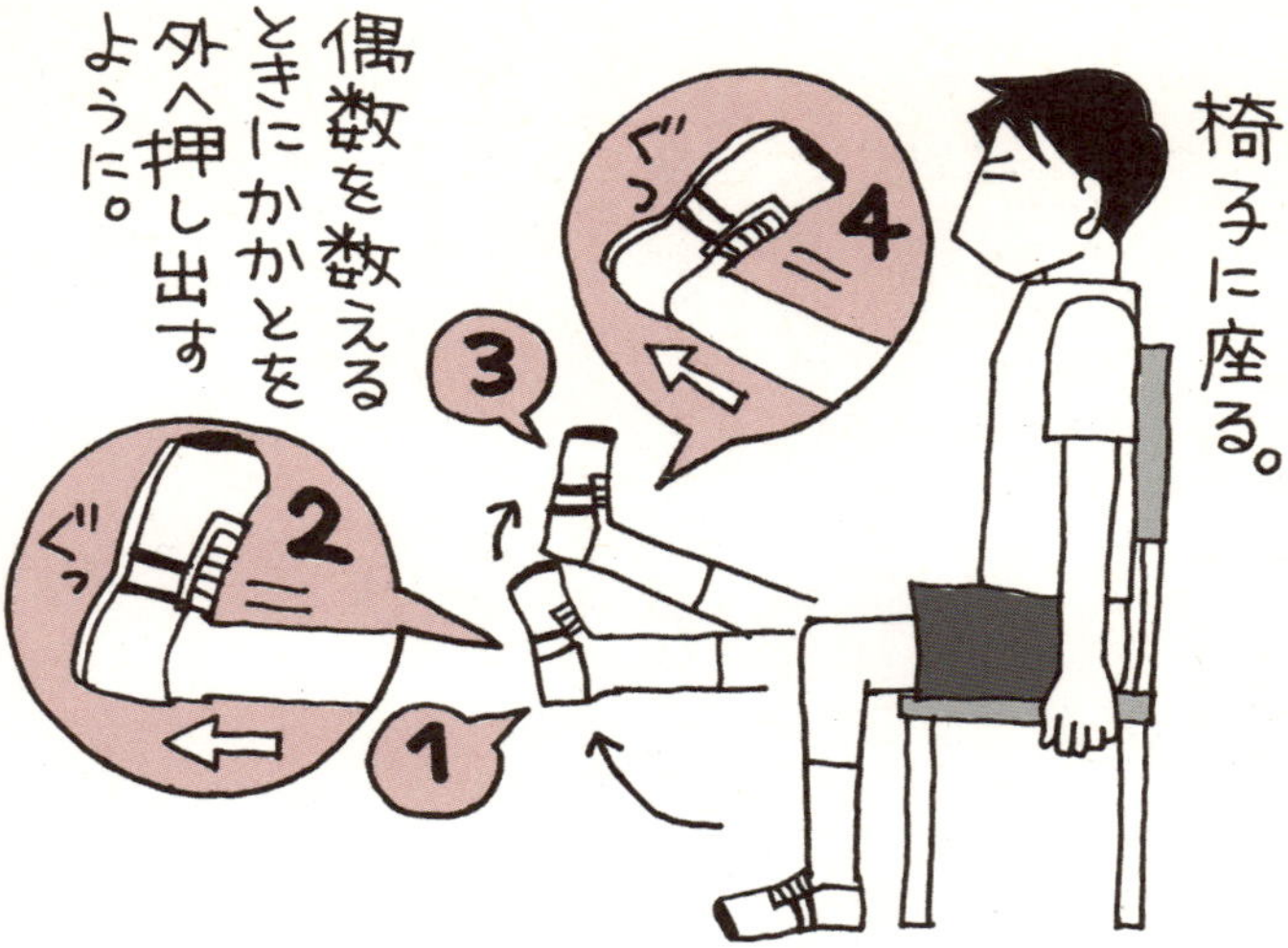
椅子に座る。
偶数を数えるときにかかとを外へ押し出すように。
ぐっ
4
3
ぐっ
2
1

セ ブンカウント
偶数のときに「押す」感じ

①椅子に座り、足は自然に下ろしておく。
②「1」と声に出して数え、左足を太ももと平行になるまで上げる。
③「2」と声に出して数え、足裏をかかとからぐっと外へ押し出すように力を入れる。
④「3」と声に出して数え、③の足をさらに上に上げる。
⑤「4」と声に出して数え、足裏をかかとからぐっと外へ押し出すように力を入れる。
⑥「5」と声に出して数え、⑤の足を太ももと平行になるまで下げる。
⑦「6」と声に出して数え、足裏をかかとから

ぐっと外へ押し出すように力を入れる。
⑧「7」と声に出して数え、足を下ろす。
⑨右足でも同様に行う。
右1分、左1分を目標に。

太ももの後ろの筋力をつける運動

ヒップエレベーション 地面を蹴ってお尻を上げる

①あお向けに寝た姿勢をとって膝を立てる。
②右足の裏で地面を蹴ってお尻を上げる。
③足を替えて同様に。各10回。
かかとを少し上げて行うとふくらはぎまでの筋力アップにも効果がある。

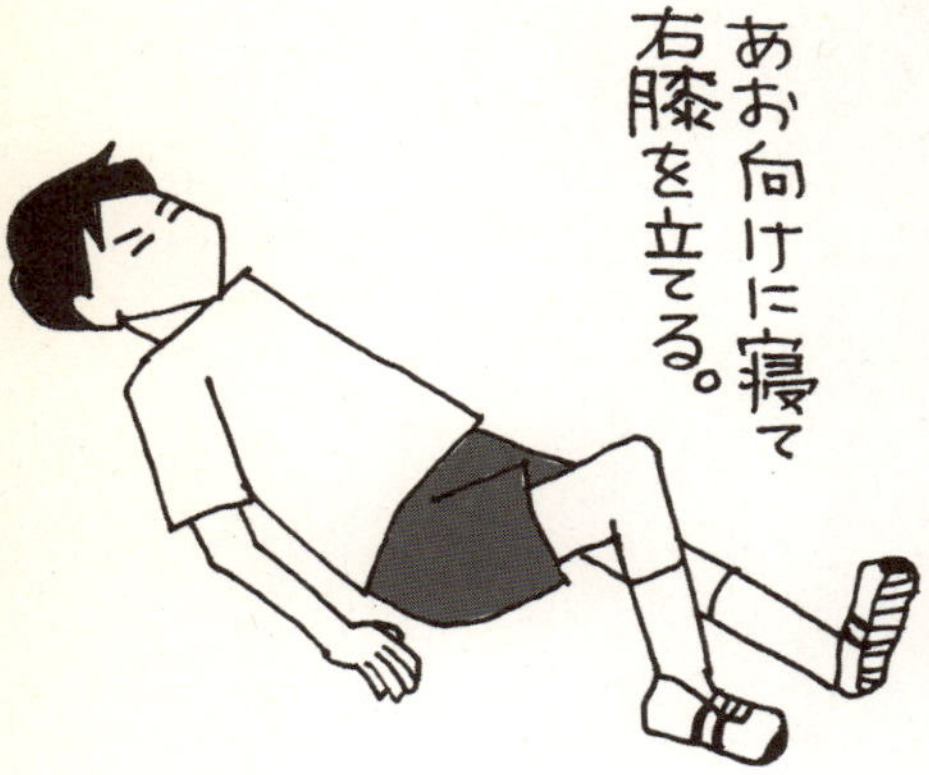
あお向けに寝て
右膝を立てる。

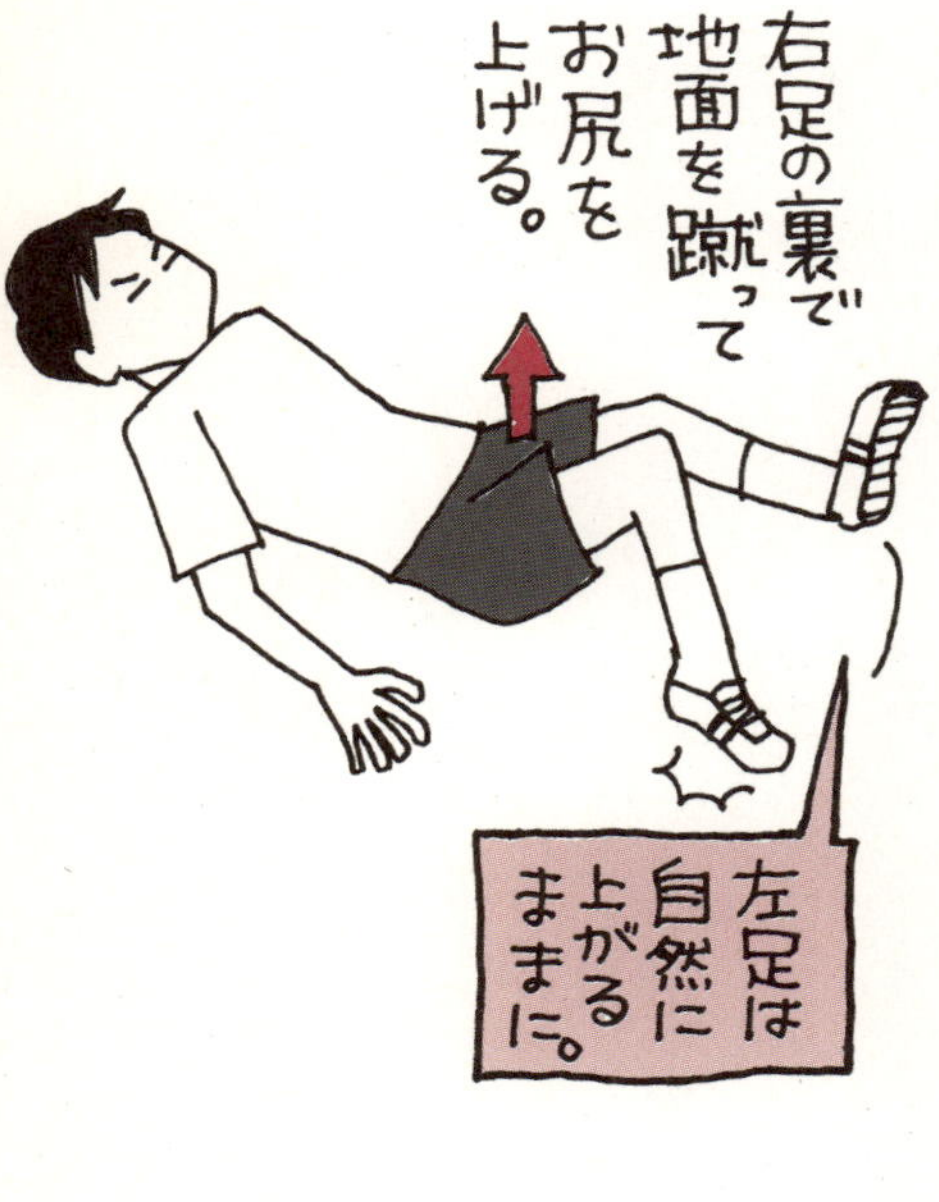
右足の裏で
地面を蹴って
お尻を
上げる。
左足は
自然に
上がる
ままに。

股《こ》関節の可動範囲を広げる運動

股割りの正しいやり方。お尻を後ろに突き出さない

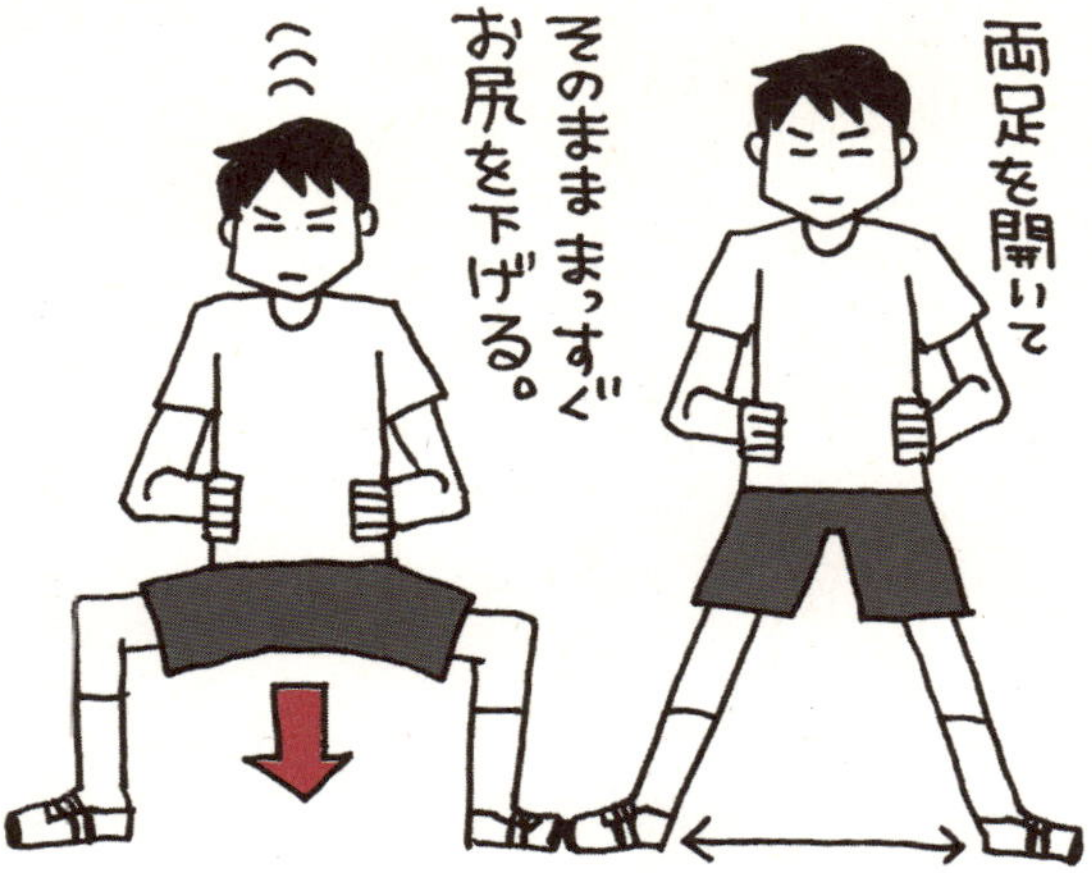
両足を開いて
そのまま まっすぐ お尻を下げる。

股《こ》関節《かんせつ》の筋肉は歩くときやトイレのときに活躍する大きな筋肉だ。この筋力をつける効果があるのはお相撲さんが行う股割《またわ》りだ。ただし、割った股が地面につく本格的な股割りを最初から行うのはとても無理な話。自分のできる範囲でお尻を下ろせるギリギリまで下ろしていく。

①両足をバランスのとれる位置まで開いて立つ。

②お尻を下にまっすぐ下げていく。

大切なポイントは、お尻を後ろに突き出さないことと、膝が足指の方向へ向いていること。まっすぐ下ろしていくことで、キクーッというプレスがかかる。

股割りができなくても股関節を動かすニータッチ

うまく股割りができなかったり、そこまで大きな動きができない場合にも、もっと簡単に股関節を動かす運動方法がある。ニータッチは太ももを持ち上げて手で触るだけの簡単な動き。

無理をせず、できる範囲で続けてみよう。

①両足を肩幅に開いて立ち、その場で足踏みしながら太ももを上げる。

②上げた左の膝を右手で触る。上げた右の膝を左手で触る。

限界まで上がった膝をご苦労さまと触る感じだ。なるべく高く膝を上げて行うと効果的。これを1分間くらい続ける。

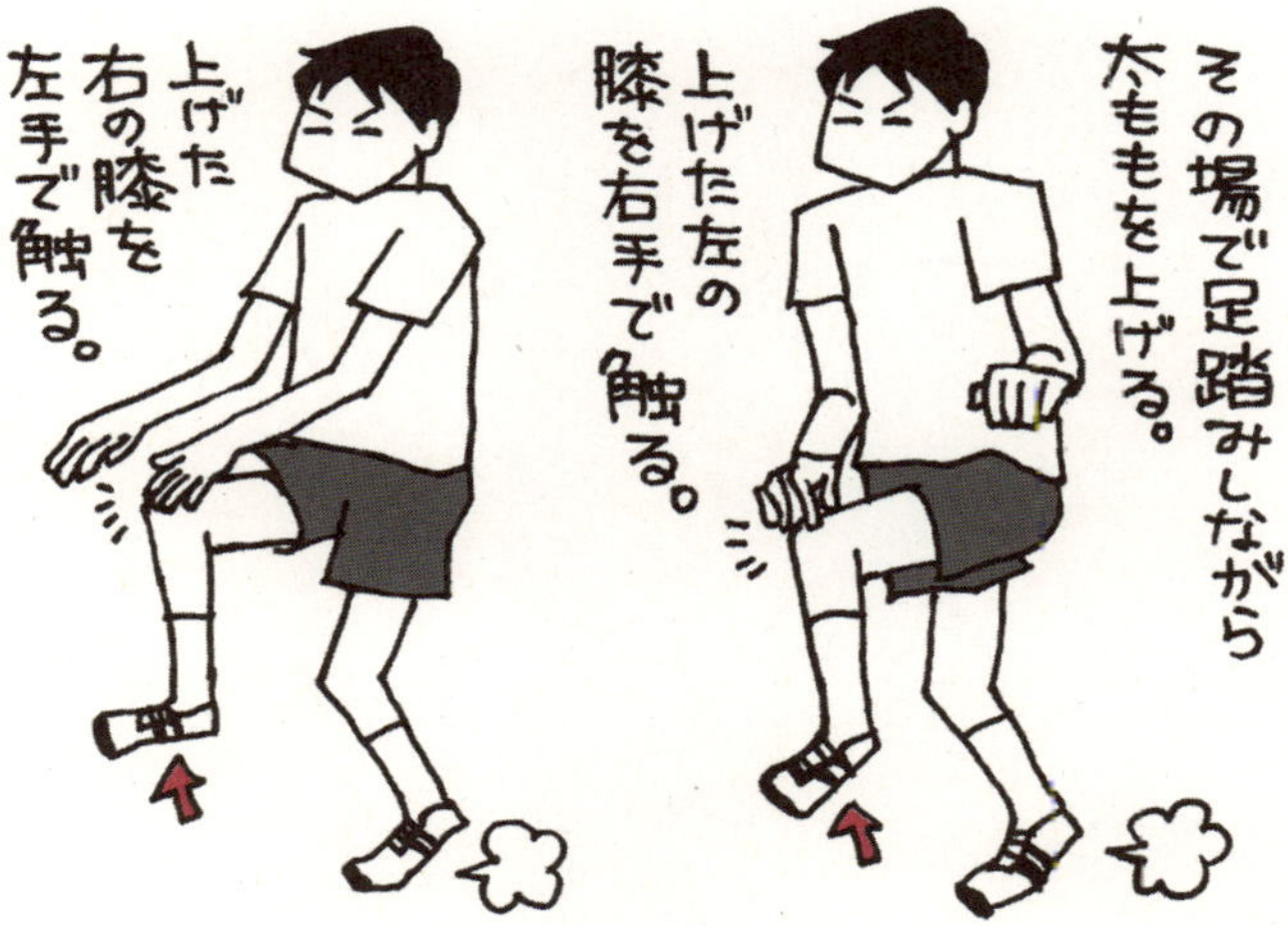
その場で足踏みしながら太ももを上げる。
上げた左の膝を右手で触る。
上げた右の膝を左手で触る。

背中の筋力をつける運動

バッククロスアーチ
四つんばいから右手左足上げ

①両手両膝をついた姿勢で四つんばいになる。
②右手を前方に出し、左足を後方に出す。
　出した手足を上にそらす必要はない。まっすぐに出す感じ。
③①の姿勢に戻る。
　（これを5回）
④左手を前方に出し、右足を後方に出す。
⑤①の姿勢に戻る。
　（これを5回）
　できれば、手を斜め方向（右手なら右方向）に上げて、小指を見ると強い負荷をかけることになる。

　さらに負荷をかけたいときは、膝をついている足のかかとを上げる。キツーい負荷となるので最初はグラグラするが、筋力がつくにつれてグラグラしなくなる。

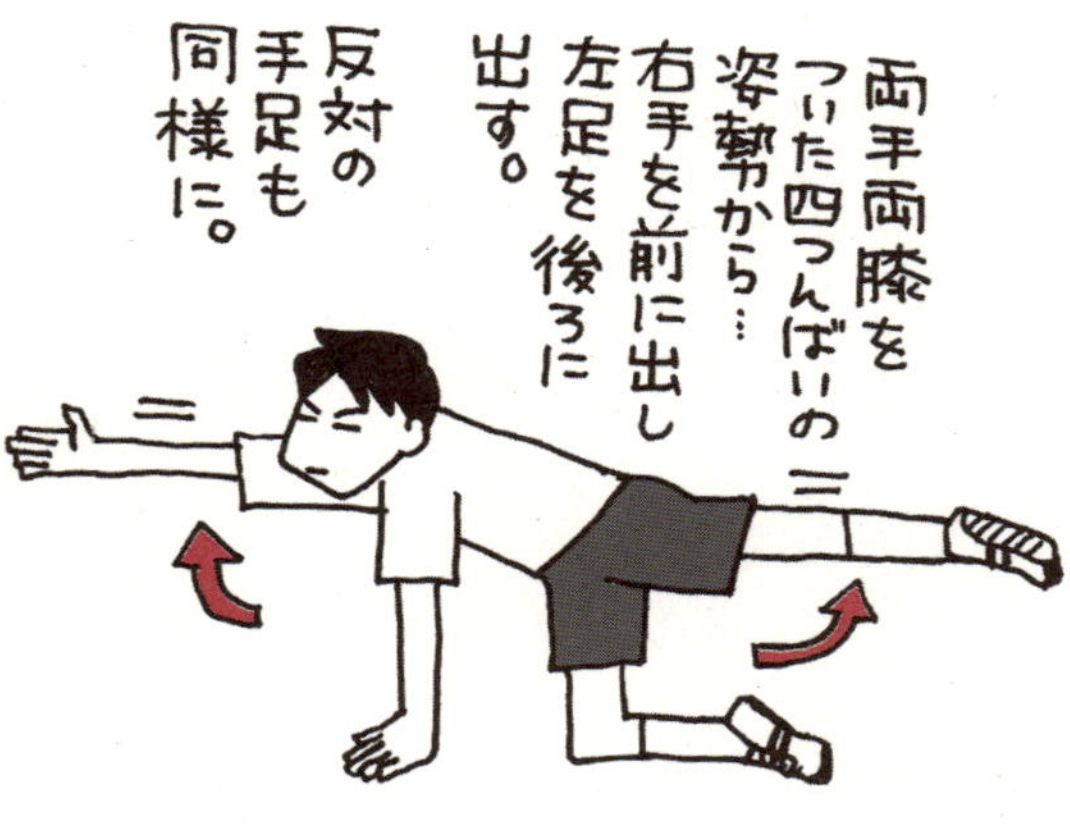

両手両膝をついた四つんばいの姿勢から…
右手を前に出し左足を後ろに出す。
反対の手足も同様に。

肩甲骨周囲の可動域を広げる運動

肩をあらゆる方向によく回しておく

肩甲骨《けんこうこつ》の関節のなめらかさは日常生活でもとても大切。うつぶせで行う3つの動きと、体を立てた状態で行う1つの動きを紹介する。

●うつぶせ―背中で指組み

うつぶせになって背中で指を組む。手のひらのほうを上に向けて、その手を上へ上げる。肩の付け根から上へ持ち上げるような感じ。

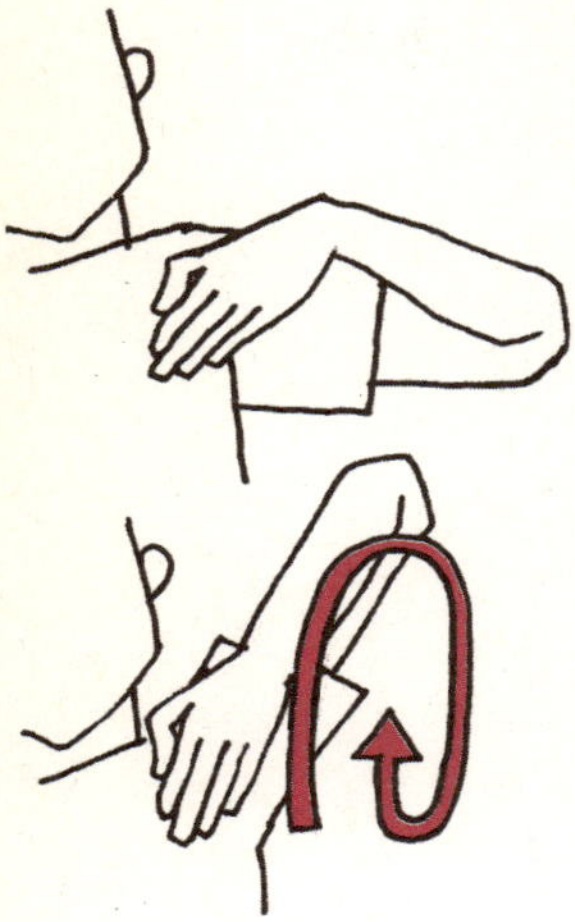

●うつぶせ―顔の横でひじ上げ

うつぶせになって手を顔の横に置く。手のひらは下向き。手の甲とひじを平行に、上に引き上げる。うつぶせで「ナハナハ」のイメージ。

●うつぶせ―バンザイ

うつぶせになって腕を頭の上へ伸ばす。手の甲は上に。思い切り伸ばして腕を上げる。二の腕が耳の上まで上がるくらいに。

●体を立てて―エルボーサークル

右手の指を胸に立ててひじを引き上げ、耳の横から後ろへ回転させる。動かせる範囲いっぱいにゆっくり行う。反対側の手も同様に。

112ページの「肩の寄せ上げ」も効果的。肩甲骨をしっかり意識して行おう。

腕と手の筋力をつける運動

両

腕で支えて体ずらし。
腰を下にずらすようにして

①ベッド、椅子などに腰かけ、両手を体の両脇につけて体を支える。

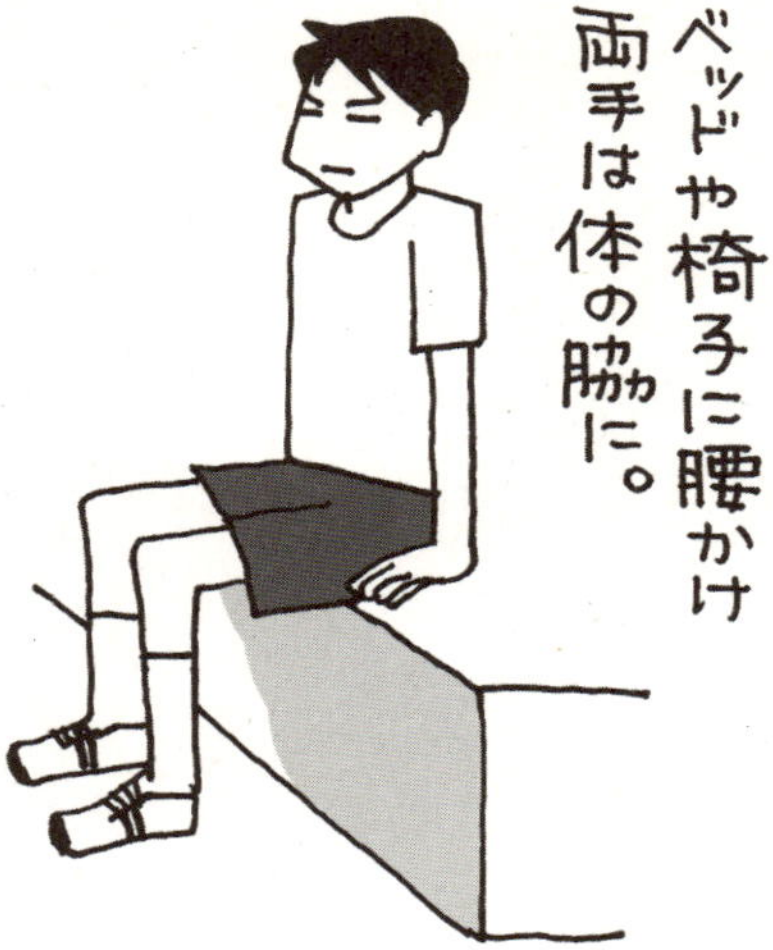
ベッドや椅子に腰かけ
両手は体の脇に。

②①の姿勢のまま腰を下にずらすようにして下ろし、元の位置に戻す。

（これを10回）

反動をつけず、ゆっくりと行うのが秘訣だ。

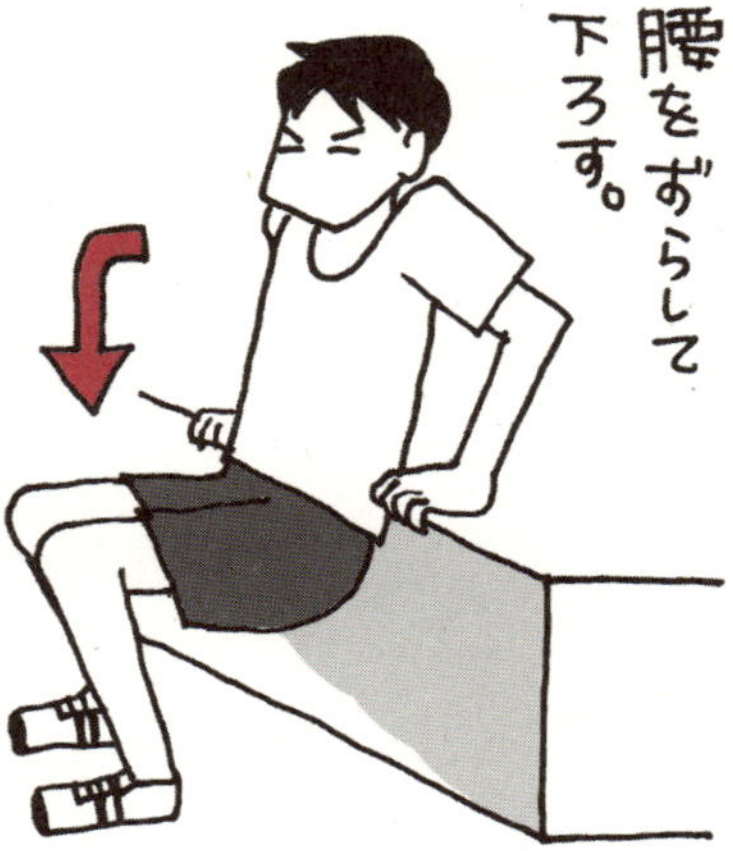
腰をずらして
下ろす。

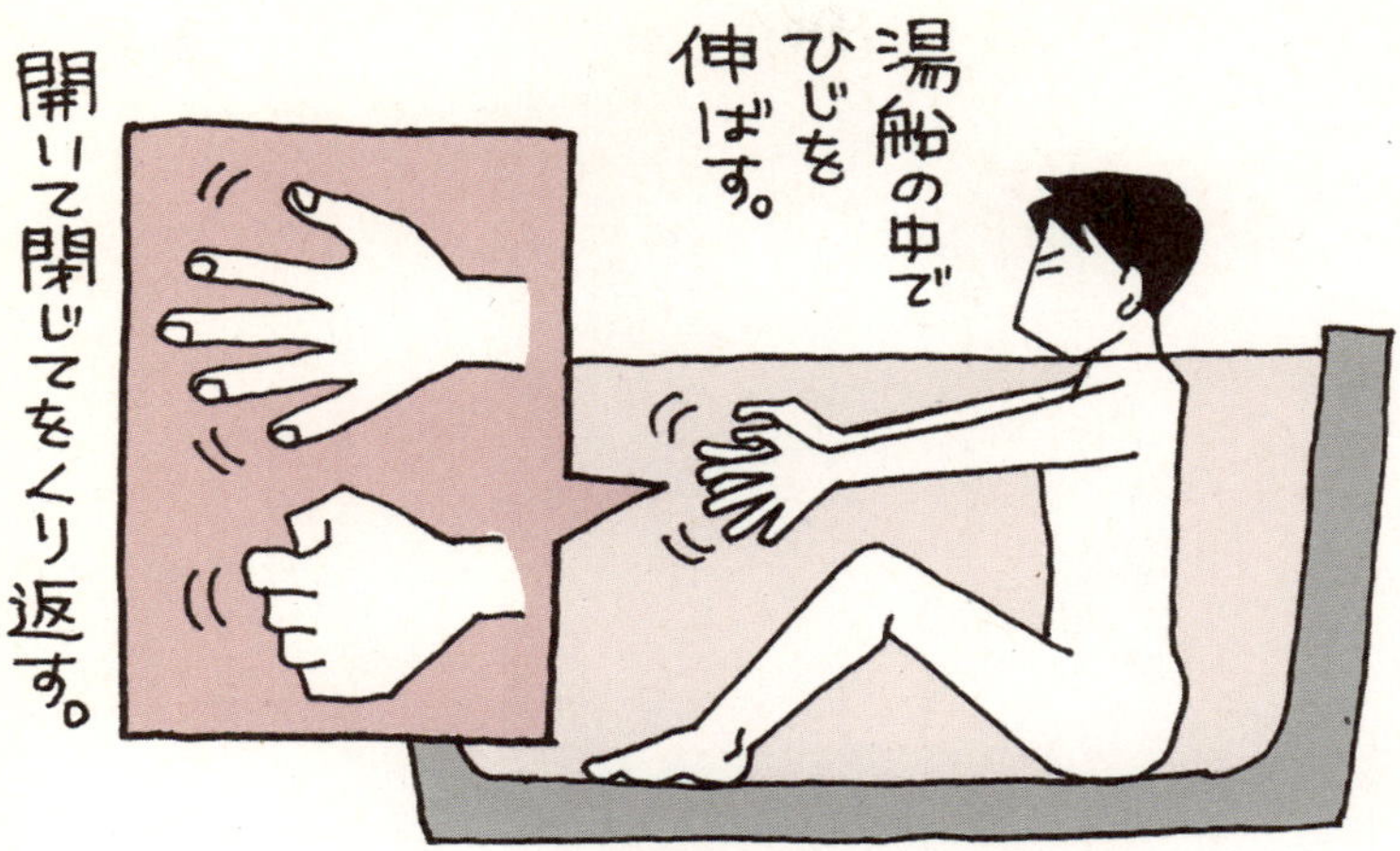

お 風呂の湯船でグーパー運動。手のひらをしっかり開閉する

①湯船の中でひじを伸ばす。
②手のひらをしっかり開く。
③手のひらをしっかり閉じる。②③をくり返す。

手のひらを開いて閉じることで1セット。行う時間の目安は1分間だが、最初は無理なくできる回数からだんだん増やしていくのでよい。

ひじは曲げずにまっすぐ伸ばしたままで行う。お湯の水圧も受けるので負荷がプラスされることになる。

首の筋力をつける運動

手と頭でおしくらまんじゅう。七分くらいの力加減で

①立った姿勢（座った姿勢でも）頭の右側に右手をつける。
②右手で頭を左方向に押す。
③頭で右方向に押し返す。約10秒押し合う。

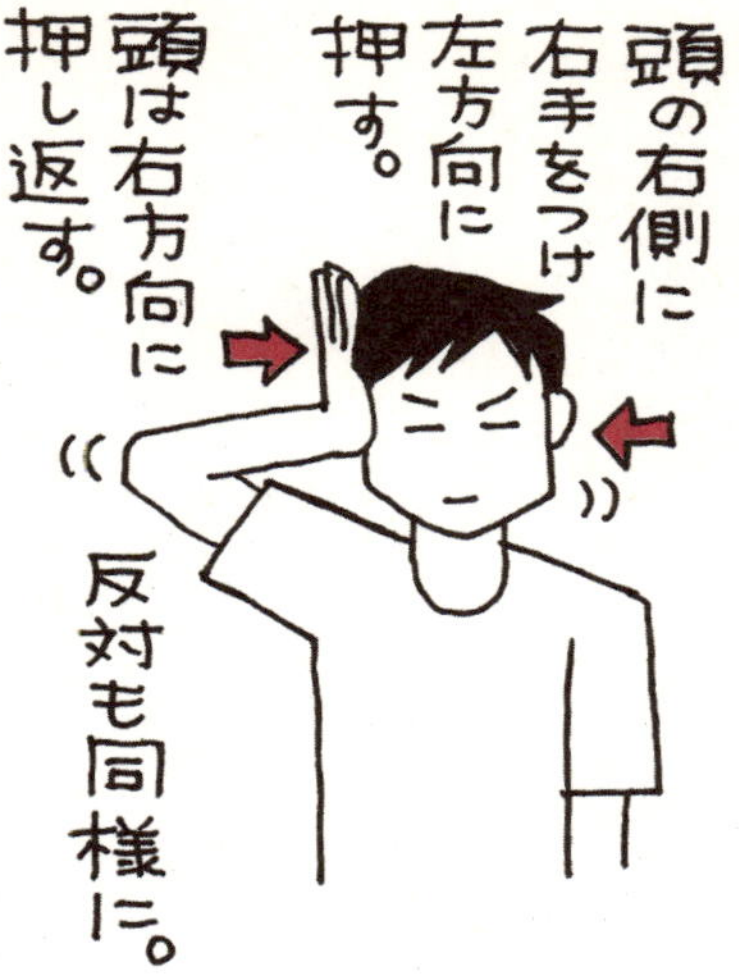
頭の右側に
右手をつけ
左方向に
押す。
頭は右方向に
押し返す。
反対も同様に。

④頭の左に左手をつける。
⑤左手で頭を右方向に押す。
⑥頭は左方向に押し返す。約10秒押し合う。
⑦両手の指を組んで、手のひら側をひたいにつける。
⑧両手のひらで頭を後ろ方向に押す。
⑨頭は前方向に押し返す。約10秒押し合う。
⑩両手の指を組んで、手のひら側を後ろ頭につける。
⑪両手のひらで頭を前の方向に押す。
⑫頭は後ろ方向に押し返す。約10秒押し合う。
手で押すときは全力押しの七分くらいの力加減で行う。

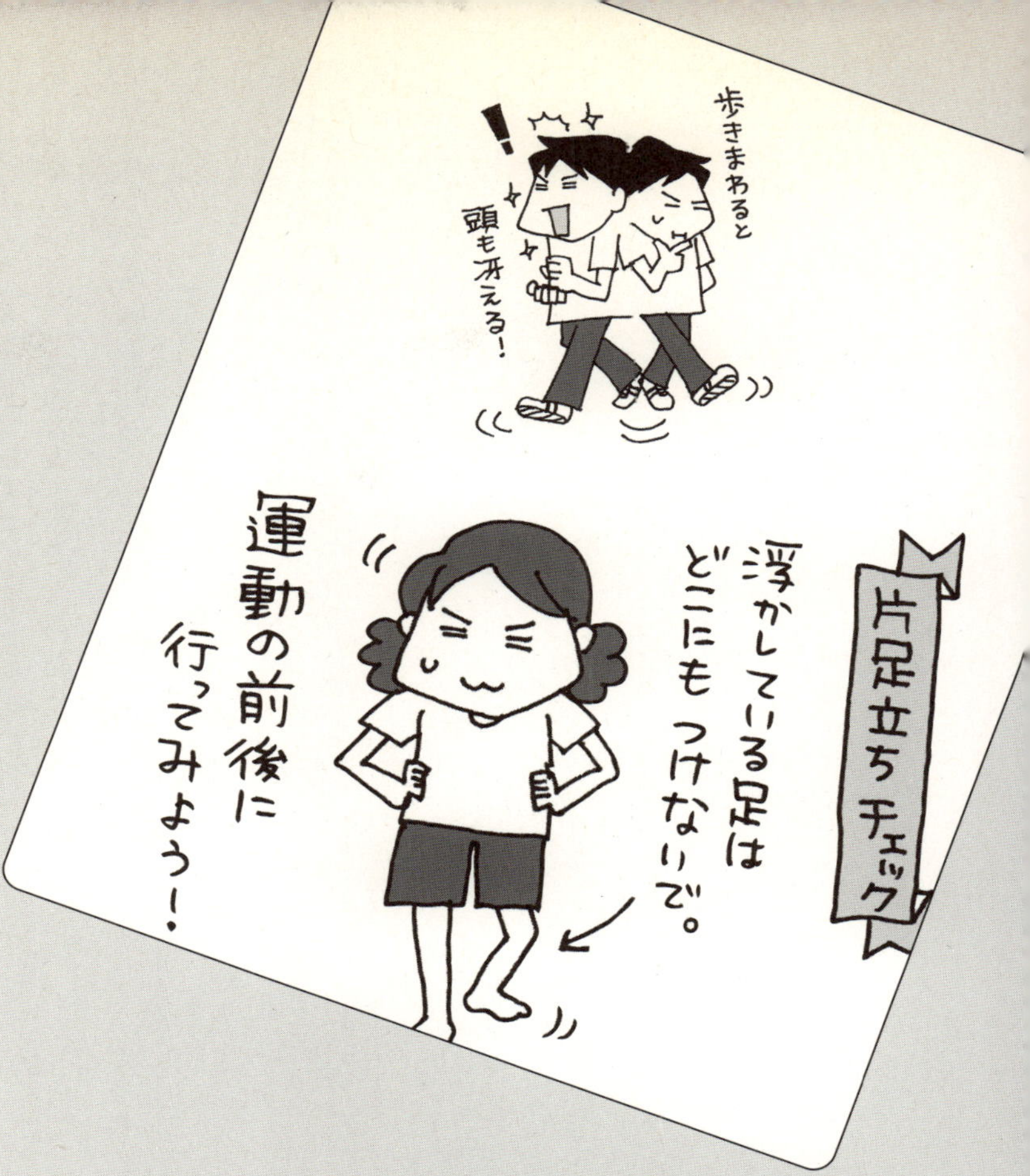
歩きまわると
頭も冴える!
片足立ちチェック
浮かしている足はどこにもつけないで。
運動の前後に行ってみよう!

第4章 仕事別・疲れをとるカンタン運動㊔常識

立ち仕事には循環をよくする下半身の運動

立ったとき、体が重力の影響をどれくらい受けるのかの目安をあげておこう。腰には上半身の重さの約2倍の負担がかかり、足のかかとと腰骨（第3腰椎）には全体重と同じ負担がかかる。

長く立ち続けていると、重力の影響を受けて腰やかかとが疲れるし、血液や体の水分は下半身にとどこおりがちとなる。

立ち仕事をするときは、休憩時間などを利用して下半身をよく動かすようにし、血液の循環を促したい。

おすすめの運動は片足スクワットだ。正しいスクワットのやり方（63ページ参照）で片足ずつ、左右の足で10回をメドに行う。最初は無理をしないで椅子や壁に手をついた姿勢で行うのでよいと思う。

また閉眼片足立ち（66ページ参照）は、体のバランス力を鍛えながら下半身の運動にもなるので、とどこおった血液の循環をよくする効果が得られる。

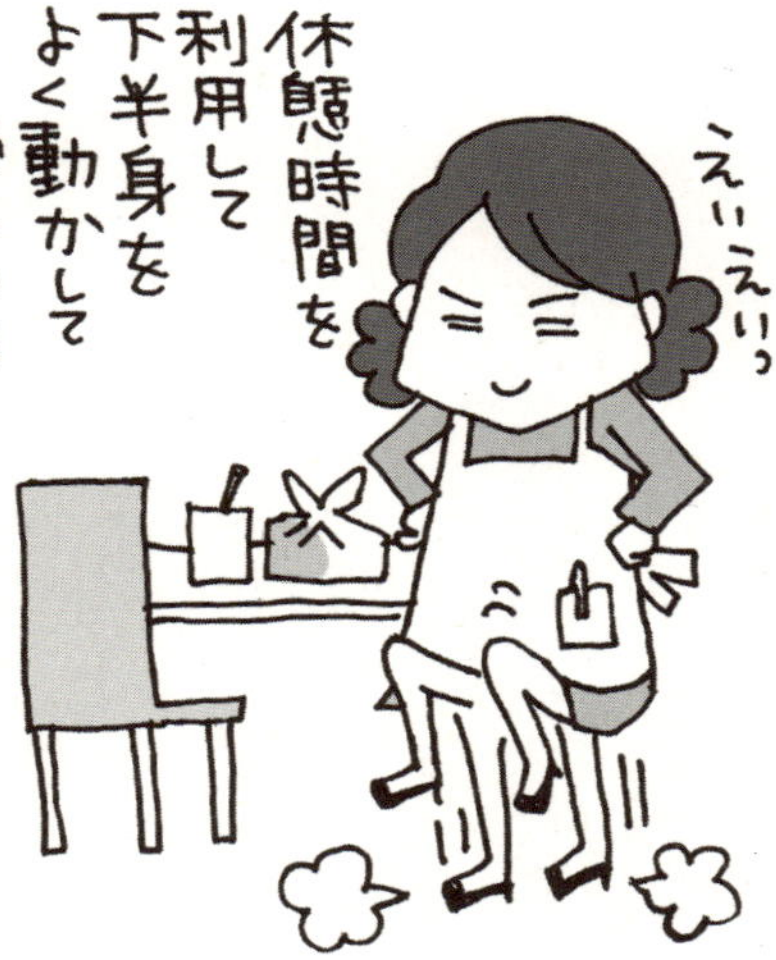
えいえいっ
休憩時間を
利用して
下半身を
よく動かして
おこう!!

片足をときどき高さ20㎝くらいの台にのせる

長い時間立ったままの姿勢をとるときは、途中で片足を高さ20㎝くらいの台にのせるとらくちんだ。股《こ》関節《かんせつ》や膝《ひざ》の関節を軽く曲げることで腰にやさしい姿勢となるので疲れがとれる。途中で左右の足を替えてみるとよい。

休憩時間などで顔を洗う機会にも、20㎝くらいの高さの台に片足をのせて行うと疲れがとれる。さらに、そのとき足を前後に開いた姿勢をとると、より効果的だ。

ちょい片足上げは、立ち仕事のときだけでなく、待ち人がなかなか来ないという場面でもおすすめできる。人を待つときはイライラも加わり足も疲れる。そんなとき、ちょいとした高さのあるところに片足をのせてみるとらくちんだ。駅前ロータリーの花壇のふちなど、差し支えない範囲で利用したい。

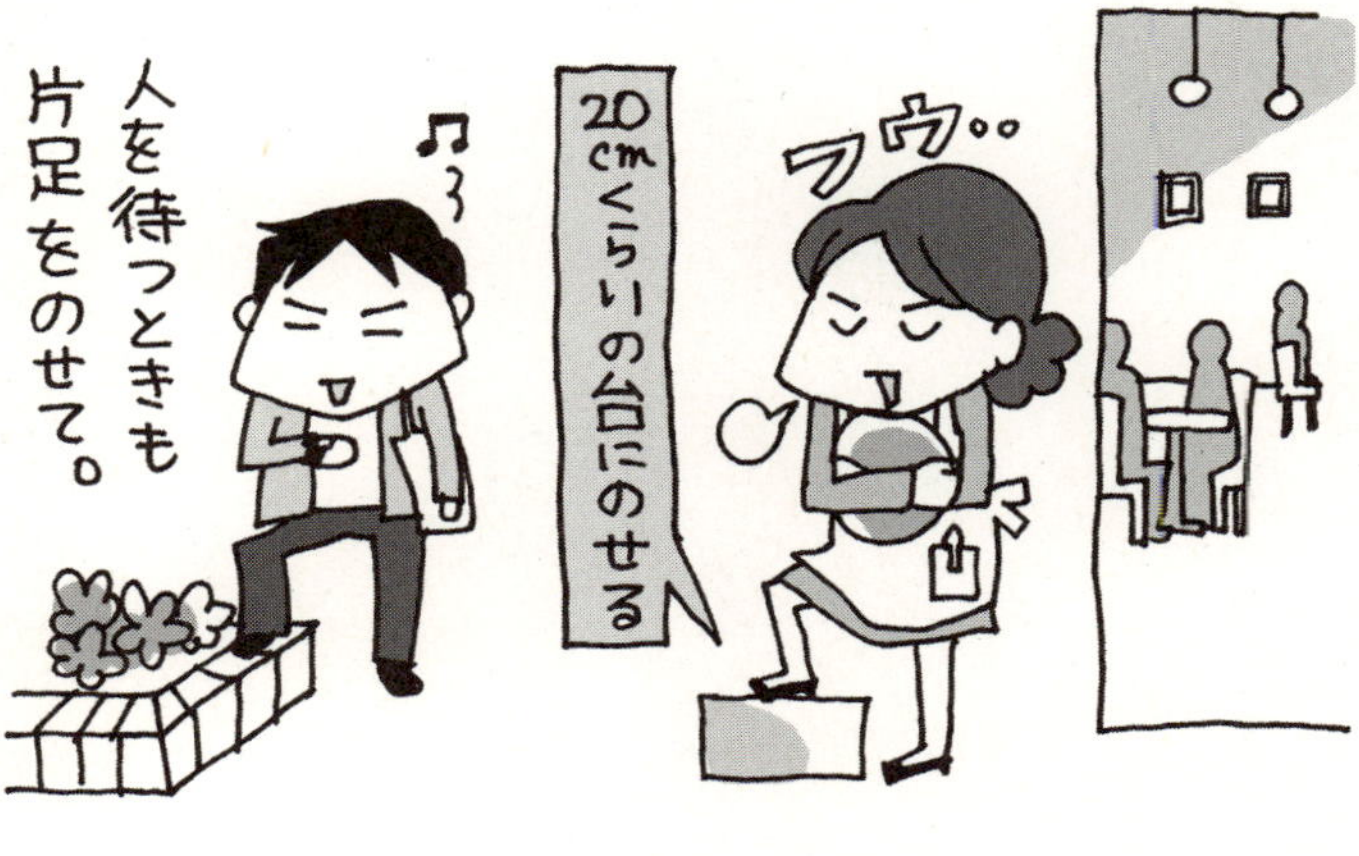
フウ・・
20㎝くらいの台にのせる
人を待つときも片足をのせて。

椅子で固まらない！ 座り仕事は姿勢から

椅子に座って仕事をするときは、体にやさしい座り方をすることが大切だ。

①背骨・背筋はまっすぐ伸ばす、②腰と太ももは直角をメド、③膝を曲げた角度は直角に、というのが基本の「キ」の姿勢だ。

お腹はどうしますか？　と質問する人がいるが、背筋がまっすぐ伸びているとお腹は引っ込む。足の裏はどうしますか？　と質問する人もいるが、足の裏は均等に床につける。

椅子に座るとき①〜③のポーズがとれない椅子は、体に合わない椅子なので疲れやすい。

椅子に座って長い時間仕事をするときは椅子選びも大切だ。

悪い椅子は高い椅子（値段ではなくてお尻をのせる座面が床から高い）や低い椅子だ。自分のサイズに合わない椅子だと膝を曲げた角度が直角よりも大きく（小さく）なる。

ふかふかのソファは、腰が沈み膝の角度が小さくなるので腰と膝に負担がかかり疲れる。

椅子の背もたれは、背骨と背筋をまっすぐ伸ばすことに役立つ。くつろぐ場合には背もたれを少し後ろに倒せるものだとよい。ひじ掛けがあるとひじをのせることで、さらにリラックスできる。

椅子がよくても姿勢が悪いと①〜③の基本の姿勢が崩れる。とくに悪い姿勢は椅子に浅く腰かけることだ。腰にかかる負担が大きくなるので疲れやすい。

椅子に座るときはドスンと一気に腰を下ろすと腰を中心に体に強い負担がかかる。ゆっくりと腰を下ろすこと。

長い時間椅子に座っていて立ち上がるときは、いったん体ののびをして体をほぐしてから立ち上がろう。

椅子に座ったままでできるこんな運動をときどきしてみよう。①椅子に座ったまま片足を前に伸ばし、②そのまま止めて10数える。ふくらはぎや太ももの筋肉がしみじみ伸びる感じが実感できるはず。左右の足で同じように行う。

両足を床につけ、片足ずつかかとを上げ下げする運動もおすすめだ。10回をメドに行ってみよう。気分転換ができ、仕事の緊張をほぐすのにも役立つ。

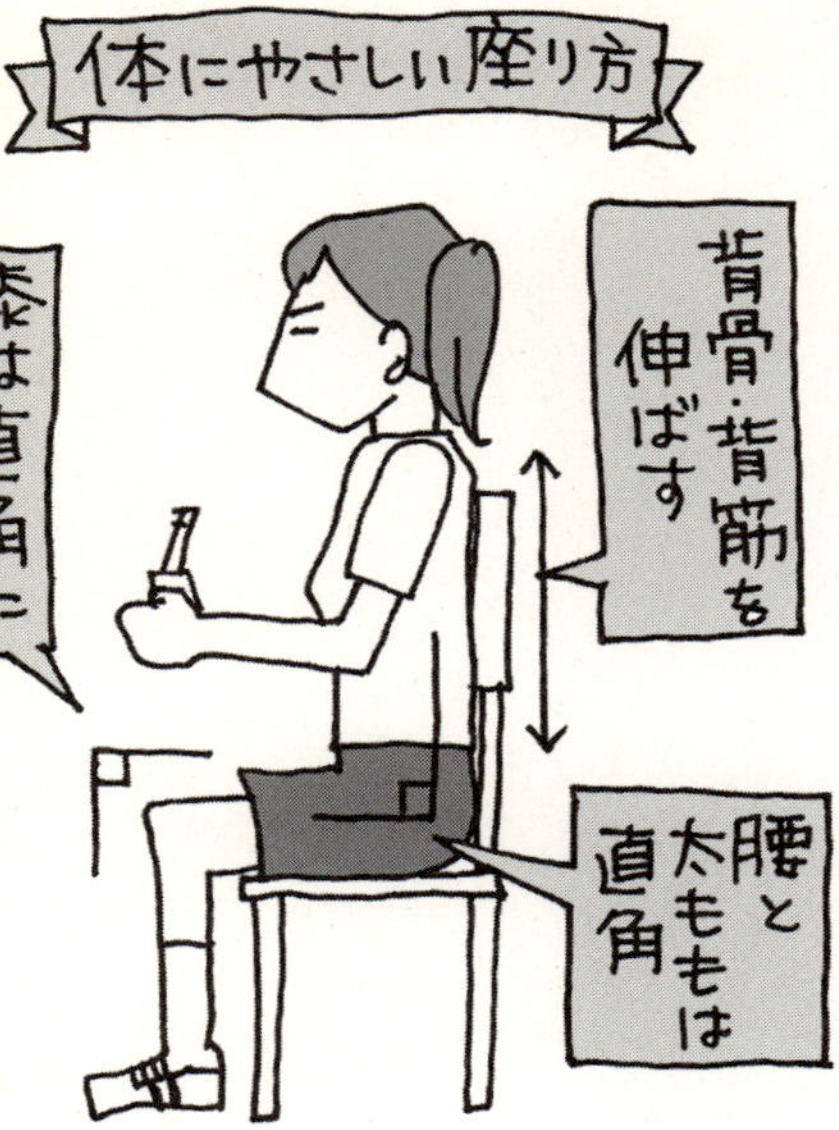
体にやさしい座り方
背骨・背筋を伸ばす
膝は直角に
腰と太ももは直角

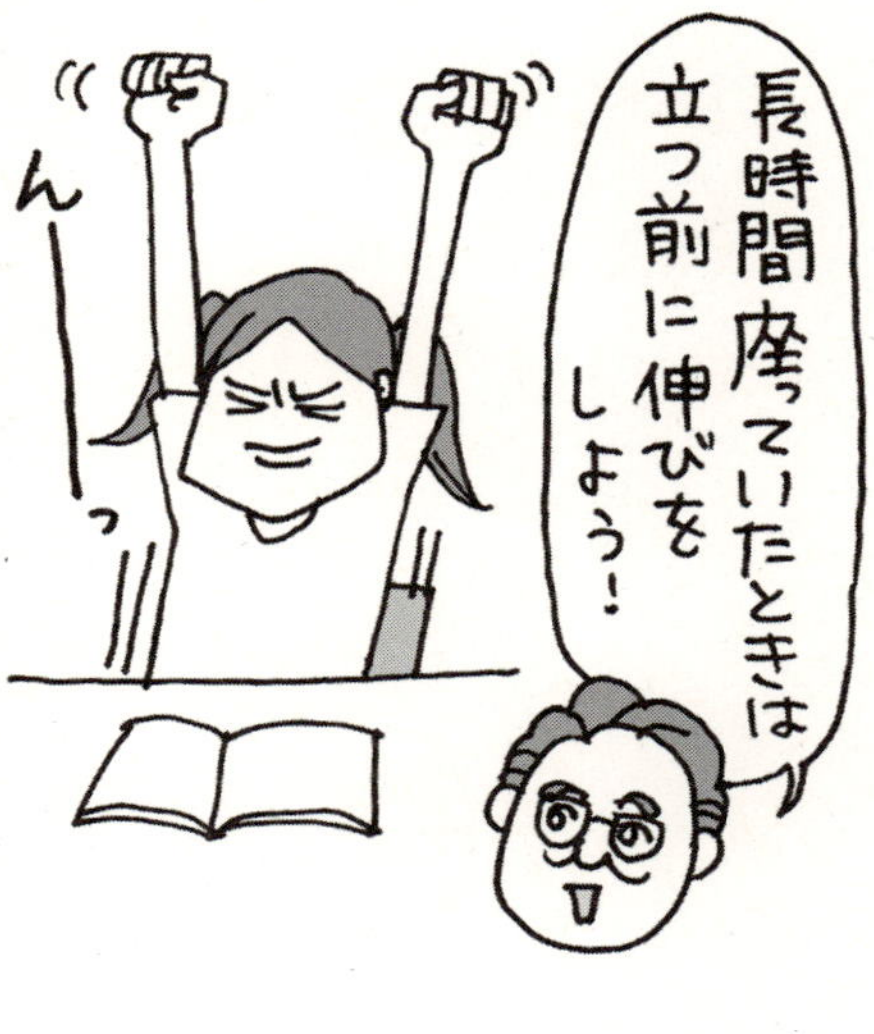
長時間座っていたときは立つ前に伸びをしよう！
んーっ

正座もあぐらも腰を伸ばして座るとらく

正座とあぐらのどちらが体にやさしいかというと、あぐらと思うかもしれないが、正解は正座なのだ。正座は腰が伸びるが、あぐらは腰が丸くなる姿勢をとりがちだからだ。

正しい座り方をすることも欠かせない。正座のときは腰を伸ばすのがらくな座り方だが、あぐらのときも腰を伸ばすのがらく。背骨・背筋を伸ばすのが秘訣だ。

正座を続けていると膝に負担がかかるのでお尻の下に座布団をたたんで敷いてみると多少はらくになる。

お尻を畳や床にペッタンコとつけた座り方や横座りがらくなのは最初だけ。ペッタンコ座りは体が前のめりになるし、横座りは背骨が曲がるので疲れやすい。

ときどき、こんな運動をしてみることもおすすめだ。正座やあぐらの姿勢で足の裏、足の甲に力を入れてみる。次いでふくらはぎ、太ももに力を入れてみる。各10回を目安に。

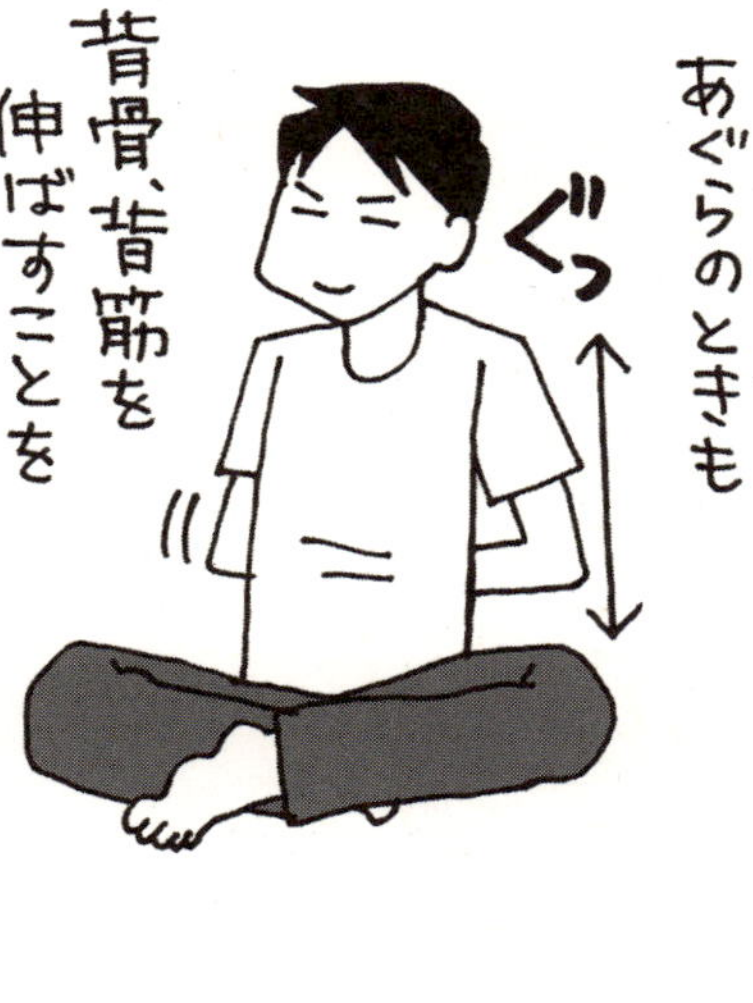
あぐらのときも
ぐっ
背骨、背筋を伸ばすことを意識しよう。

ふくらはぎを動かせば名案が生まれる？

名探偵のシャーロック・ホームズにコナン、明智小五郎も、推理を働かせるときは椅子から立ち上がり部屋の中を歩き回る。名探偵が歩き回るのは苦しまぎれの行動ではなく、ちゃんと理にかなった行動なのだ。

私たちの体は歩くとふくらはぎの筋肉がよく収縮する。すると、ふくらはぎの静脈にある弁がよく開閉して、下半身から心臓への静脈血の戻りが促される。そのことで全身の血液循環がよくなる。さらに頭の血のめぐりもよくなり、推理も冴えてくる、というわけだ。ホームズ探偵は、ふくらはぎの弁の開閉をよくすることで名声を勝ち得たのだ。

探偵ではなくても歩くことは大切なことだ。考えごとをするときは椅子に座ってではなく、歩き回って考えよう。

散歩をするとよいアイディアがわいてくるのも同じ理由だ。少し汗ばむくらいの速さで歩くことができればすばらしい。オフィスで働く人も、ランチを遠出して食べに行くなど、なるべく歩く機会を作るようにしたい。

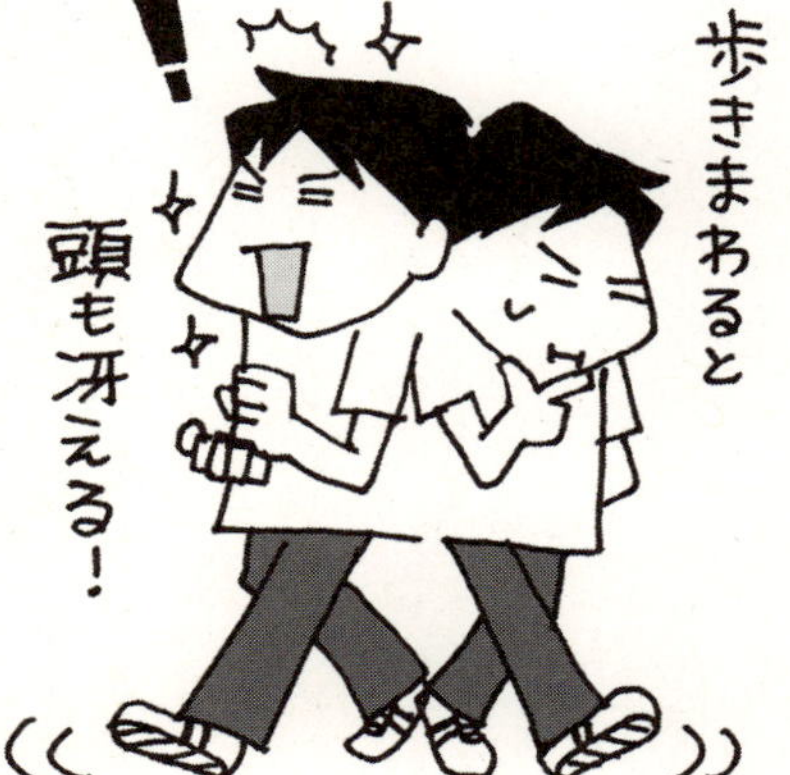
歩きまわると
頭も冴える！

目を使う仕事に欠かせない眼球筋ストレッチ

目をよく使う仕事では、ときどき目の筋肉の疲れをほぐしてあげよう。

私たちの目の水晶体《すいしょうたい》はカメラのレンズにあたる。水晶体をまわりからひっぱっているのが毛《もう》様体小帯《ようたいしょうたい》だ。毛様体小帯は毛様体筋という筋肉で調節されている。

毛様体筋が縮むと毛様体小帯がゆるみ、水晶体（レンズ）の中央がふくらんで厚くなるので、ピントは近くのものに合う。毛様体筋がゆるむと毛様体小帯がひっぱられてレンズが薄くなるので、ピントが遠くのものに合う。

ふだん意識することはないが、ピントを合わせることは筋肉運動のおかげなのだ。同じ状態が長く続くと筋肉は疲れてしまう。

目が疲れたときに星や遠くの景色を見るのがよいといわれるのは、縮み続けた毛様体筋の緊張をほぐす効果があるからだ。

ところで、視線を上下左右に向ける眼球の動きは6つの筋肉からなる眼球筋がコントロールしている。同じところを見続けていると、眼球筋もまた疲れてしまう。

ときどき毛様体筋とともに眼球筋の疲れをとる運動を行いたい。運動のやり方は次の2つの動作をくり返すだけでいい。

①両目をつぶって、ギューッと強くまぶたをつぶる。

②両目を可能なかぎり大きく開く。

目が疲れたときに何回か行うと、とてもリフレッシュできる。

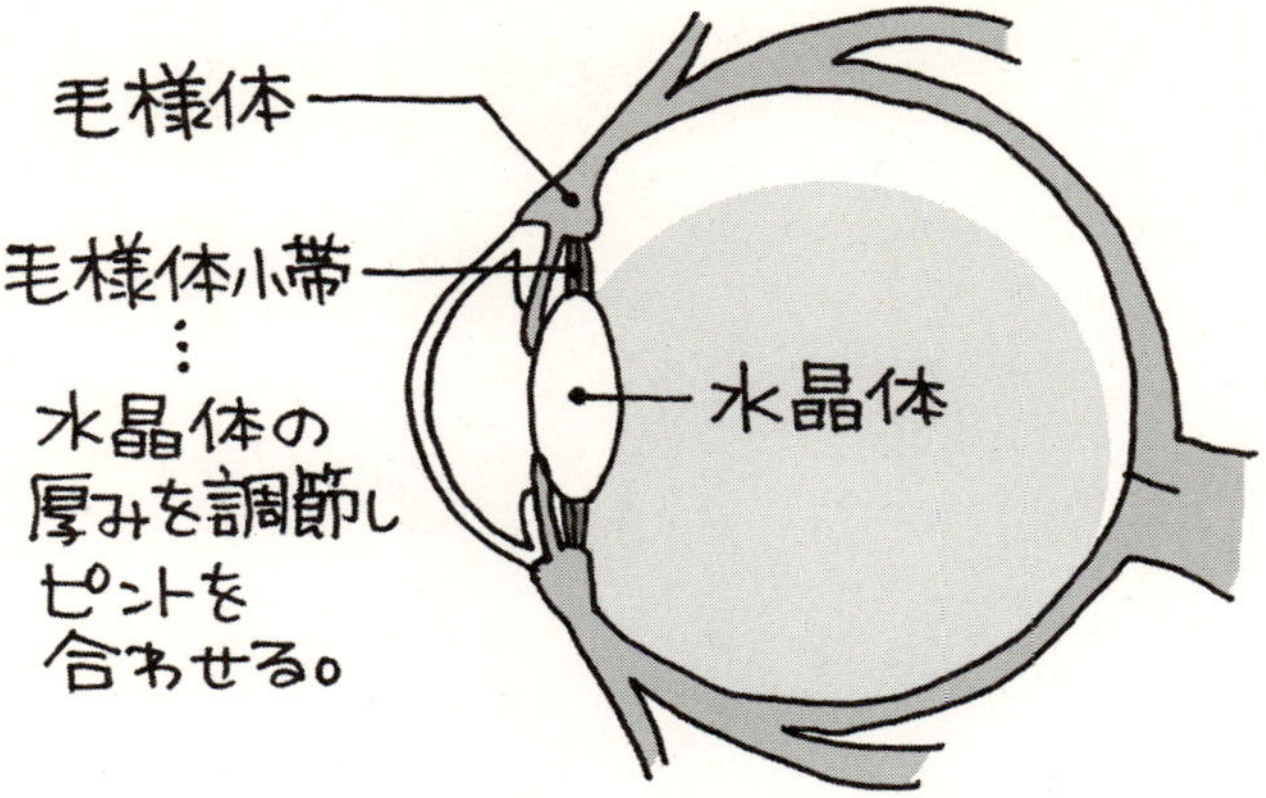

毛様体筋の疲れをとるストレッチ

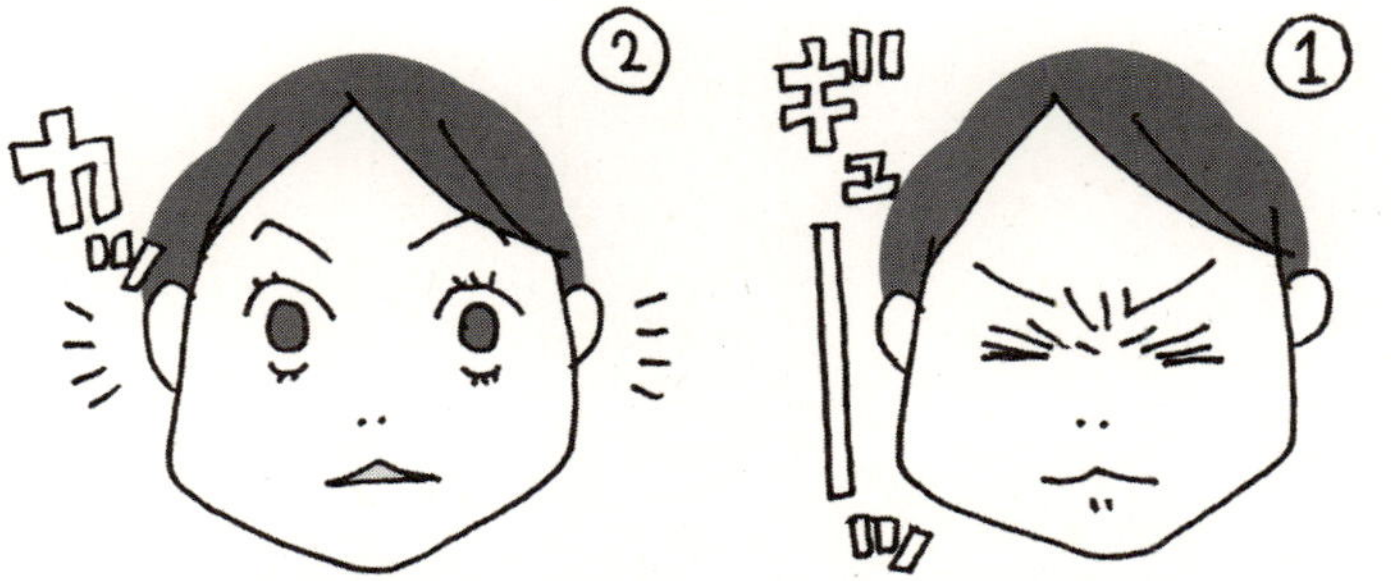

① まぶたをギューッと閉めるように両目をつぶる。

② 両目を可能な限り大きく開く。

タンデム歩行と片足立ちでバランスチェック

高い場所での作業など体のバランス力を必要とする仕事があるが、バランス力は毎日を元気に過ごす基礎の力でもある。

バランス力を簡単にチェックできる方法が2つある。1つはタンデム歩行チェック、もう1つは片足立ちチェックだ。

タンデム歩行は片方の足のつま先に、もう片方の足のかかとを継ぎ足すようにしてまっすぐ歩くことで、この歩き方がスムーズにできればバランス力あり、ということになる。床のフローリングやタイルの継ぎ目などを利用すると、まっすぐ歩く目安になる。

片足立ちチェックは、立った姿勢で片方の足を上げる。このときの足先はどこにもつけずに浮かせておくこと。この姿勢をしばらく保てればバランス力あり、ということになる。左右の

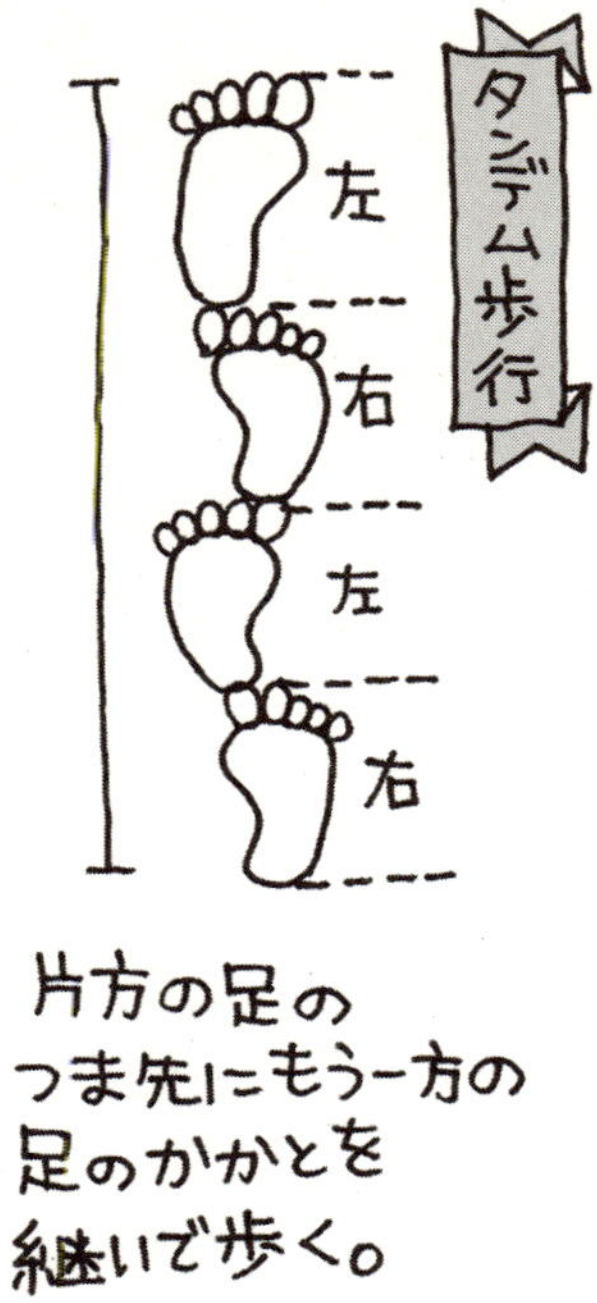
タンデム歩行
左
右
左
右
片方の足の
つま先にもう一方の
足のかかとを
継いで歩く。

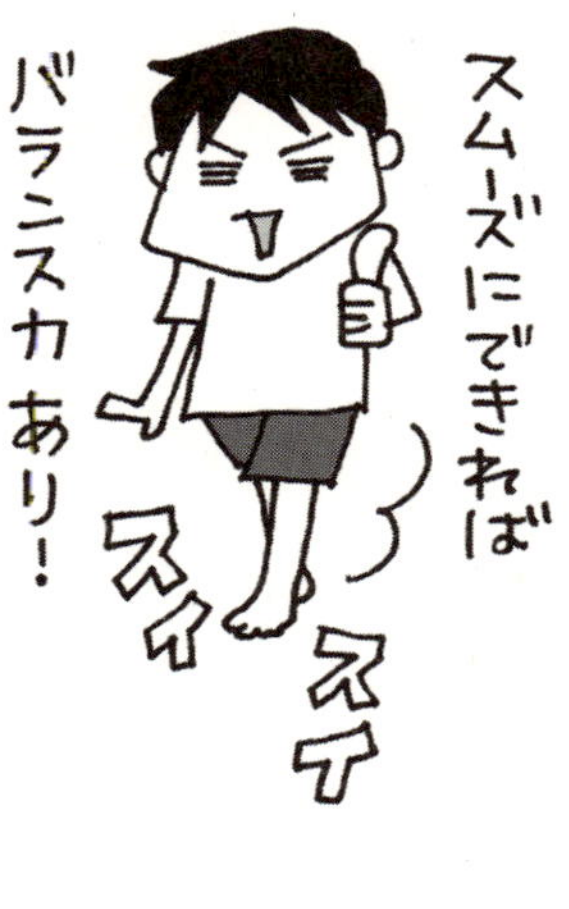
スムーズにできれば
バランス力
あり！
スイ
スイ

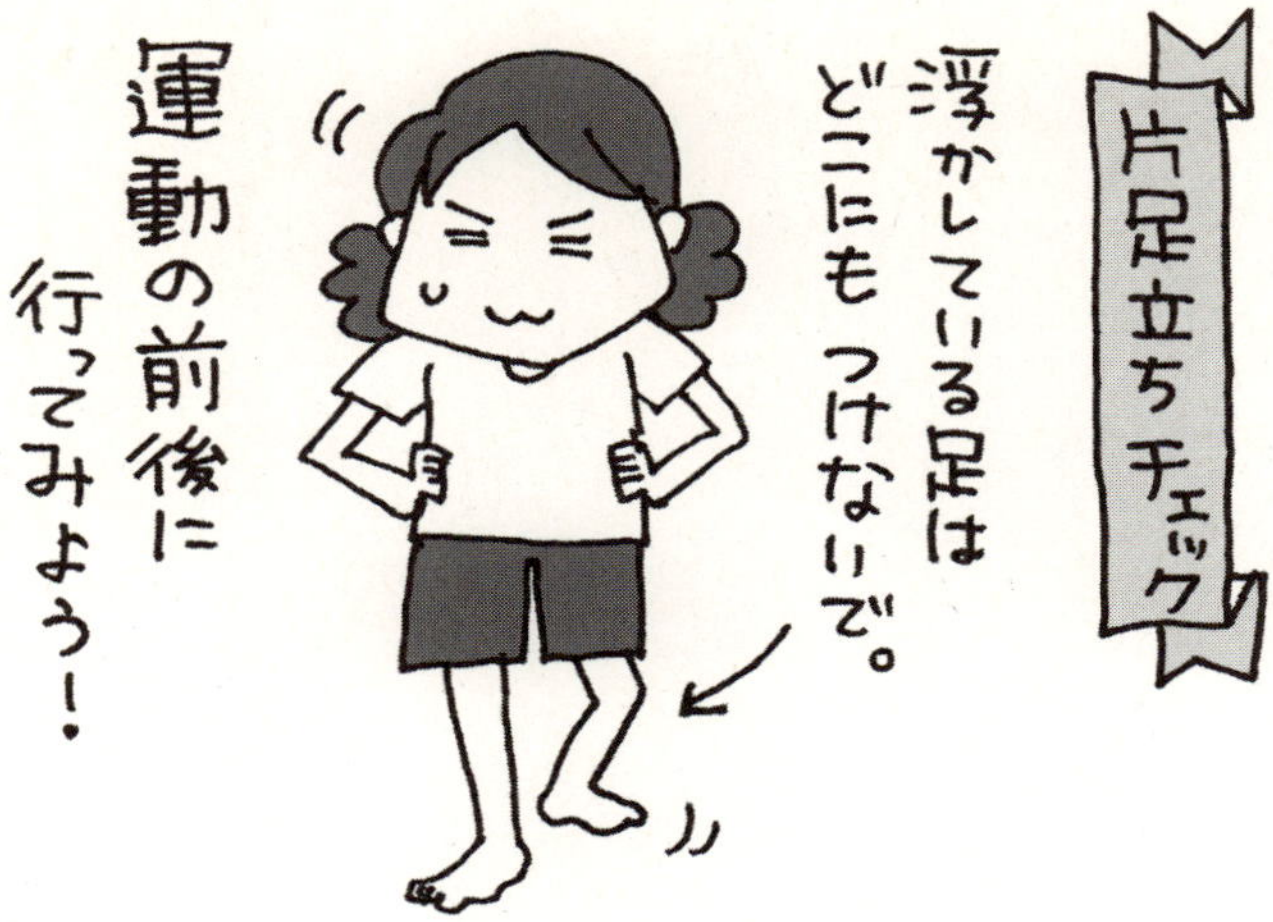
片足立ちチェック
浮かしている足はどこにもつけないで。
運動の前後に行ってみよう!

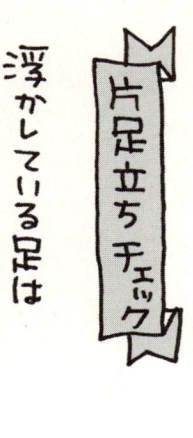

足を替えて行ってみよう。

この2つのチェック法はバランス力を高める運動メニューとしても役に立つ。

ウォーキングの途中で継ぎ足歩行をしてみるのもよい方法だ。ただし、タンデム歩行をして体がフラつく人は、最初は壁などに沿って行うと安心してできる。

片足立ちチェックを運動の前後に行ってみるのもいいと思う。

体のバランス力を高める運動メニューとしては、両目を閉じて片足で立つ閉眼片足立ち（66ページ参照）やスクワット（62ページ）などがおすすめだ。閉眼片足立ちは途中で足を替えて行ってみよう。

家事をらくらくこなす極意「前かがみ禁止」

家事には台所仕事や洗濯、掃除などいろいろなメニューがあるが、らくらくこなす秘訣は姿勢が握っている。そのポイントは腰を伸ばし、前かがみの姿勢をできるだけとらないようにすることだ。

立ち姿と比べて前かがみ姿勢は腰にかかる負担が約1・5倍とも2倍以上ともいわれる。毎度毎度それだけの負担がかかるのでは腰も体も疲れてしまう。

たとえば、掃除機をかけるときも前かがみ姿勢ではなく腰を伸ばして行おう。掃除機の柄を長くして使うと前かがみにならずにできる。

雑巾《ぞうきん》がけをするときも片方の膝を床につけて行うと、背中が伸びるので前かがみにならずにできる。

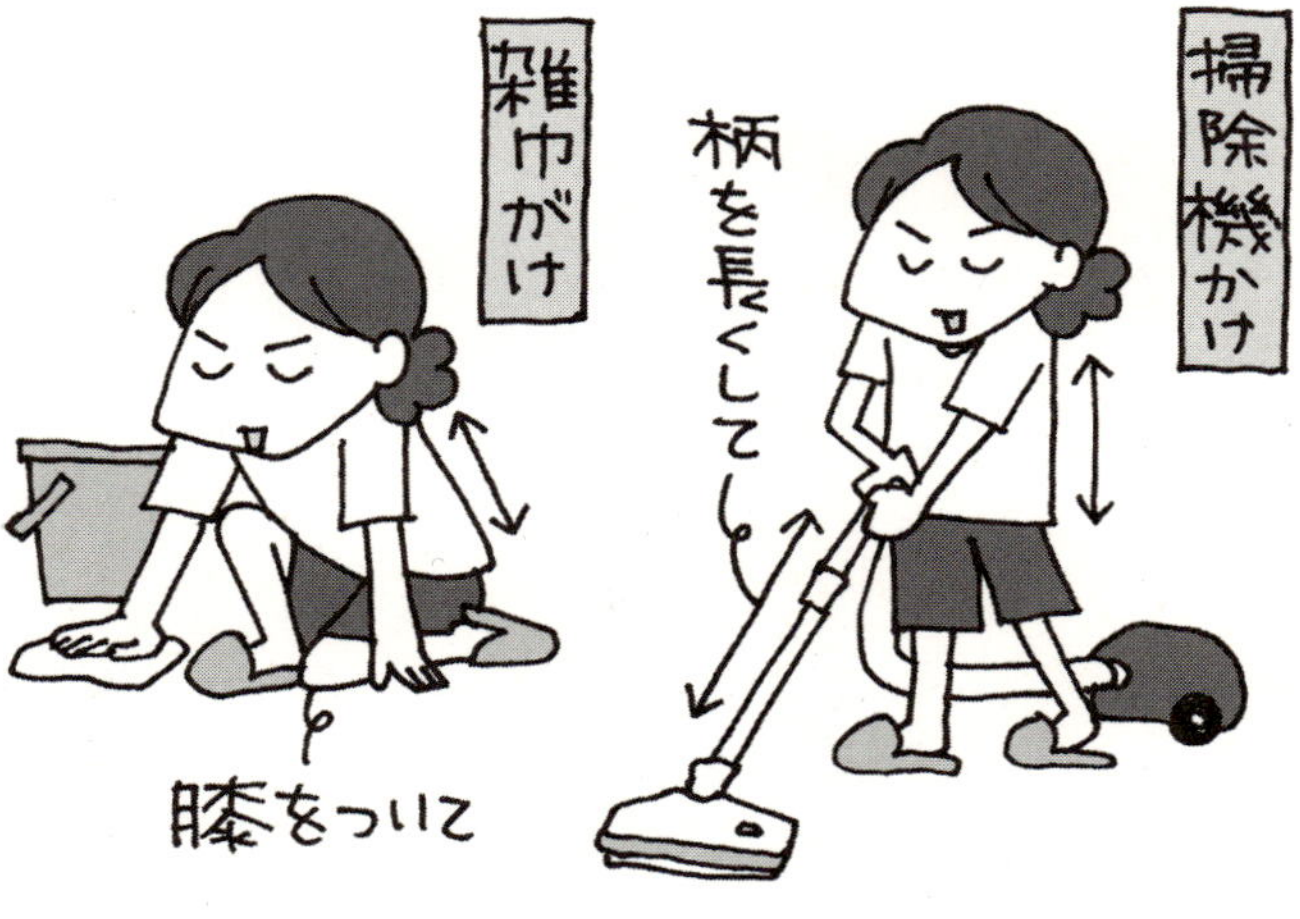
掃除機かけ
柄を長くして
雑巾がけ
膝をついて

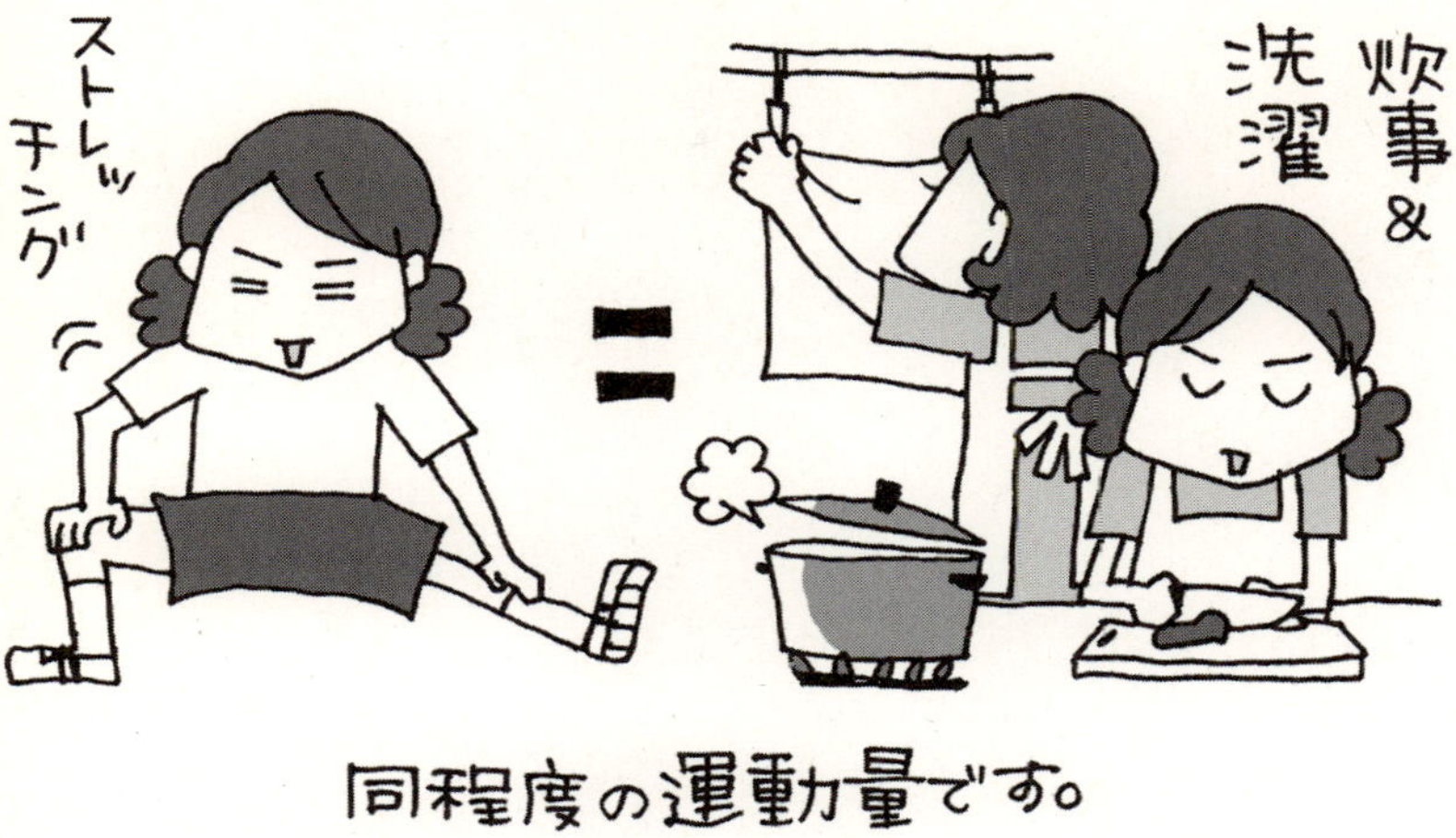
ストレッチング
炊事&洗濯
同程度の運動量です。

台所仕事や洗濯も、前かがみ姿勢にならないように行いたい。

家事を軽々とこなす体力をつける運動としてはスクワット(62ページ参照)や腕立て伏せ(76ページ参照)がおすすめだ。

最近は家事に代表される日常生活の中での活動も運動と同じ健康効果をもたらす、ということで積極的に体を動かすことが提唱されている。洗濯、炊事はストレッチングを行うのと同様の運動の強さだし、床掃除や庭掃除、階段の上り下り、子どもと遊ぶことなどは速歩やジョギングと同じくらい体を動かすことになる。

手を使う仕事は肩のベストポジションを意識

私たちが箸を持つときや字を書くときの自然なポーズをとってみよう。上腕は肩甲骨《けんこうこつ》に対して、約30度の角度で体の前方向に位置する。

肩の関節の肩甲骨がいちばんしっくり納まる場所は、上腕が真横ではなく約30度お腹側に寄った位置にあり、これが肩の関節にやさしい角度というわけだ。

この腕の位置が「上肢の作業位」ともいわれる。手の仕事をしやすい位置と姿勢というわけだ。ときどき、このらくちんな位置を確認してみるといいと思う。

手を使う仕事が続くと肩がこる。ときどき肩休めタイムをとって、こりをほぐしたい。エルボーサークルや肩の寄せ上げ（91、113ページ参照）がおすすめ。座ったままでもでき、肩さん、ありがとう、という感謝を込めてゆっくりと行ってみよう。

手には14もの腱鞘《けんしょう》がある。筋肉が骨とつながる場所が腱だが、腱鞘は腱を守るためのトンネルにあたるものだ。鞘の中はなめらかな液体で満たされていて、このおかげで腱はなめらかな動きができる。手で握る、つまむなどの動きがなめらかにできるのは、たくさんの腱鞘が手の筋肉と骨との動きをなめらかなものにしているからだ。

指そらしは手の疲れをとり、腱鞘をリフレッシュする効果がある。手のひらを前に向けて片手を伸ばし、指は下に、その指を1本ずつ反対側の手でつかみ、5〜10数える間そらす。最後にはすべての指をつかんでそらしておこう。

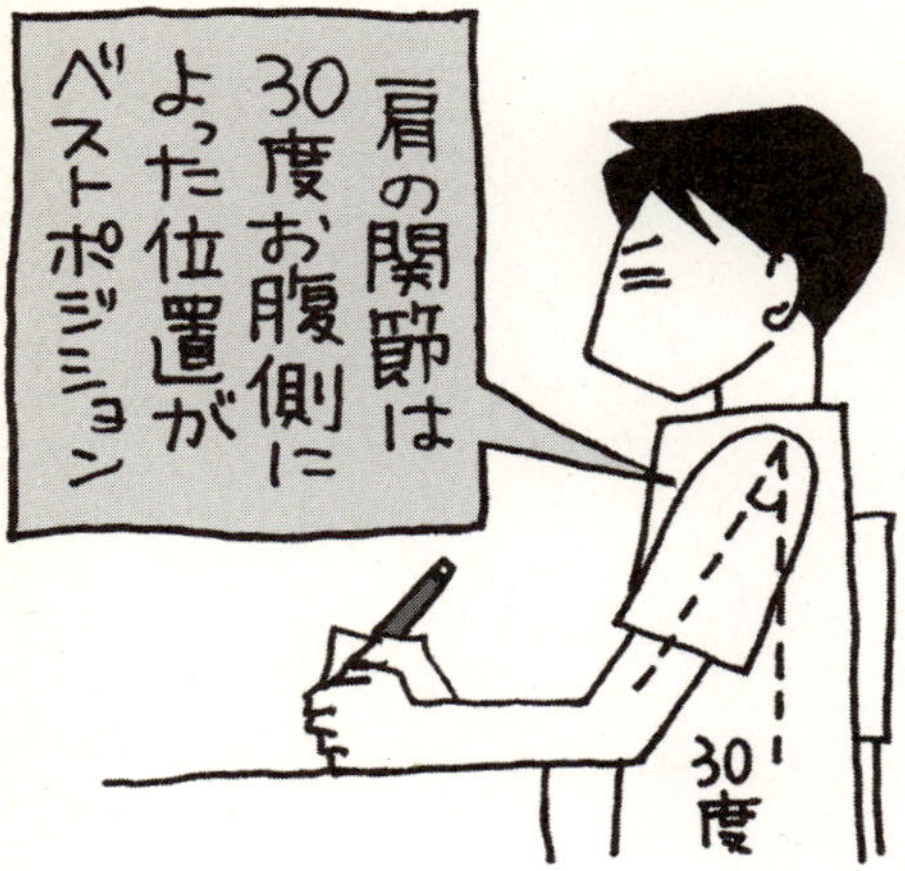
肩の関節は30度お腹側によった位置がベストポジション
30度

手の疲れをとる体操

片手を前に伸ばして
反対の手で5〜10秒手前にそらせる。

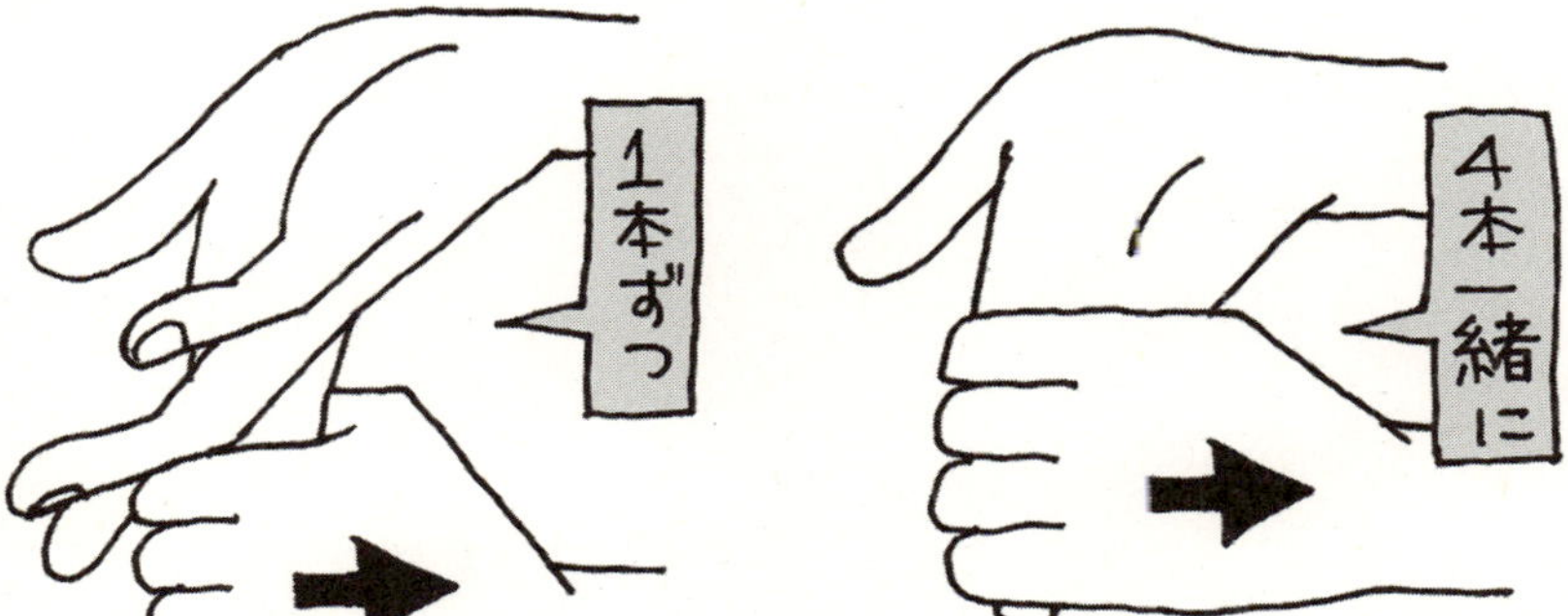

体の軸を定めてしっかり介護のできる体に

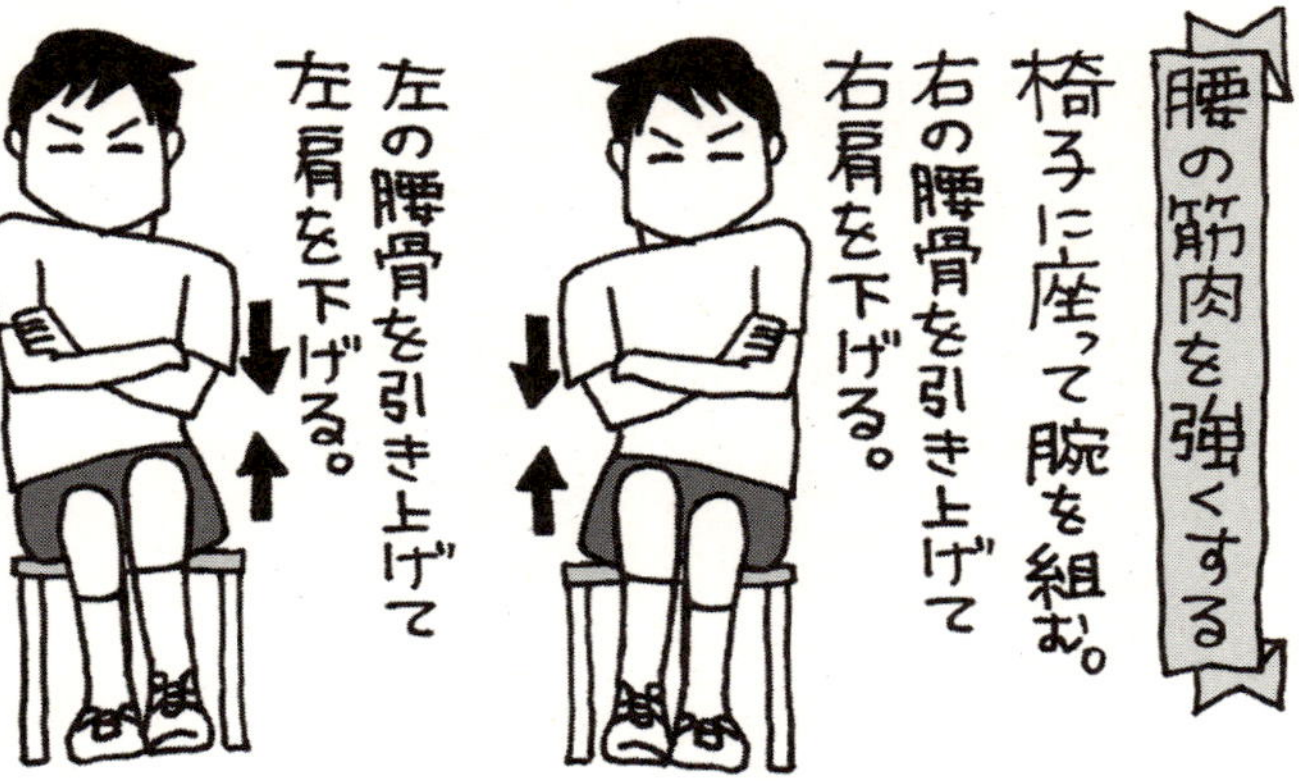
腰の筋肉を強くする
椅子に座って腕を組む。
右の腰骨を引き上げて右肩を下げる。
左の腰骨を引き上げて左肩を下げる。

介護のときの大切なポイントは、介護を受ける人に体を近づけて行うほどらくにできるということだ。体を離して行うと、腰などに大きな負担がかかり疲れが早い。

介護は体力勝負といわれる。介護する人の大切なポイントは、体の軸（背骨）をしっかりとさせることだ。具体的には腰の筋肉を強くする運動に重点を置くことだ。

おすすめの運動は椅子に座って腰を上下に動かすこと。椅子やベッドに座り、腕を軽く組んで、右の腰骨を引き上げて右肩を下げる。肩と腰骨の間を縮めるような動きだ。手をベッドに置いて行ってもよい。左右に10回ずつが目安。

体力がある人は70ページで紹介したひじ立て脚上げがおすすめのメニューだ。

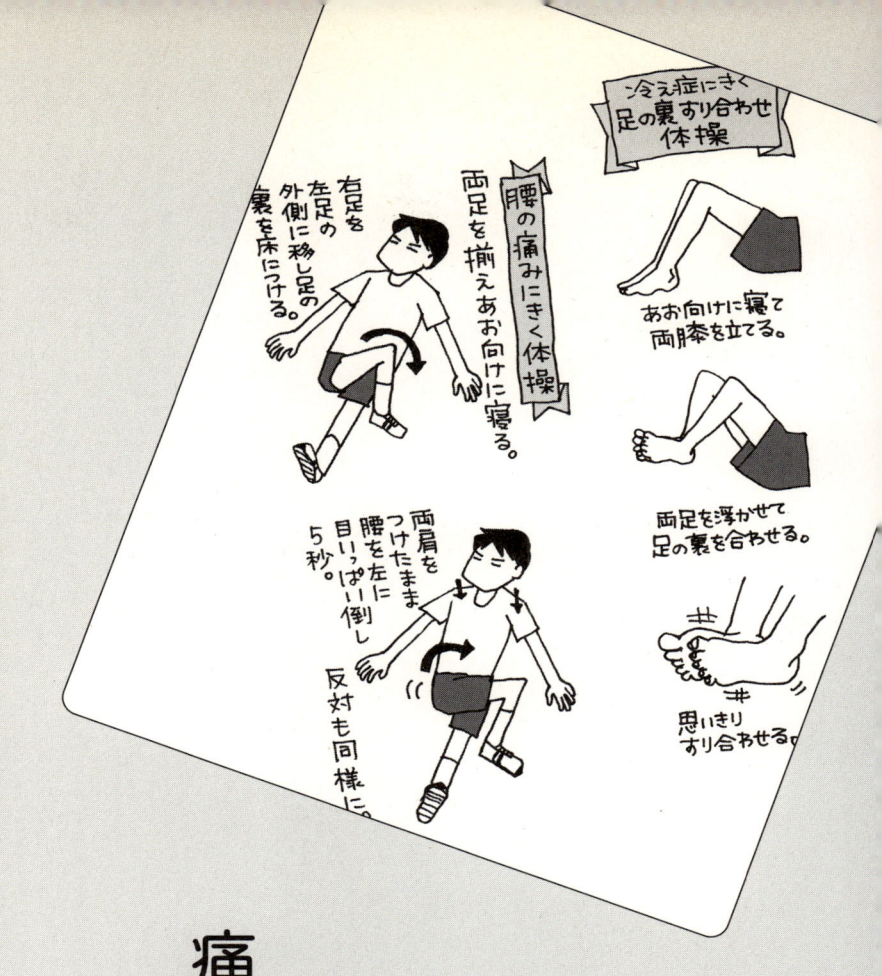

第5章

体の悩みや痛みを解消するおすすめ運動 得常識

肩こり、首のこり

こりは筋肉が硬くなった状態。こった場所の血液循環をよくする

肩こりや首こりの「こり」とは、筋肉が硬くなった状態だ。筋肉にはとても細い血管（毛細血管）が走っていて、この細い血管から酸素や栄養が筋肉の細胞に届き、細胞から出たゴミ（老廃物）や二酸化炭素を運び出す。

筋肉が硬くこわばると、毛細血管が圧迫されて血液の流れが悪くなる。その結果、筋肉の細胞に新鮮な酸素や栄養が届かなくなり、細胞から出たゴミが運び出されずにたまるようになる。酸欠と栄養欠に加えてゴミがたまる状態が続くと筋肉の力が衰えてくる。

こりをほぐすには、もむ、叩くなどの刺激や温めることが効果をもたらす。いずれの方法もこった場所の血液の流れをよくするからだ。

おすすめの運動は

肩こり対策におすすめの運動は「肩の寄せ上げ」だ。脇をしめて肩を目いっぱい上げ、ひじを引いて肩の骨を意識しながら肩を後ろに回して下ろす。肩甲骨《けんこうこつ》を意識して「寄せて、上げて、下ろす」の動きをしてみよう。

首のこり対策におすすめの運動は「見返り体操」だ。

①立ち姿で前方を見るのがスタートの姿勢。②首を右（左）側に回せるところまで回し、目いっぱい回したところで10～20を数えながら止める。③そしてスタートの姿勢に戻る。左右で5回行ってみよう。

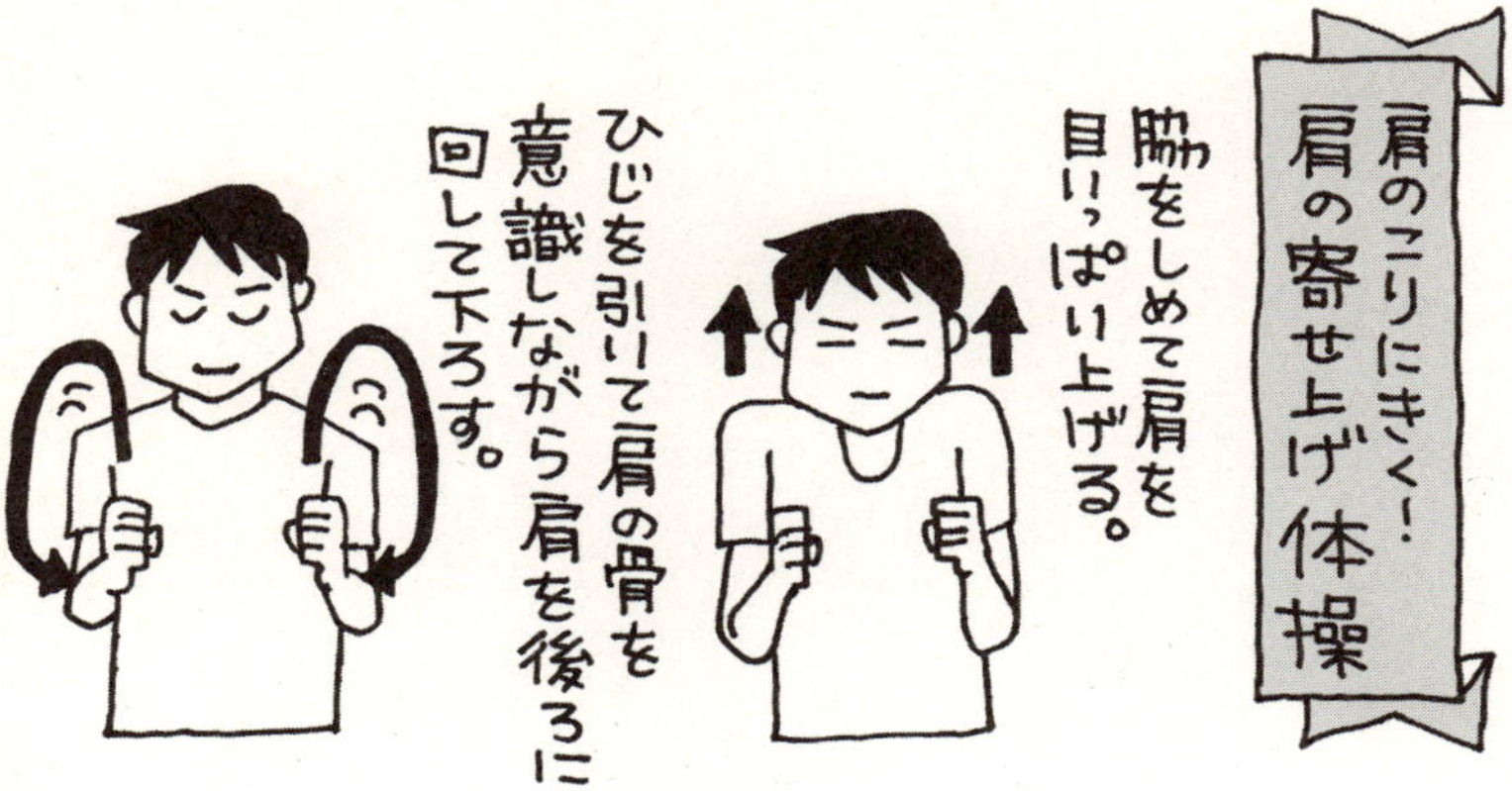
肩のこりにきく！
肩の寄せ上げ体操
脇をしめて肩を目いっぱい上げる。
ひじを引いて肩の骨を意識しながら肩を後ろに回して下ろす。

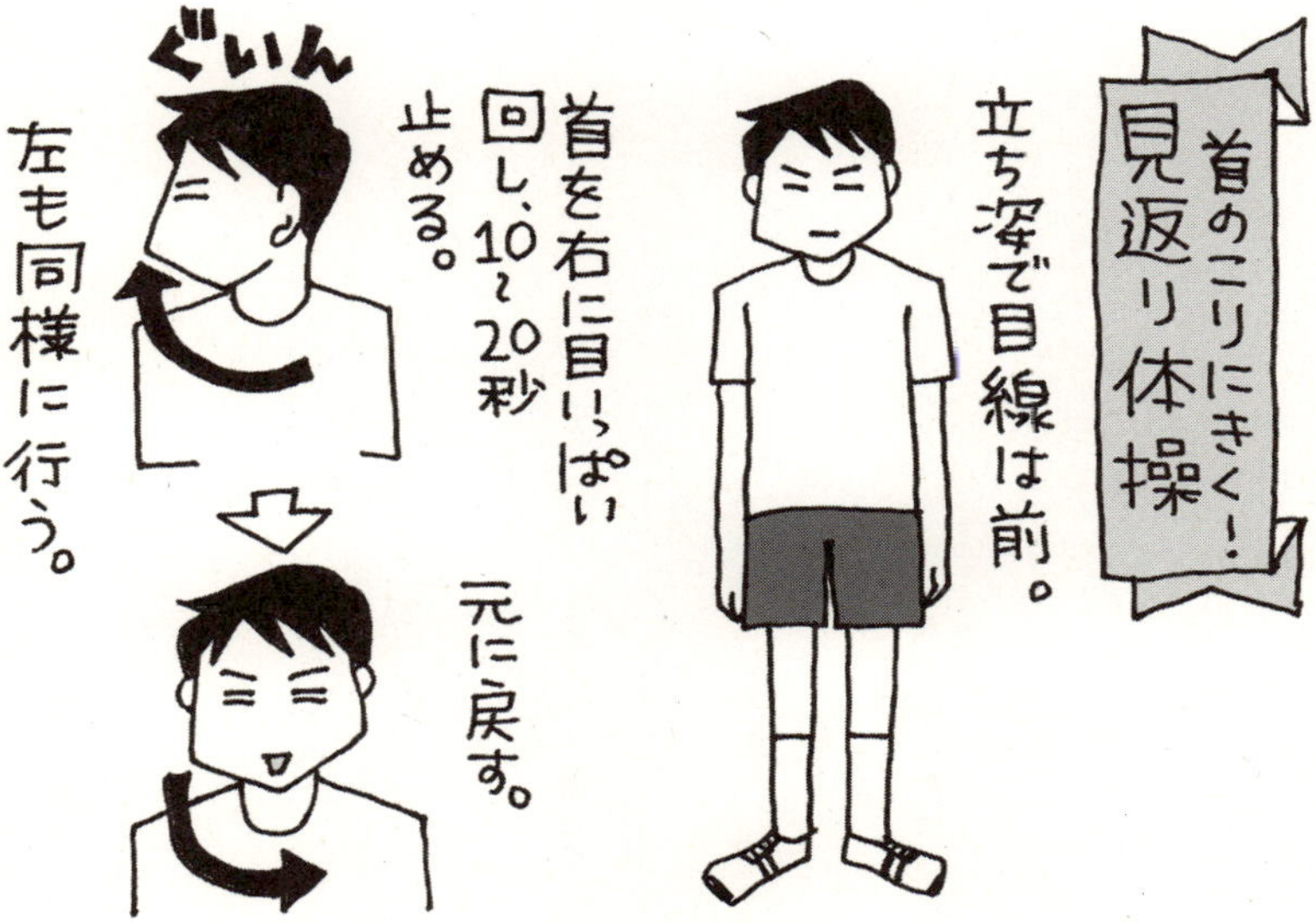
首のこりにきく！
見返り体操
立ち姿で目線は前。
首を右に目いっぱい回し、10～20秒止める。
ぐいん
左も同様に行う。
元に戻す。

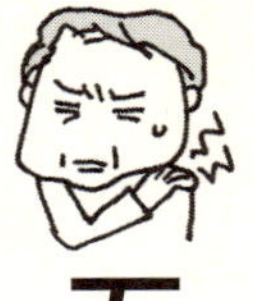

五十肩（四十肩）

肩の痛みで受診する人の半数が筋力をつけると症状改善

肩が痛いといって外来を受診する人の約半数は五十肩（四十肩）と呼ばれる肩関節周囲炎《かたかんせつしゅういえん》だ。〝二十肩〟の人もいるが、中高年になると増えてくる。長年使ってきたことで肩の関節が変形し、炎症が起きることで痛みが出る。五十肩に次いで多いのは首や肩、腕、手に痛みやしびれが出る頸肩腕症候群《けいけんわんしょうこうぐん》だ。

ただし自分で病名をつけるのは禁物。整形外科を受診して、診断と治療を受けたい。そのうえで医師のアドバイスをもとに、自分でできる運動を行うようにしよう。

◀おすすめの運動は

肩の痛み対策には「アイロン体操」がよく知られている。アイロンは適度な重さ（約1kg）があり持ちやすいので重宝だ。椅子などに手をつき、もう片方の手にアイロンを持って、自然に手を下げる。肩の力を完全に抜いて、肩関節を前後左右、時計回り、反時計回りにゆっくり動かす。アイロンは握らずに手指にひっかけるようにして持つ。左右各10回が目安。

肩の筋肉には肩から背中にかけての僧帽筋《そうぼうきん》と腕の上部から肩にかけての上腕筋があるが、上腕筋を鍛える運動が「かかし体操」だ。

①「気をつけ」の姿勢で手のひらを体の側に向けて腕をまっすぐ下ろし、②両腕を横に大きく開き、肩の高さまで上げて1秒止め、③元の位置に下ろす。腕を上げるとき下げるときにゆ

っくりと行うのが秘訣だ。10回程度を目安とする。肩の高さまで上がらないときは無理をせずに自然に肩が上がる位置まででいいし、椅子に座って行ってもいい。痛みがあるときは無理をしないことが大切だ。

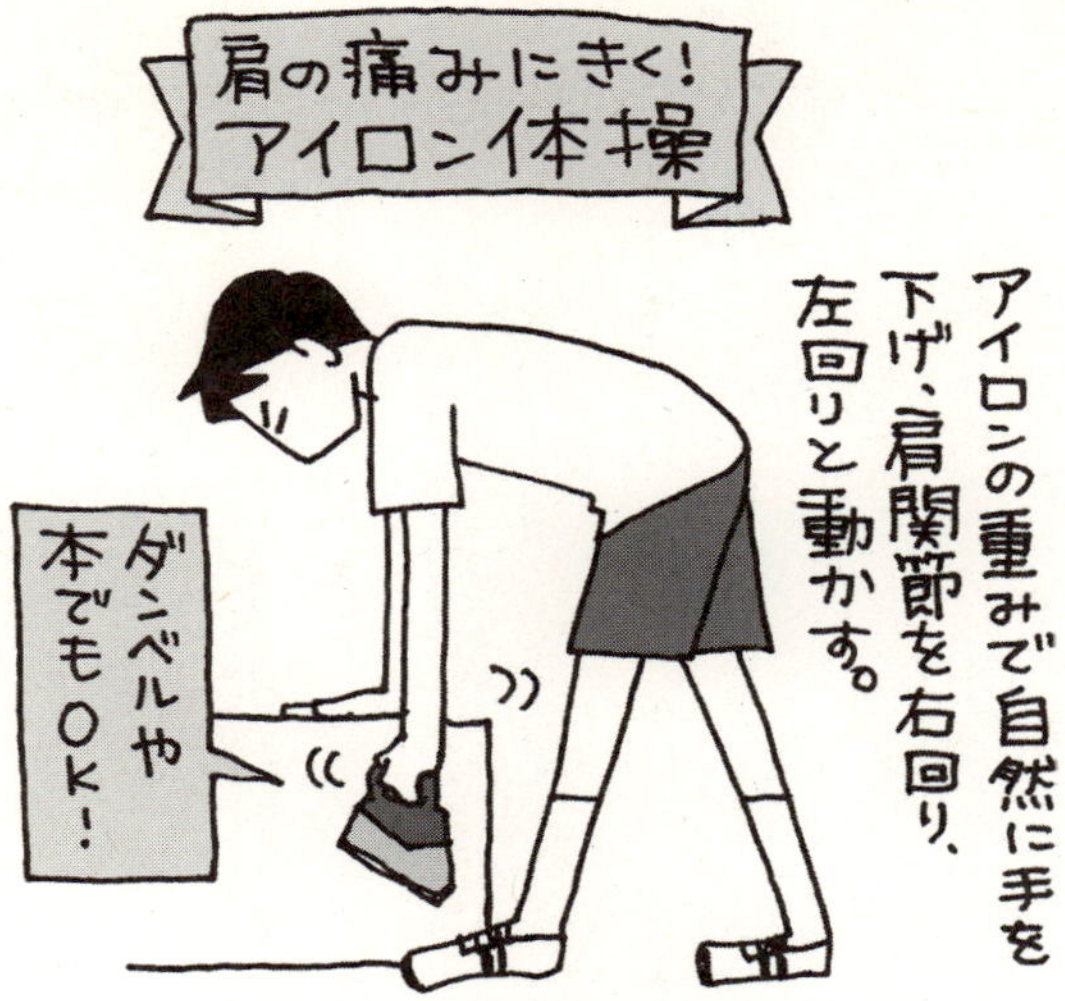
肩の痛みにきく！
アイロン体操
アイロンの重みで自然に手を下げ、肩関節を右回り、左回りと動かす。
ダンベルや本でもOK！

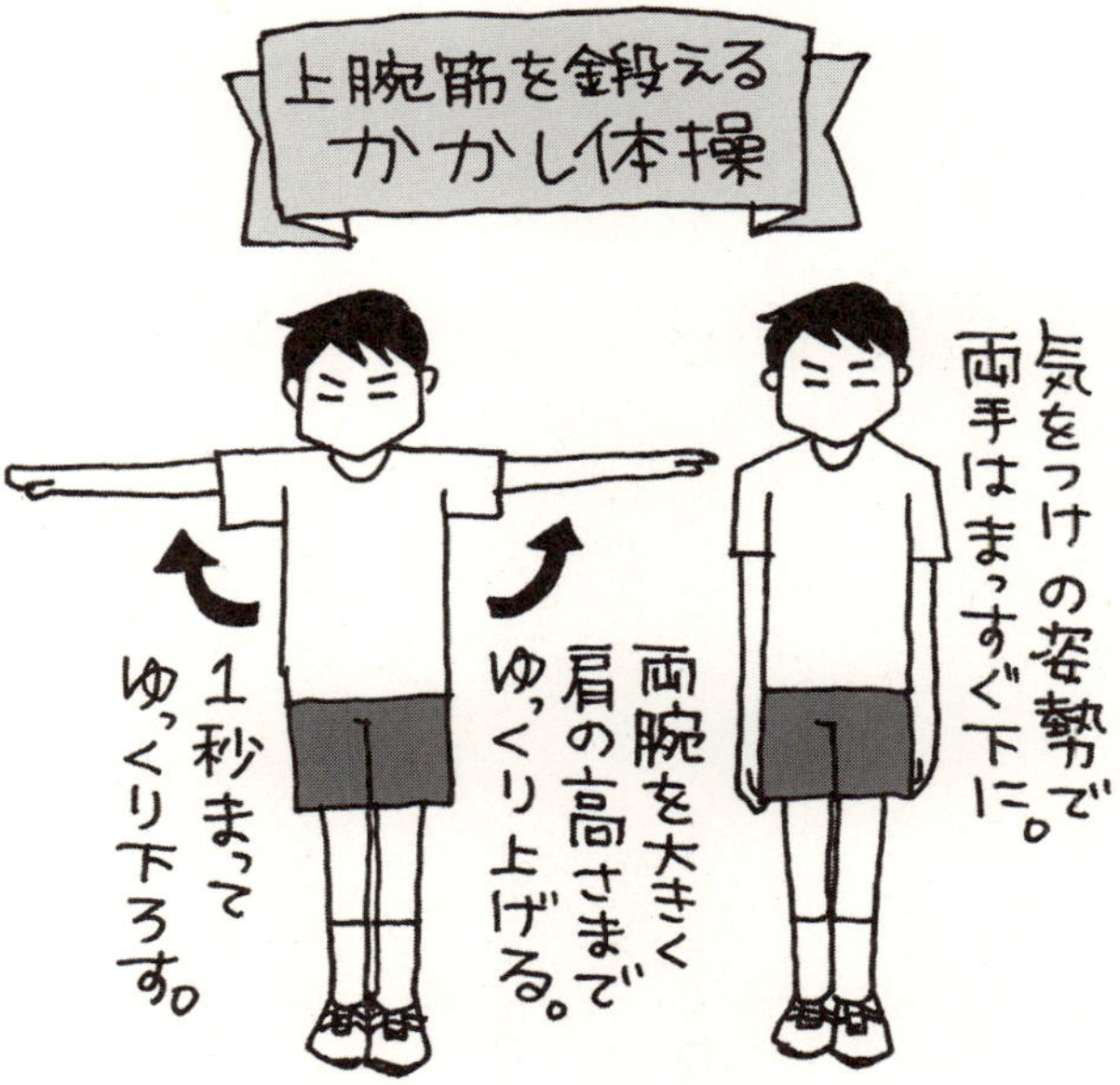
上腕筋を鍛える
かかし体操
気をつけの姿勢で両手はまっすぐ下に。
両腕を大きく肩の高さまでゆっくり上げる。
1秒まってゆっくり下ろす。

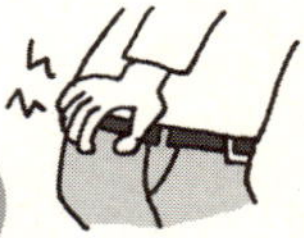

腰の痛み

腰の痛みは神経で感じる。運動で背筋の老化防止を

腰の痛みは骨が痛むのではなく、腰の骨や筋肉、靱帯《じんたい》などに張られている神経が圧迫されて痛みを感じることが多い。

じっとしていても痛みがあるときや、どんな姿勢をとっても痛いときは重症のシグナルだ。

腰痛を起こす原因にはさまざまなものがあるが、筋力の衰えで腰に余計な負担がかかることが原因であることが多い。

腰の骨は5個の背骨（腰椎骨《ようついこつ》）だが、背骨を支える背筋《はいきん》（腰背筋《ようはいきん》）の力が弱いと腰痛を起こしやすくなる。老化による筋力の衰えも原因となり、50歳を過ぎる頃から背筋力の衰えが目立ってくる。

おすすめの運動は

腰の痛み対策には背筋力の運動がおすすめだ。

正しく行うスクワット（63ページ参照）も背筋力を強くする運動メニューとしておすすめできる。次の運動も効果的だ。

①硬い床にあお向けに寝て、両足をまっすぐ揃えた姿勢でスタート。②右（左）足の膝《ひざ》を曲げ、右足を左（右）足の外側に移動させて足の裏を床につける。③両肩を床につけたまま腰を左（右）側に目いっぱい倒し、そのままの姿勢を5秒キープする。④その後、またスタートの姿勢に戻る。

慣れてきたら、②のポーズで足を床につけずに移動させるようにする。

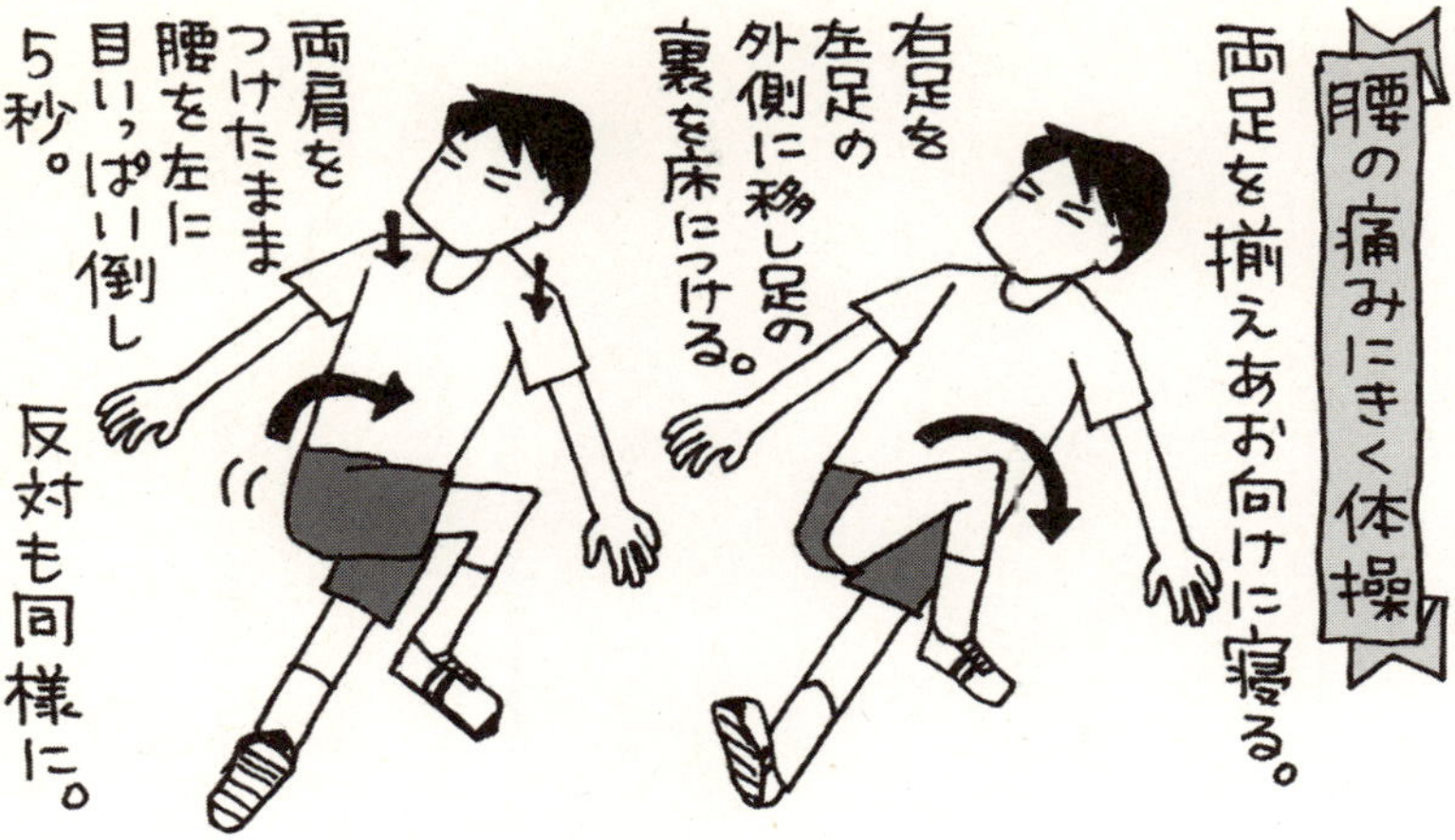
腰の痛みにきく体操
両足を揃えあお向けに寝る。
右足を左足の外側に移し足の裏を床につける。
両肩をつけたまま腰を左に目いっぱい倒し5秒。
反対も同様に。

腰に負担をかけない体の常識。電車では立つのがおすすめ

腰の痛み対策に欠かせないのが、腰に負担をかけない体の常識をマスターすることだ。

たとえば電車に乗ったとき、立つのと座るのとではどちらが腰にやさしいだろうか。「そりゃ、座るほうがらくだ」という人が多いと思うが、実は立ったほうが腰への負担が少ない。

では、つかまるなら、つり革と手すり棒のどちらがいいだろう？　もうおわかりかもしれないが、腰にやさしいのは手すり棒のほうだ。

物を持ち上げるときは、膝を曲げていったんしゃがむこと、両手を使うこと、体に近づけて持ち上げることが大切だ。膝を伸ばした姿勢で体から離した持ち上げ方をすると、腰はその負担に悲鳴を上げてしまう。腰は同じ姿勢が長く続くことも嫌う。

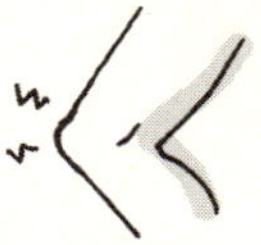

膝の痛み

関節軟骨のすり減りが原因。対策は太ももの筋力アップ

膝には関節が2つある。1つは太ももの大腿《だいたい》骨《こつ》とすねの脛骨《けいこつ》とをつなぐ大腿脛骨関節《だいたいけいこつかんせつ》だ。ちなみにすねの骨は太い脛骨と細い腓骨《ひこつ》の2本がある。もう1つは、大腿骨と膝小僧（膝蓋骨《しつがいこつ》）とをつなぐ膝蓋大腿関節《しつがいだいたいかんせつ》だ。膝の関節という場合は大腿脛骨関節をさしていることが多い。

膝の痛みを訴える人の多くは変形性膝関節《へんけいせいしつかんせつ》症《しょう》によるものだ。変形性膝関節症は大腿骨と脛骨の端をおおう関節軟骨が、年齢を重ねることですり減ることが引き金となる。

最初のうちは歩きはじめなど膝を動かしはじめたときに痛みを感じる。また階段の上り下りに痛みを感じる。歩くときは体重の2〜3倍、階段を上るときは3〜4倍、下りるときには3〜4倍の重さが膝にかかる。膝が痛む人は階段を下りることが苦手なのだ。

症状が進むと、じっとしていても痛むようになる。そして、さらに進行すると痛みで膝を動かせなくなるので、日常の動作がままならなくなる。膝をまっすぐ伸ばせなくなり、あお向け姿勢になると膝が浮いてしまい、膝と床との隙間に手を通すことができるくらいだ。

おすすめの運動は

膝の痛み対策に役立つのは太ももの大腿四頭《だいたいしとう》筋《きん》の運動だ。

①あお向けになって両足をまっすぐ伸ばし、②右（左）足をまっすぐにしたまま、反対側の左（右）足の膝を直角に立てる。③この姿勢か

ら、右（左）足を床から約10㎝の高さに上げ、

④そのまま10数える。その後①の姿勢に戻る。

足の上げ下ろしはゆっくりと行うようにする。各10回をメドに1日に1〜2度行ってみよう。85〜86ページに紹介したストレートレッグレイズ、セブンカウントも効果的だ。

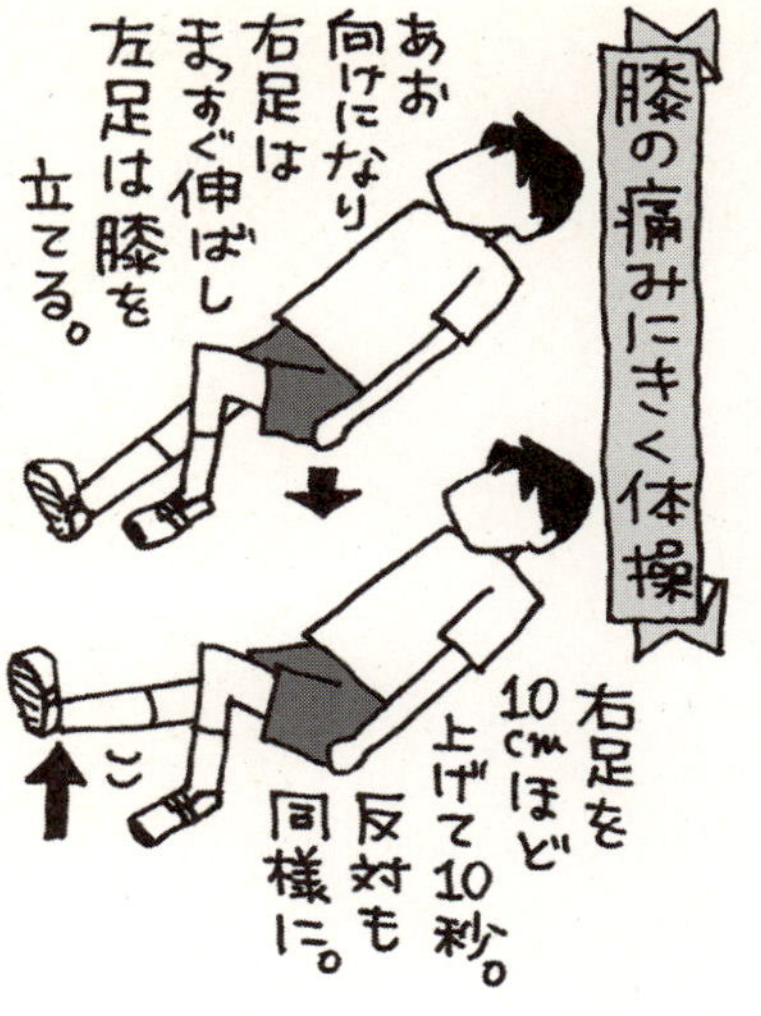
膝の痛みにきく体操
あお向けになり
右足はまっすぐ伸ばし
左足は膝を立てる。
右足を10㎝ほど上げて10秒。
反対も同様に。

膝に負担をかけない体の常識。カバンを持つ手を左右交替

肥満が進むと膝は悲鳴を上げてしまう。肥満解消は生活習慣病の予防とともに、膝にやさしい生活もプレゼントしてくれる。

膝は温まることが大好きだ。温まると血液の循環がよくなって痛み物質がよく取り去られ、筋肉や関節もほぐれて動かしやすくなる。膝の曲げ伸ばしは、体と膝が温まったお風呂タイムに。女性の服装もミニスカートより保温効果があるパンツルックがおすすめだ。

膝にやさしい荷物やカバンの持ち方は、持ち手をときどき替えることだ。同じ手で持ち続けると、持ち手側の膝の負担が大きくなる。

膝を曲げることが多い和式の生活より、椅子とベッドの洋式の生活が膝には負担が少ない。膝のためにはトイレも和式より洋式がベター。

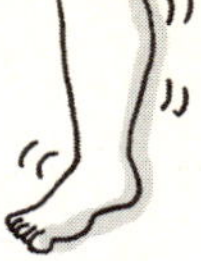

足のむくみ

心臓から遠いところは注意。余計な水分がたまると起こる

私たちの体は約60兆個もの膨大な細胞で作られている。細胞と細胞の間は結合組織が満たしており、隙間はない。結合組織は細胞と水分（組織液）で構成されているが、組織液は毛細血管の継ぎ目からしみ出した、血液の中の液体成分（血漿《けっしょう》）だ。組織液の回収ルートにあたるのが、全身に張りめぐらされたリンパ管だ。

血管のいちばん細いものを毛細血管というが、毛細血管が運んできた酸素や栄養は一つ一つの細胞にどのようにして届けられるのだろうか。毛細血管は細胞に直接つながってはいない。毛細血管が運んできた酸素や栄養は細胞を取り巻く結合組織にいったん漏れ出る。そして結合組織を経由して細胞膜を通り抜け、細胞の中へ入る。

細胞から出される二酸化炭素とゴミ（老廃物）も細胞の膜を通り抜けていったん結合組織に捨てられる。捨てられた二酸化炭素やゴミは細い静脈血管に入り込み回収ルート（静脈やリンパ管）に乗るのだ。

むくみとは、この結合組織に余分な水分がたくさんたまり、組織液が増えた状態をいう。

水をとり過ぎると体の中に水分が多くなり、血液の中の液体成分も増える。その結果、組織液も増えることに。余分な水分は心臓から遠くて、なおかつ重力がかかる足にたまりやすい。むくみが足に出やすいのはそのためだ。

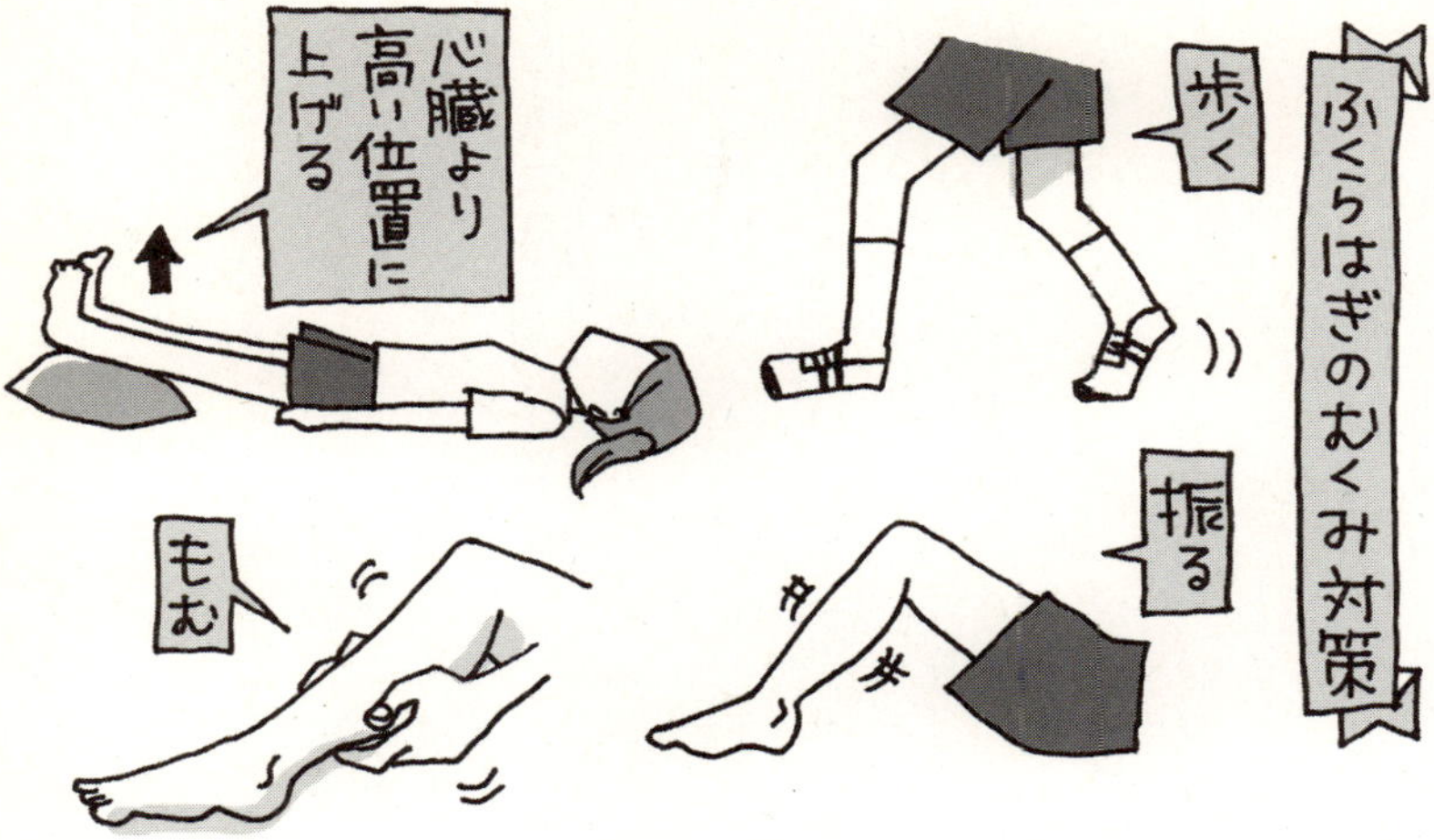
ふくらはぎのむくみ対策
歩く
振る
心臓より高い位置に上げる
もむ

たまった水分を追い出す。そのカギはふくらはぎに

むくみは、歩くなどして体を動かすと、ふくらはぎの筋肉がよく収縮して血液が心臓によく戻るようになり、改善される。

足を心臓より高い位置に保つことで回収の流れを速めることもできる。足をブルブル振ることと、ふくらはぎをもむことなど、筋肉の収縮に助け舟を出すのも効果がある。

心臓や腎臓、肝臓などの病気でむくみが起こることもあるが、その場合はきちんとした治療が必要だ。むくみも自己判断は禁物。状態がひどければ早めに医療機関で受診を！

便秘の悩み

大腸の締まりがないと便秘に。快便は腹筋力で決まる

私たちが排便をする回数は1日1~2回という人の割合が多いが、2~3日に1回、1週間のうちに3回以上排便がある場合は便秘とは診断されない。でも毎日きちんと排便をして、すっきりしたい、と誰もが思うものだ。

便秘は腸そのものに原因がある場合と、腸の通過が悪くなる場合とがある。

腸そのものに原因があるのは、がんなどで腸がふさがれてしまう場合だ。腸の通過を悪くする原因としては、①食物繊維の少ない偏った食事による「食事性便秘」、②便意があっても忙しいからと排便の機会を逃す、下剤や浣腸《かんちょう》を使い過ぎるなど悪い習慣による「習慣性便秘」、③腹筋《ふっきん》が衰えて大腸の締まりがなくなり、その働きが低下する「弛緩性《しかんせい》便秘」、④ストレスや自律神経（とくに休息の神経である副交感神経）の失調による「痙攣性《けいれんせい》便秘」の4つがある。

弛緩性便秘は、お年寄りや長く病床にある人、出産後の女性に多いが、どれも腹筋が弱くなるせいだ。腹筋が衰えると排便時に腹圧がかけにくく、スムーズに排便できなくなる。解決策は腹筋力をつけ、根菜類など食物繊維の多い食べ物を多くとるようにすることだ。

おすすめの運動は

腹筋力を強くするおすすめの運動は、①椅子に座った姿勢で手を腰に当て、②へそを覗《のぞ》き込み、5つ数えて元の姿勢に戻る。背中を丸く、お腹に力を入れるのが秘訣だ。

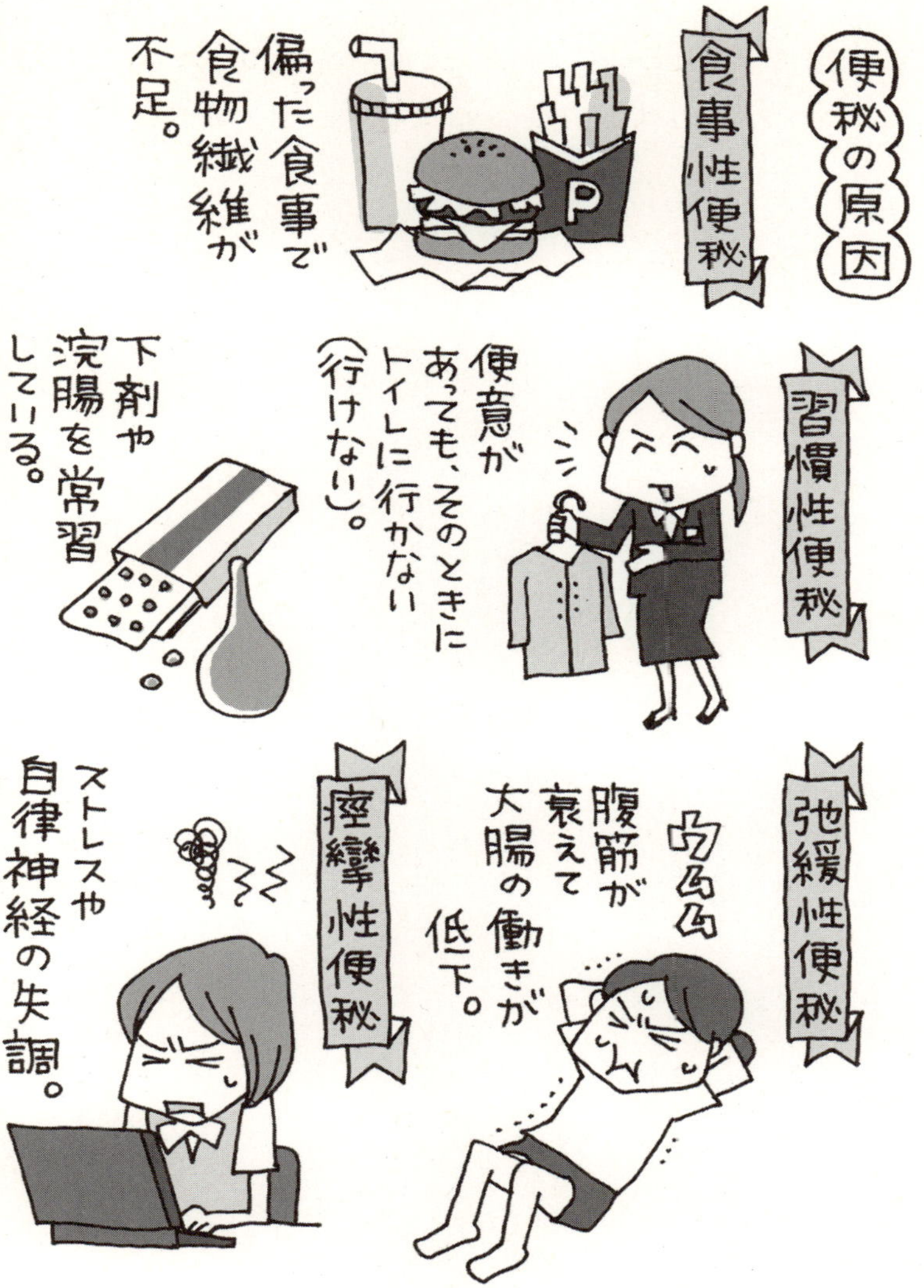
便秘の原因
食事性便秘
偏った食事で食物繊維が不足。
習慣性便秘
便意があっても、そのときにトイレに行かない(行けない)。
下剤や浣腸を常習している。
弛緩性便秘
ウムム
腹筋が衰えて大腸の働きが低下。
痙攣性便秘
ストレスや自律神経の失調。

尿失禁の悩み

女性に多い尿もれ対策に、おしっこを止める筋肉を鍛える

せきやくしゃみをしたとき、大笑いしたときはお腹に強い圧力がかかる。腹圧がかかったときに尿がもれてしまうことがある。

尿をもらすことを尿失禁《にょうしっきん》というが、中高年の女性はこのような腹圧性《ふくあつせい》尿失禁に悩む人も多い。

尿失禁の多くは腹圧性尿失禁で、年をとることや出産などで尿道括約筋《かつやくきん》がゆるむことで起こる。

◀おすすめの運動は

尿失禁の対策としては、尿道括約筋を鍛えて膣がよく締まるようになれば改善される。尿道括約筋と肛門括約筋は数字の8の字型をしているお隣さん同士の筋肉だ。そこでお尻の穴を締めると膣や尿道の締まりもよくなる。お尻の穴を締めて10数えてゆるめる、という運動を1日30回をメドに行ってみたい。電車に乗っているとき、待ち合わせのときなど、ちょいとした時間に5回ずつ締めてみよう。

また、排尿の最中におしっこを止める筋肉をしっかり確認し、その筋肉を締めたりゆるめたりを1日30回ほど行う方法もおすすめだ。

きゅっ
お尻の穴を締めてみる。

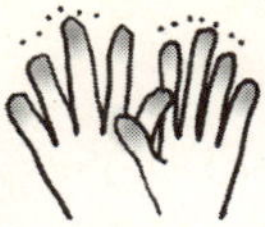

冷え性の悩み

原因の多くは生活習慣。血液の流れをよくする運動を

手や足が冷えるという悩みを持つ女性は多い。

最近、動脈硬化が原因で足の温度が低下する症状が注目されているが、冷え性の原因の多くは体質や体を冷やす生活習慣によるものだ。

私たちの体は、骨も関節も筋肉も温かい状態を好む。服装や食べ物、毎日の行動などで体を温めることを実行したい。

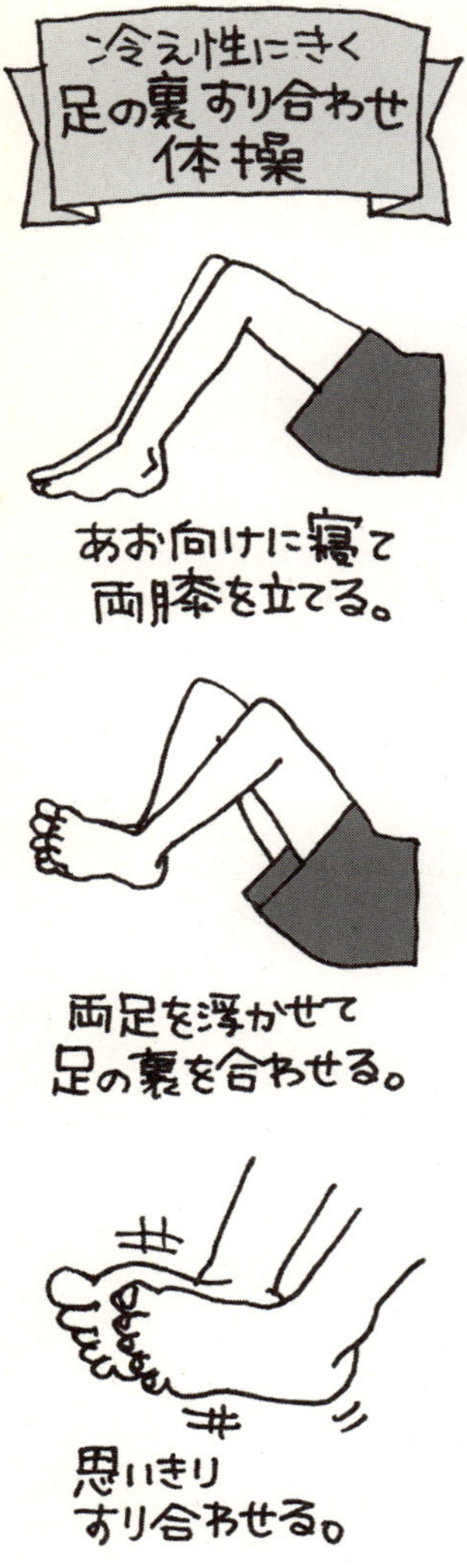
冷え性にきく
足の裏すり合わせ体操
あお向けに寝て
両膝を立てる。
両足を浮かせて
足の裏を合わせる。
思いきり
すり合わせる。

おすすめの運動は

冷え性対策としておすすめの運動は「足の裏のすり合わせ」だ。①あお向けに横になり膝を立てる。②足を上げて両方の足の裏を合わせて、思いきりすり合わせる。

足の裏は自律神経が集まっている。やったあとにじわーっと血液が集まってくる感じがするはずだ。

セックスの悩み

性感を高める効果も得られる尿道括約筋を締める運動

尿失禁対策に効果を上げる尿道括約筋を締める運動は、性感を高める効果ももたらすことが報告されている。男性も女性も、トイレに行ったときにおしっこを止めるために使う筋肉をしっかり確認し、その筋肉を締めたりゆるめたりを交互に1日30回を目安に行ってみよう。

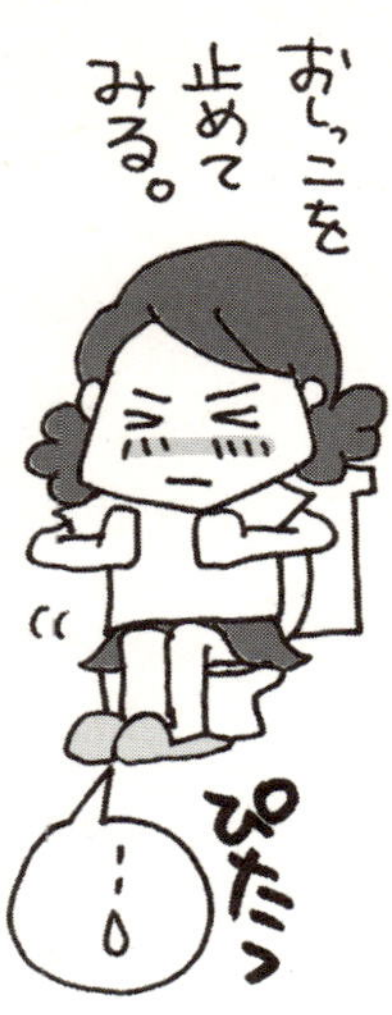
おしっこを止めてみる。
ぴたっ

痔の悩み

肛門への血液の流れを増す、お尻を締める筋肉を意識

おしっこを止める筋肉（尿道括約筋）と肛門を締める筋肉（肛門括約筋）は8の字の形をしたお隣さん同士。8の字の片方を締めると、もう片方も締まる。

肛門括約筋を締めると血液の流れがよくなる。痔は血液のとどこおりがきっかけとなるので、予防と改善に役立つ8の字締めとなる。

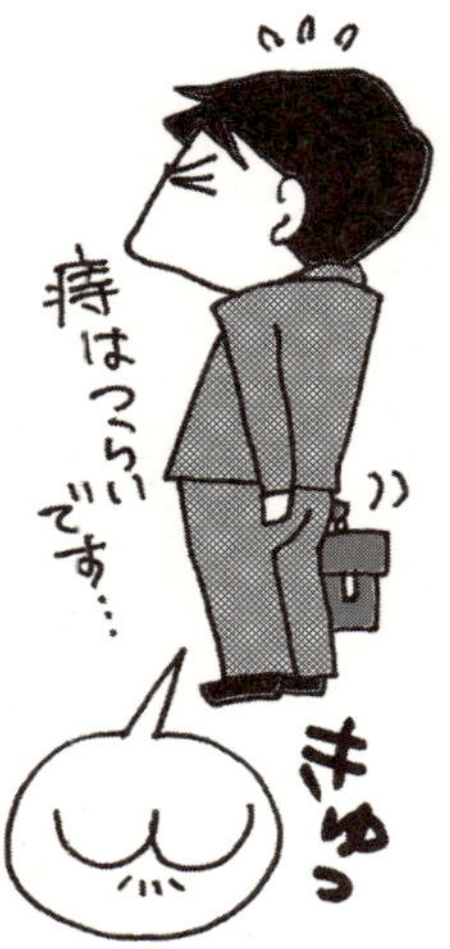
痔はつらいです…
きゅっ

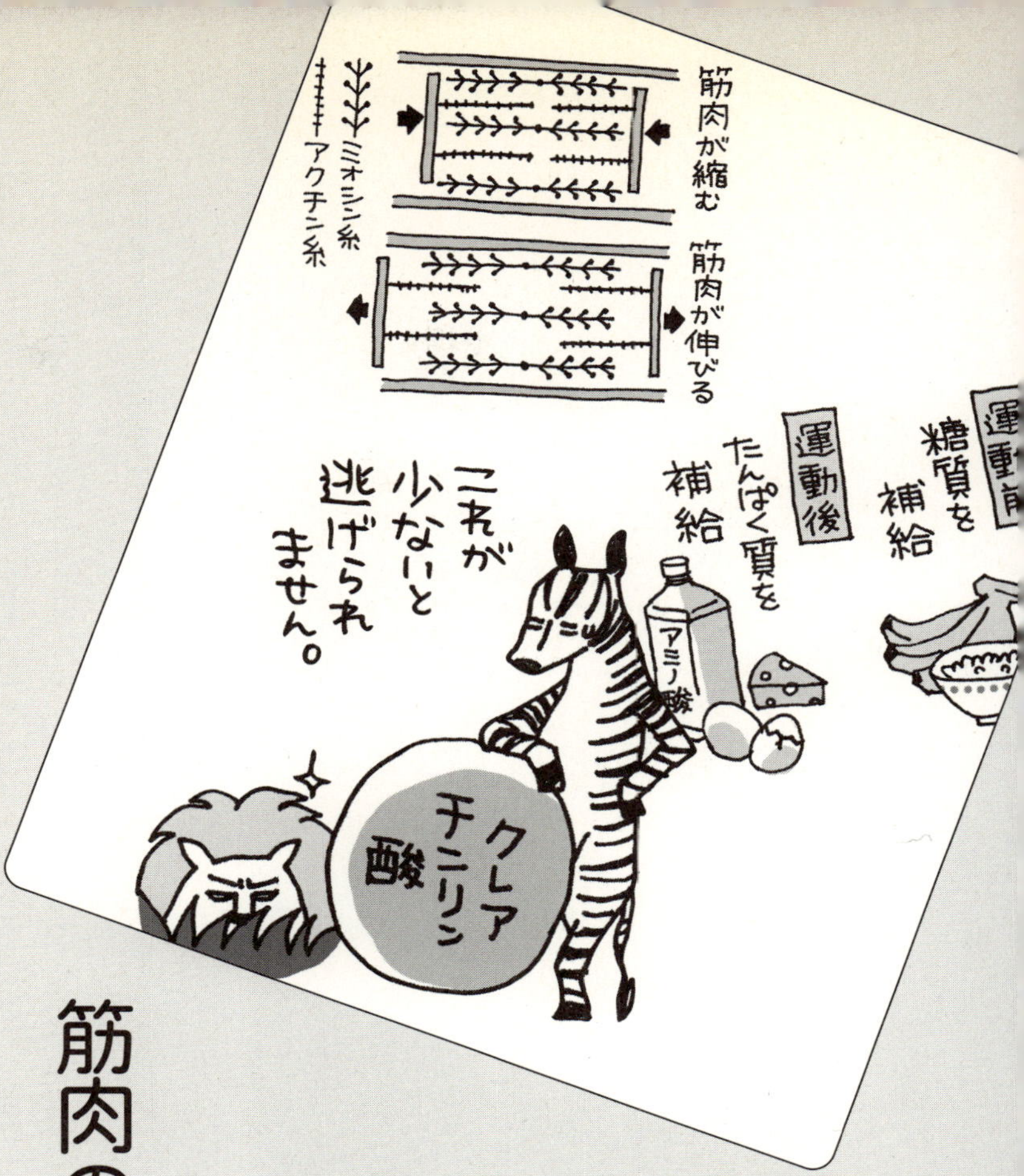

第6章

筋トレの効果を上げる筋肉の上手な使い方

㊣常識

筋肉を動かす燃料、その正体はATP

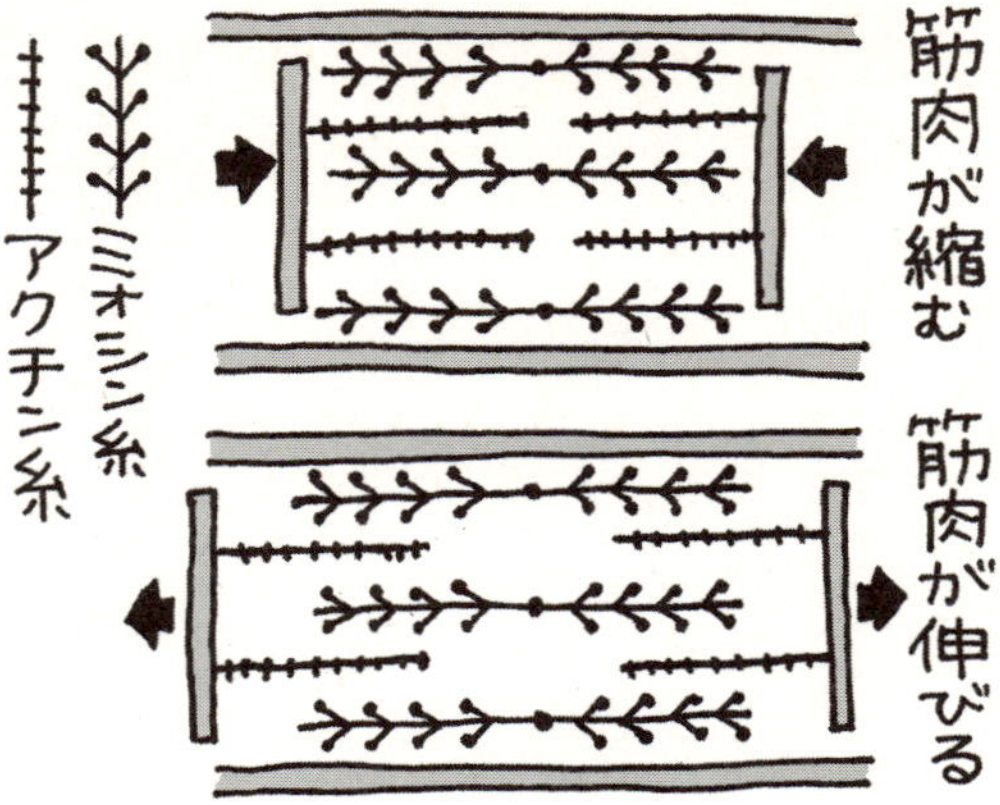
筋肉が縮む
筋肉が伸びる
ミオシン系
アクチン系

筋肉は筋肉線維の「ミオシン」と「アクチン」で作られている。

2つの筋肉線維で構成される基本のユニットは筋節《きんせつ》と呼ばれ、この基本ユニットの伸び縮みが筋肉の伸び縮みのもととなる（イラスト参照）。

私たちの体は膨大な数の細胞で作られているが、ミオシンもアクチンも細胞で構成されている。

細胞の働きに欠かせない燃料がATPと呼ばれるものだ。ATPとは「アデノシン三リン酸」という成分の英語の頭文字をとったもの。ATPは、私たちが生きているかぎり、体の細胞のミトコンドリアで作られる。ミトコンドリアは細胞の中に1個から、多いものでは数千個もある「燃料の製造工場」なのだ。

自動車の燃料はガソリンだが、ガソリンを自前で作るドリームカーがあったら、ひっぱりだこになることだろう。細胞とATPの関係は、燃料を自前で作って走る夢の車のようなものなのだ。

寝ていても筋肉は働きエネルギーを使う

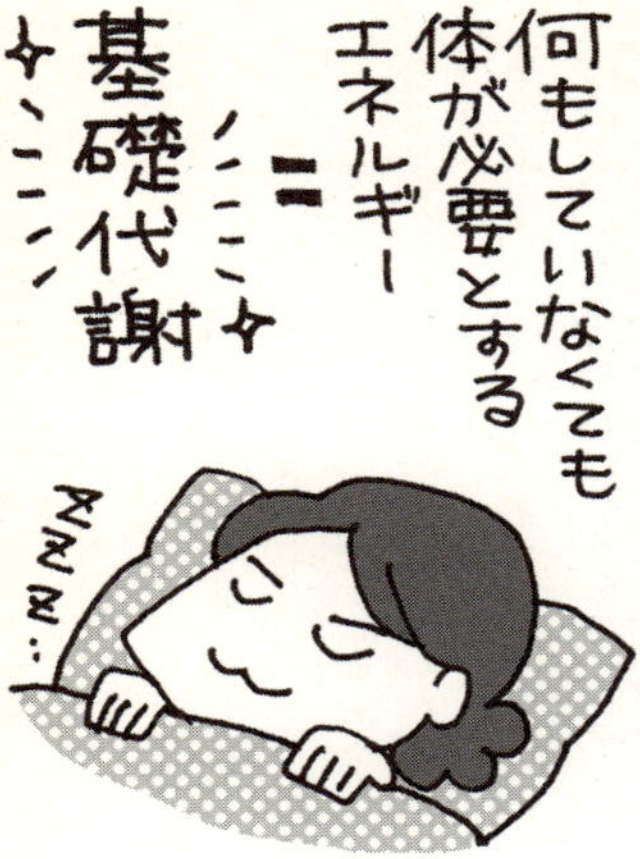
何もしていなくても体が必要とするエネルギー
=
基礎代謝
ZZZ…

私たちの体では、じっとしているときも寝ているときもミトコンドリアで燃料が作られている。じっとしているときや寝ている状態は、車を停めて、いつでも動けるようにエンジンをアイドリングして待機しているようなものだ。

生きるということは、24時間、体の細胞が働き続けることだ。そのおかげで、体温を保つことができ、呼吸をすることができ、心臓は休まずに拍動を続けることができる。

じっとしていても寝ていても体が必要とするエネルギーが、「基礎代謝」と呼ばれるものだ。基礎代謝は成人男性で1日に1200〜1600kcal、成人女性で1000〜1300kcalが目安となる。

体を動かすエンジン役は筋肉なので、筋肉が多いと基礎代謝の量も多くなる。女性の基礎代謝量が男性よりも少ないのは、脂肪の割合が多く筋肉の割合が男性よりも少ないという体の特徴によるものだ。最近は腹筋の割れができるほど筋トレに励む女性が出てきたので、基礎代謝も男性並みというレディーが増えているかもしれない。

ダイエットのスタートは冬に限る

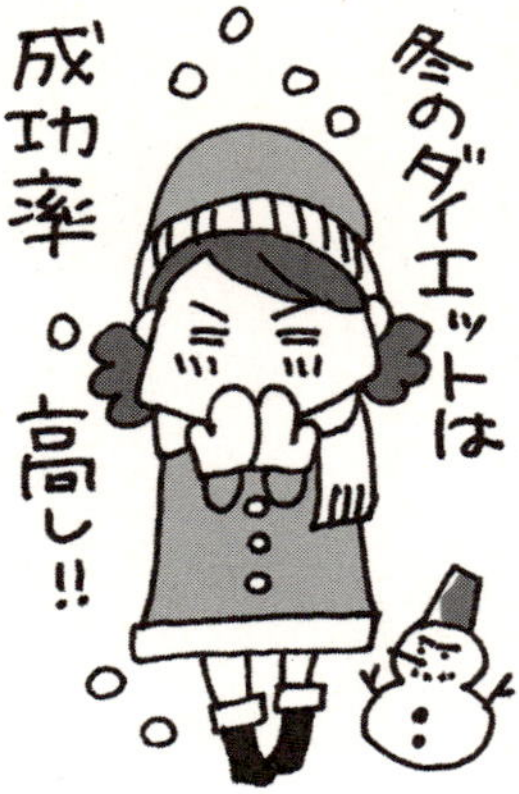
冬のダイエットは
成功率。高し!!

基礎代謝の曲がり角は40歳で、男女とも40歳を過ぎると基礎代謝の量が落ちてくる。それなのに、いままでと同じように食べて飲んでの毎日を過ごしていると、エネルギーオーバーになって太ってくる。中年になると、じっとしていても水を飲んでも太るといわれるのは、このような理由からなのだ。

エネルギーオーバーを防ぐには食べ過ぎ・飲み過ぎをセーブし、運動などで体をよく動かして筋肉の量を増やすことが大切だ。

基礎代謝は季節の影響も受ける。冬のほうが夏よりも基礎代謝が高いが、これは寒さに負けないように体温を上げる必要があるからだ。ダイエットを始めるのなら、基礎代謝が高い冬にスタートさせると成功率が高くなる、はずだ。

効率よく燃料を作る栄養素・糖質

細胞の中のミトコンドリアは体を動かす燃料＝ATPを作る工場にあたるが、燃料を作る製造ラインにあたるのが、「クレブスサイクル」だ。

私たちが食べ物から得た栄養素の糖質、脂肪、たんぱく質

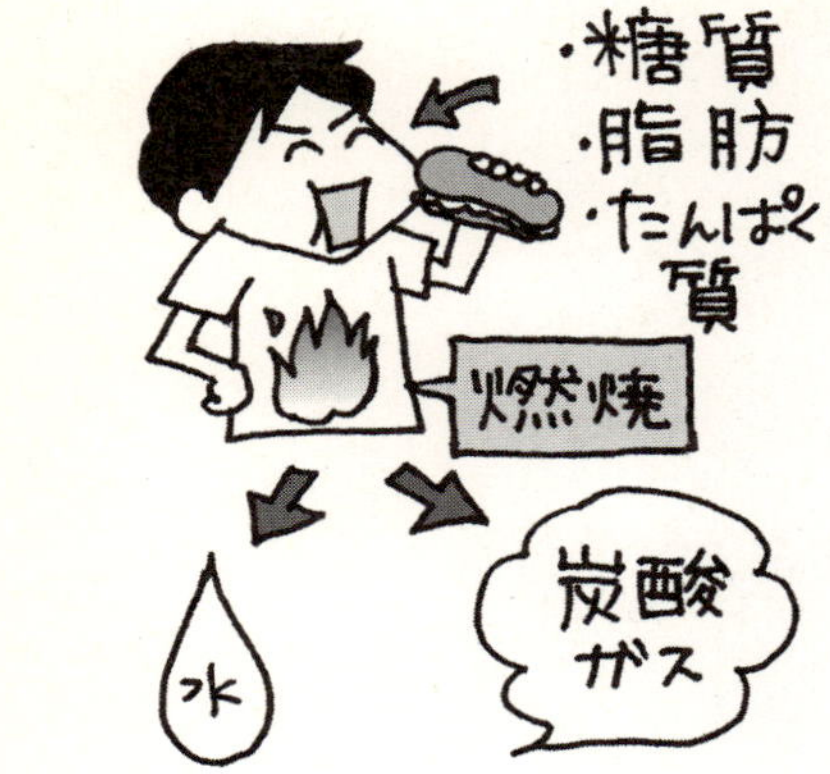

は、クレブスサイクルで、呼吸から得た酸素により燃やされて燃料を作る。

その際の燃えカスとして出るのが炭酸ガスと水だ。炭酸ガスは吐く息から体の外に出され、水は汗や尿として体外に出される。

糖質、脂肪、たんぱく質が燃えるたびに燃料が1個作られるが、この燃料を作るのにいちばん適した栄養素が糖質だ。糖質はそのままの状態で燃料を1個作る。ところが脂肪の場合はグリセロールと脂肪酸にいったん分かれてから、たんぱく質の場合もアミノ酸にいったん分かれてからでないと燃料を作ることができない。つまり、体を動かす燃料を作るのにいちばん効率のよい栄養素が糖質というわけだ。

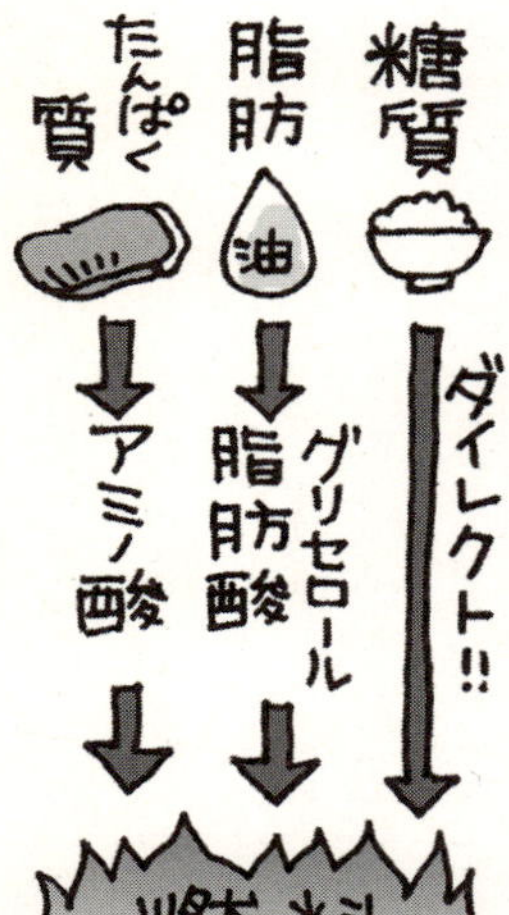

スピードの白筋、持久力の赤筋

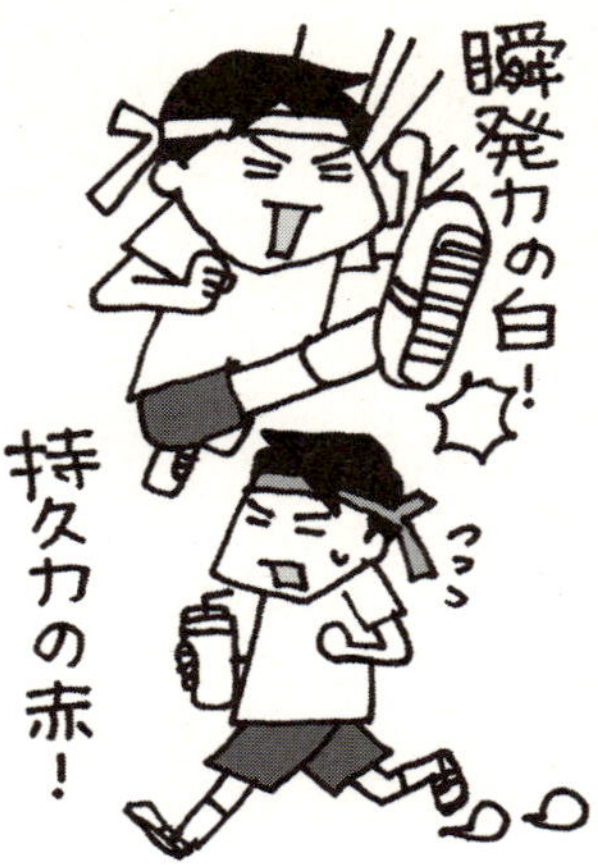

筋肉には白い筋肉（白筋《はくきん》）と赤い筋肉（赤筋《せききん》）がある。筋肉になぜ紅白があるのだろうか。それはいざというときに使う予備の酸素がミオグロビンという物質と結びついて備蓄されているからだ。ミオグロビンは赤みを帯びているので、ミオグロビンが多い筋肉は赤みを帯びる。

白筋は体をすばやく動かすときに役立つ筋肉で、収縮するスピードが速い。車にたとえれば、スタートしてすぐにスピードがグンと上がる車だ。けれど、すぐに燃料が続かなくなる。

白筋は体の表面に多く、運動種目では短距離走や跳躍、重量上げなどで大活躍する。

赤筋は収縮スピードが白筋に比べて遅いが持続力がある。エンジンのかかりが遅いけれど、走り出したらどこまでも、という性能だ。マラソンなど長時間の運動種目で活躍する。

基礎代謝を上げる「赤い筋肉」を鍛えよう

私たちが地球の重力に抗してまっすぐ立てるのは抗重力筋のおかげ。抗重力筋の主役は背骨を支える筋肉の脊柱起立筋《せきちゅうきりつきん》だ。脊柱起立筋は体の中で赤筋がいちばん多い筋肉。心臓の筋肉や

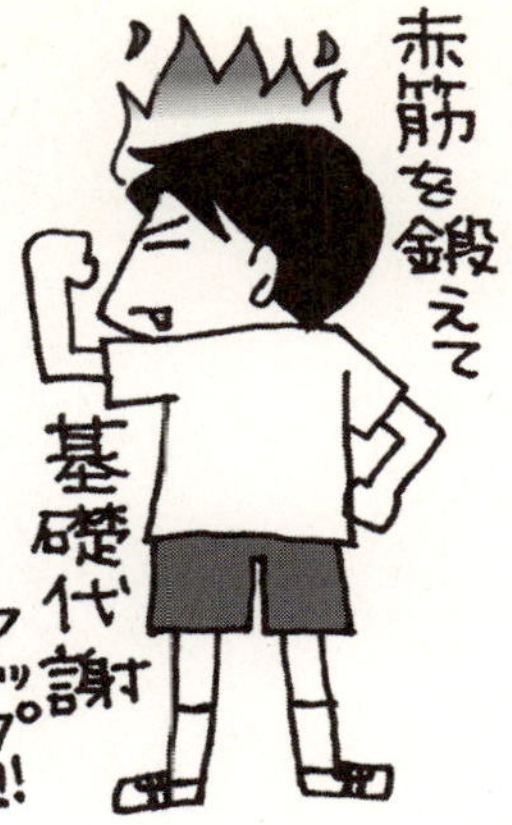

肺など呼吸器の筋肉にも赤筋が多い。

つまりは、基礎代謝アップのカギは赤筋の量が握っている。赤筋を鍛えて基礎代謝の量を増やせば、同じ生活をしていても、使われるエネルギーが増えるので太らない。

脊柱起立筋を鍛えるには背中の運動がいちばんだが、第3章の90ページで紹介したバッククロスアーチ（四つんばいの姿勢からの右手左足上げ）などがイチオシの運動メニューとなる。

酸素を取り入れる有酸素運動が脂肪を燃やす

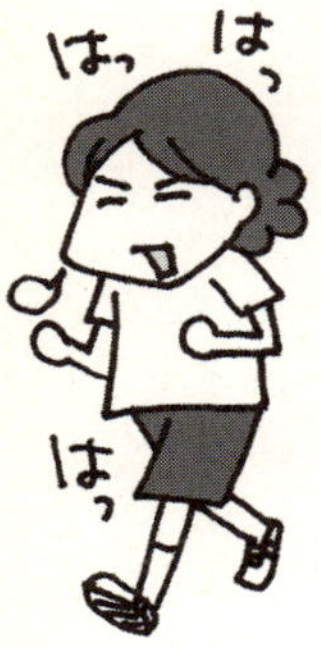

食べ物で取り入れた栄養素から体を動かす燃料を作るには酸素が必要。酸素をよく取り入れる運動が有酸素運動だ。

有酸素運動の代表的なものといえばウォーキング、ジョギング、スイミングなどだが、心臓や肺の筋肉をよく使うので、その力を向上させるのにも役立つ。

有酸素運動を20分以上続けていると、体の中の糖質を使いきり、脂肪を使うことになる。一般的に「有酸素運動を20分以上続けるとやせる」などといわれるのは、燃える材料が脂肪に切り替わることで、体の中の余分な脂肪が減りはじめるからだ。

有酸素運動で身体持久力がつく

酸素を体内に取り入れる有酸素運動を続けていると、筋肉細胞のミトコンドリアの燃料製造性能が次第に向上してくる。また心臓や肺の筋肉も発達する。これが身体持久力、いわゆる「体力がつく」ということなのだ。

身体持久力がつくことは、具体的には最大酸素摂取量が増える、ということになる。最大酸素摂取量には個人差があり、健康状態によっても異なるが、運動を続けることで最大酸素摂取量は確実に増えてくる。

筋肉には予備の燃料がある

ウォーキングは体を動かす燃料の消費量と体の中で作られる燃料の量がほぼ釣り合った運動なので、長い時間続けることができる。

ところが、燃料の消費量が多いハードな運動をすると、燃料の補給が追いつかなくなる。ついには燃料切れとなってしまうが、これが、燃料切れで筋肉が疲れたという状態だ。

筋肉が1回伸び縮みするとき、筋肉1（g）に対して約0・6単位（単位＝マイクロモル）の燃料ATPが使われる勘定

シマウマの生死を分ける予備燃料

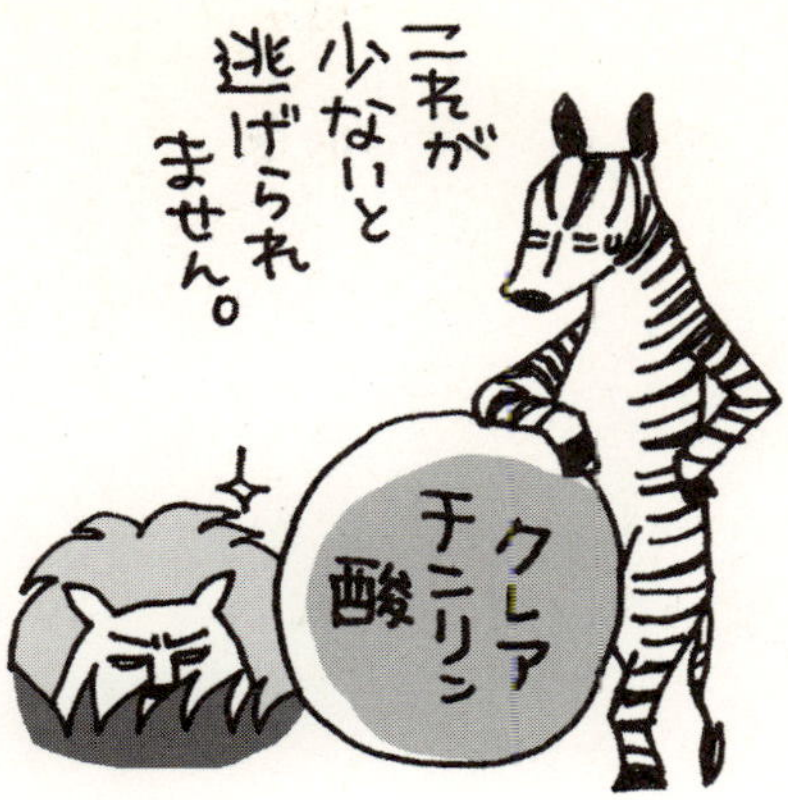
これが少ないと逃げられません。
クレアチンリン酸

だ。筋肉1gに対して燃料は約3単位あるので、筋肉が5回伸び縮みすると燃料が底をつく計算となる。しかし、幸いなことに、燃料が底をついても補充するしくみが備わっている。それは筋肉に備蓄されている予備燃料のクレアチンリン酸が燃料を作り出すからだ。

少し専門的な話になって恐縮だけれど、クレアチンリン酸が燃料を作るしくみを紹介しておこう。燃料が底をついた状態になると、クレアチンリン酸が酵素（促進役）の力でクレアチンとリン酸に分解される。その際に出る大きなエネルギーによってリン酸とADP（アデノシンニリン酸）が合体、ATP（アデノシン三リン酸）が急遽《きゅうきょ》作られるというわけだ。

シマウマがライオンに襲われたとき、燃料を使いきったあと、体内にプールされているクレアチンリン酸の力で燃料を急遽作りながら必死に逃げる。プールされているクレアチンリン酸が少ないシマウマはすぐにスピードが鈍り、ライオンに追いつかれて食べられてしまう結果となる。

短距離走の選手は記録をめざして筋肉を増やす

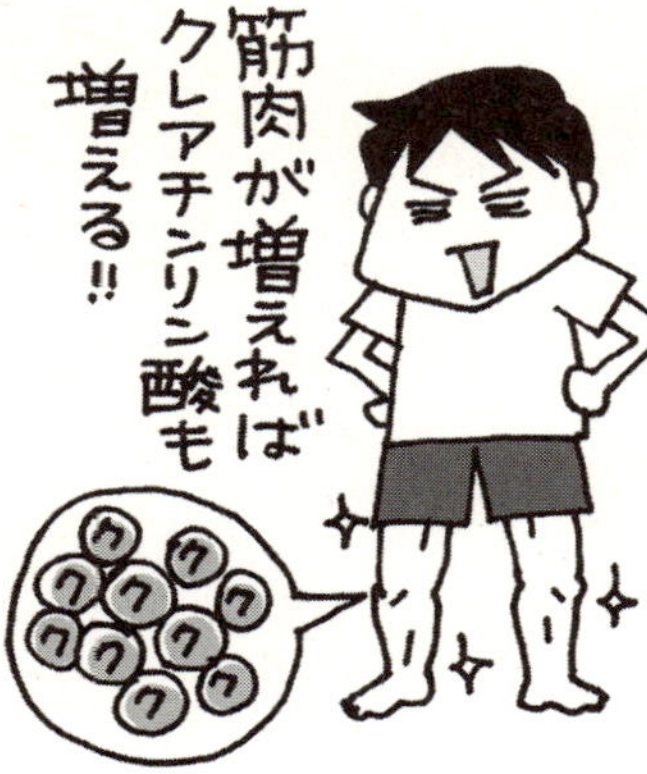

筋肉に備蓄されているクレアチンリン酸が多い人間といえば、何といっても短距離の100m走のアスリートたちだ。彼らは途中で息をつがずにクレアチンリン酸を燃料に変え、100mを一気に走りきることができる。

アスリートたちが筋肉増強に励むのは、筋肉の量が増えればプールされるクレアチンリン酸の量が増えるからにほかならない。筋肉の量が増せば100mを9秒台前半で走ることも夢ではなくなる。

2007年9月にイタリアで開かれた陸上のリエティ・グランプリで、ジャマイカのアサファ・パウエル選手は、予選で9秒74の世界新記録をマークした。それまでの記録はパウエルが3度記録していた9秒77。パウエルが優れているのはスタートの反応時間が0秒120と超速いことだが、その筋肉にはクレアチンリン酸がたくさんプールされているに違いない。

私たちも運動で筋肉を鍛えると、クレアチンリン酸を筋肉にたくさん備蓄することができる。ライオンならぬ街のオオカミから逃げるときにもかならず役に立つ。

運動でハアハア、ゼエゼエ、原因は乳酸

運動中に呼吸がハアハア、ゼエゼエとせわしなくなるのは、血液中の乳酸の濃度が高くなり、呼吸の回数が増えるからだ。呼吸回数は心拍数とジョイントしているので、心拍数も速くなる。ハアハア、ゼエゼエのもととなる乳酸は、どのようにしてできるのだろうか。

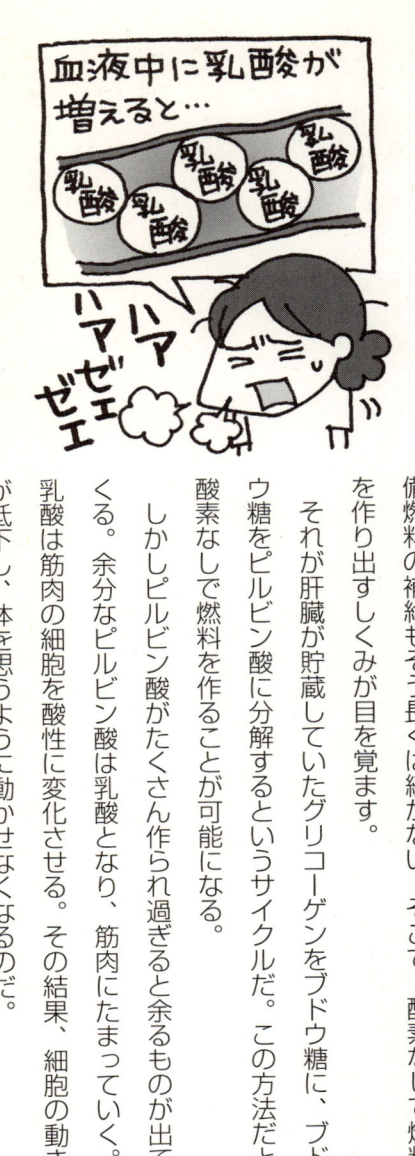

体を動かす燃料は、体内に取り入れた酸素で栄養素を燃やして作られる。運動をして酸素が足りない状態になると、燃料を作るのが追いつかなくなる。クレアチンリン酸プールによる予備燃料の補給もそう長くは続かない。そこで、酸素なしで燃料を作り出すしくみが目を覚ます。

それが肝臓が貯蔵していたグリコーゲンをブドウ糖に、ブドウ糖をピルビン酸に分解するというサイクルだ。この方法だと酸素なしで燃料を作ることが可能になる。

しかしピルビン酸がたくさん作られ過ぎると余るものが出てくる。余分なピルビン酸は乳酸となり、筋肉にたまっていく。乳酸は筋肉の細胞を酸性に変化させる。その結果、細胞の動きが低下し、体を思うように動かせなくなるのだ。

疲れ物質・乳酸は早くなくなれ！

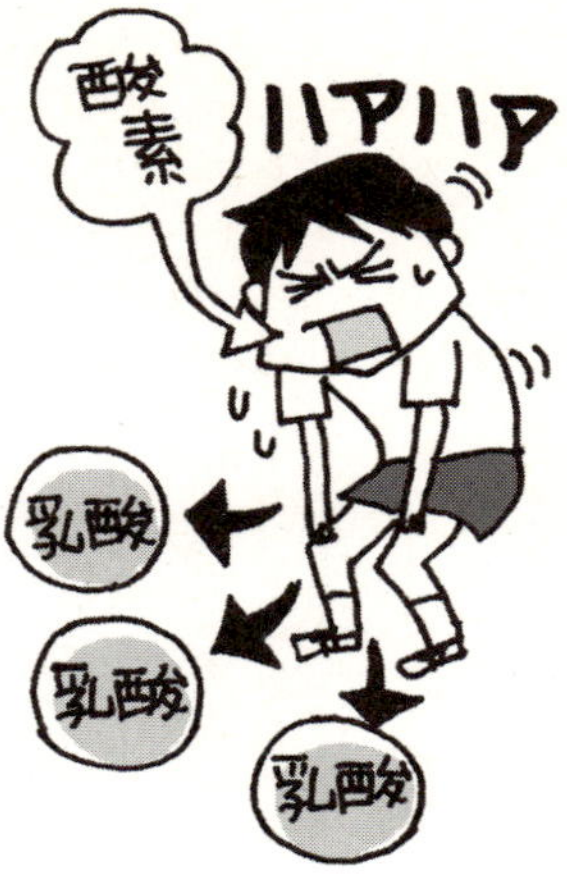

筋肉に疲れ物質の乳酸がたまるときは、心臓の筋肉にも疲れ物質がたまる、ということを忘れてはいけない。そんな状態に加えて、心臓の筋肉に酸素や栄養を届ける冠状動脈が狭くなっていると、狭心症を起こしてしまう。

ちなみに安静にしている状態の呼吸回数は、平均して1分間に15〜18回、心拍数は1分間に60〜75回というところだ。

疲れ物質の乳酸は、呼吸によって酸素が取り入れられることによって取り除かれる。

アスリートがゴールインしたあと、肩を上下させて激しく呼吸をするのは、酸素をできるだけ早くたくさん体の中に取り入れて、乳酸を取り除くためだ。

筋肉細胞を新しくする材料・たんぱく質

私たちの体は、古くなったものが新しいものに常に取り替えられている。古くなった細胞が新しい細胞と入れ替わることが「新陳代謝」だ。筋肉細胞も常に新しい細胞と入れ替わっている。その主な材料は食べ物から得るたんぱく質。いつも新しい元気な筋肉を作るには、たんぱく質の補給が欠かせない。

運動の前には糖質、運動のあとはたんぱく質

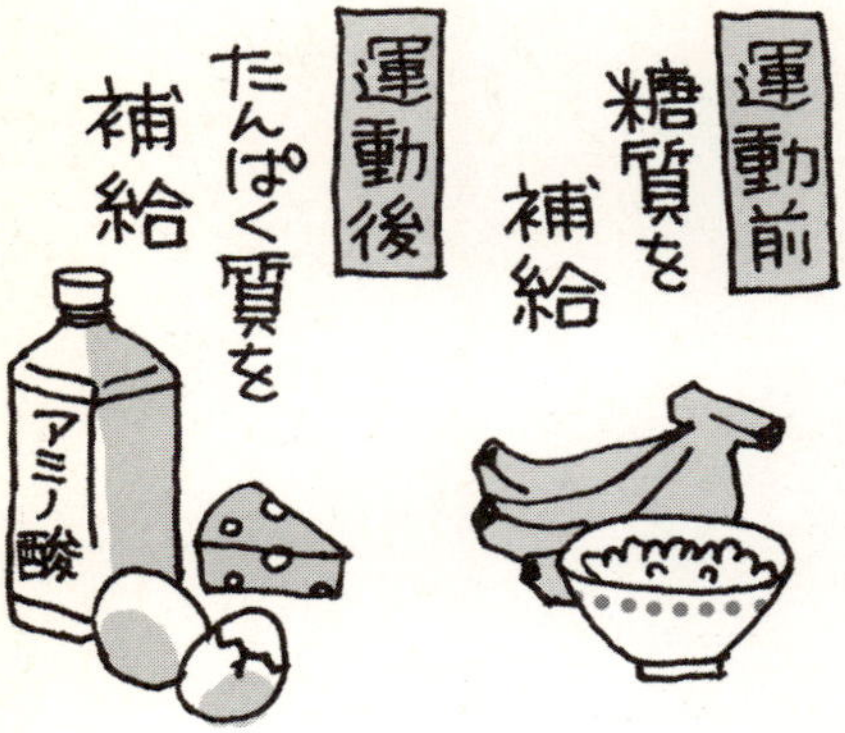

運動を行ったあとは筋肉エンジンの素材であるたんぱく質を補給するのがおすすめだ。ただし、植物たんぱくの大豆製品は消化吸収に時間がかかるので、運動後のたんぱく質補給にはあまり適していない。豆腐、納豆などの大豆製品は、運動後というよりも毎日の食事で欠かさず小まめにとるようにするのがよいと思う。

運動をしたあとにたんぱく質を補給する、最新で最良の方法はペプチド（アミノ酸がつながった状態）の形でとることだ。

私は筋肉線維の修復を促進する働きももつ分岐鎖《ぶんきさ》アミノ酸（BCAA）をとることをおすすめしている。BCAAは肝臓で分解しなくてもよいので、そのままの状態で使われ、体内でたんぱく質を合成するスピードもとても速いからだ。運動をしたあとの筋肉を修復する（切れた筋肉線維をつなげる）力も優れている。

逆に運動を行う前には、血糖値を上げる糖質を含む食べ物をとるようにしたい。

運動中、水分補給はお忘れなく

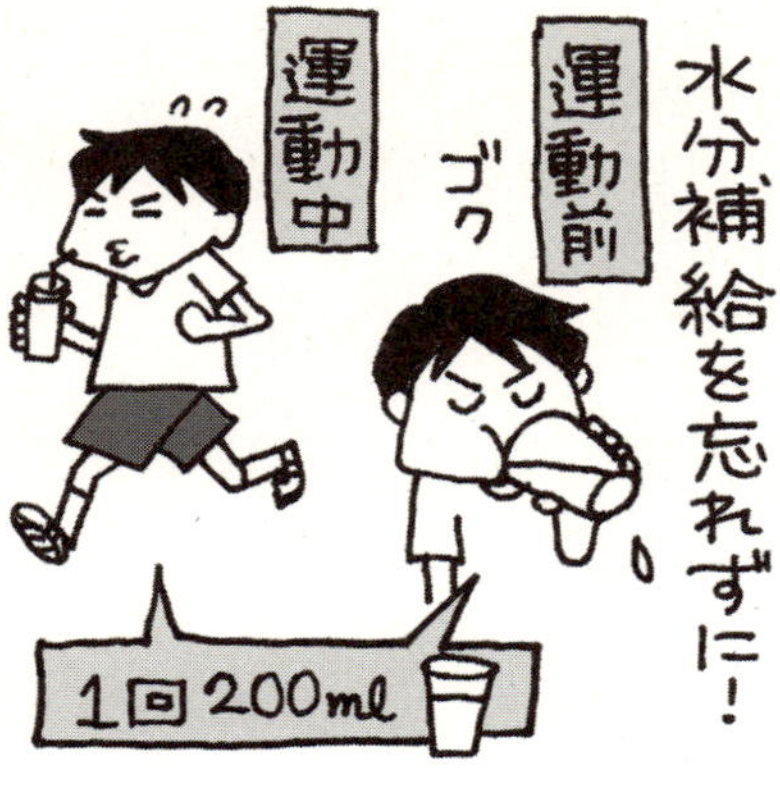
水分補給を忘れずに！
運動前
ゴク
運動中
1回200ml

私たちの体の水分は男性で体重の約60％、女性で約55％を占めている。体の水分のことを体液という。

生まれたばかりの赤ちゃんの水分の割合は約80％で、成長するにつれて水分の割合は減っていく。大人では年をとるごとに水分の割合が減って次第に「枯れて」いき、お年寄りでは約50％にまで減ってしまう。

体の中の水分というと体の中に水を貯蔵しておく場所があるようにイメージする人がいるかもしれないが、実は水分は約60兆個ある体の細胞の一つ一つと、血液やリンパ液の水分の形で体の中にある。

細胞内の水分は10％の増減があると細胞の働きが低下する。全身の水分の5％が失われると運動能力や持久力が低下、7％が失われると幻覚があらわれ、10％が失われると意識を失う。

運動中は汗をかくので水分が多く失われる。水分補給はまめに行うことが大切だ。ウォーキングやジョギングなどを行うときは、スタート前と運動中に、1回200mlの量を目安に水分を補給したい。

汗をかいたら水だけでなく塩分も補給

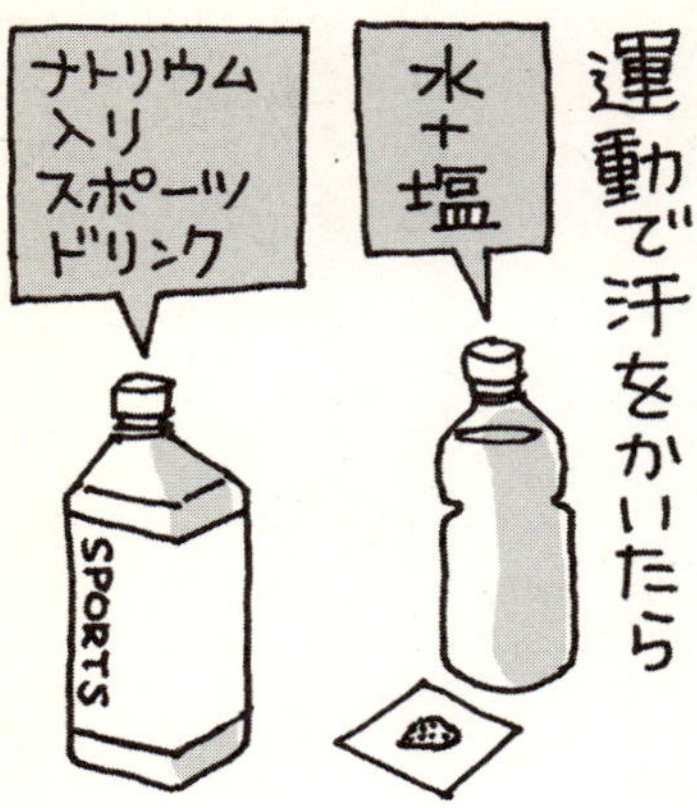
運動で汗をかいたら
ナトリウム入りスポーツドリンク
水＋塩
SPORTS

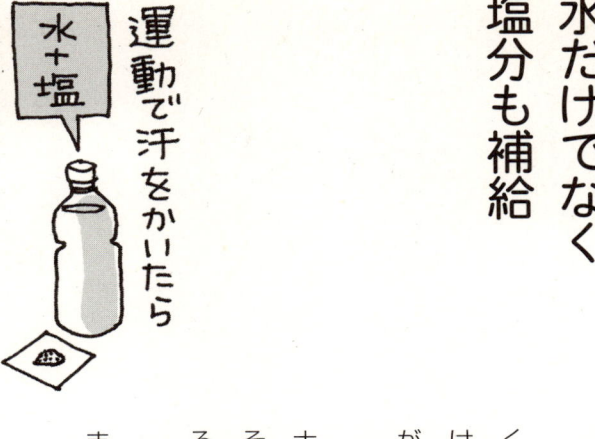

汗をかくときは水だけでなく塩分の補給もあわせて行いたい。これは水と違って少量で十分だ。

塩分が体から失われると、血管は締まりをなくしてゆるんでくる。こんな状態のときは、塩分を補給して血管を少し締めなければならない。水分補給だけで水もれしてしまい、脱水状態が改善されないのだ。

運動で汗をかいたときには、水分の補給とともに、塩（塩化ナトリウム）を少しなめるといいが、手近にないことも多い。そんなときはナトリウムが含まれたスポーツドリンクを利用するのもいい。

健康のために減塩は大切なことだけれど、必要なときの塩分まで制限してしまうのは行き過ぎだと思う。

筋トレはゆっくり動作とストップ動作で大きな効果

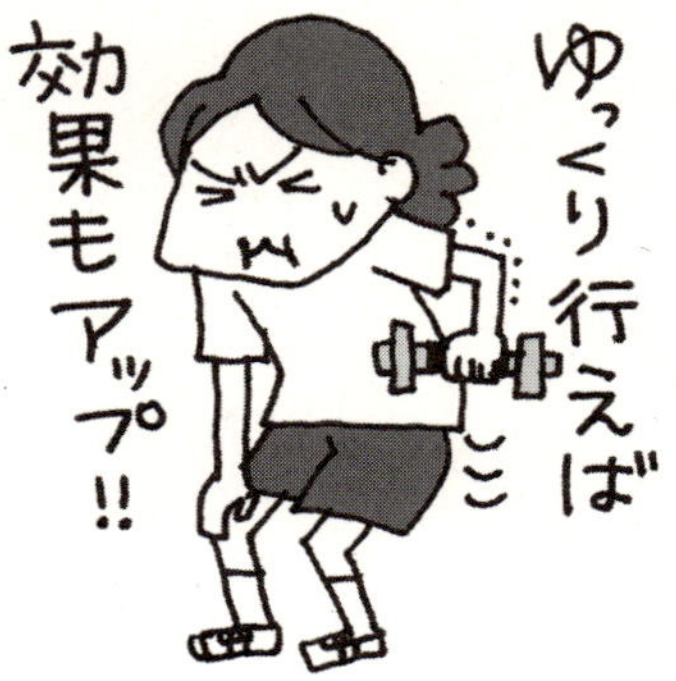
ゆっくり行えば
効果もアップ!!

アスリートに「筋肉」を競わせるようなテレビ番組などでは、腕立て伏せを速い動作で行っている光景がオンエアされる。その速さに「スゴイ！　超人！」と感心する人がいるかもしれないが、実は速く動かすほうがらくなのだ。もし、ゆっくりと行えば、筋肉自慢の面々も早々に音を上げてしまうことだろう。

体の動作は、ゆっくりと行うほど重力の負荷がかかる。逆にいえば、筋力トレーニングはゆっくり動かしたほうが大きな効果を得ることができる。地球の引力を筋肉で感じながら、「キクーッ」という状態を味わいたい。

ゆっくり筋肉運動に加えて、途中で動作を止めると、さらに重力の負荷がかかり、効果は倍増。

腕立て伏せもゆっくりと腕を曲げていき、ギリギリまで曲げたら、そこでいったん動作を止めると負荷が十分にかかる。

ダンベル体操もゆっくりと行うことが効果を得る秘訣だ。反動をつけて速い動作で行うのでは、効果も半分の「半ベル体操」になってしまう。

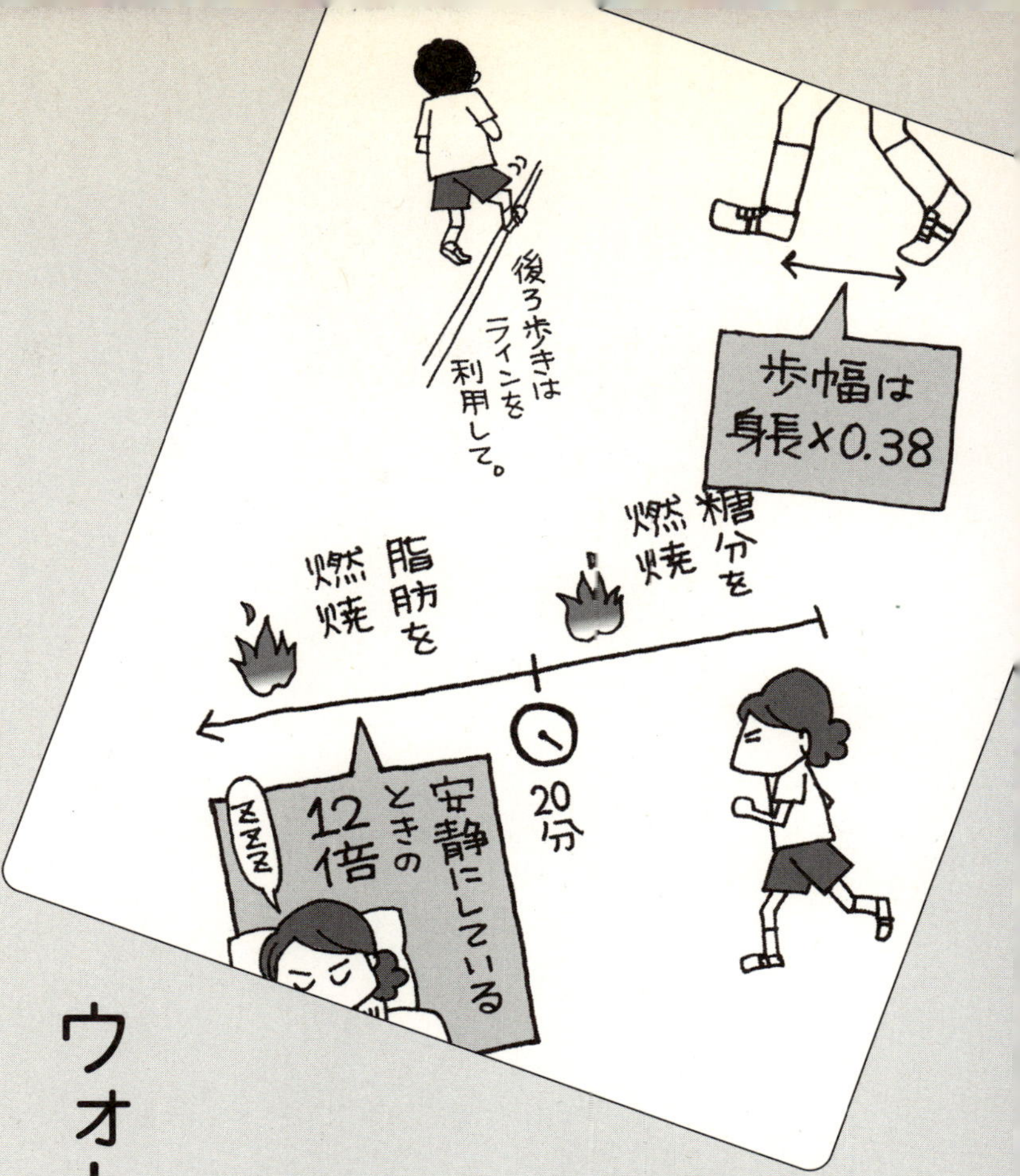

第7章

身体能力を確実に上げるウォーキングの極意

要常識

準備不要の運動の基本。健康長寿は歩くことから

運動の基本は歩くことだ。

「歩こう」と思ったときからすぐにスタートできる。特別の用具や服装もいらないからお金もかからない。靴は専用のものを用意できればベストだけれど、ふだんはいている靴でも大丈夫だ。歩くときに必要とするものは目の前に道があることだけだ。

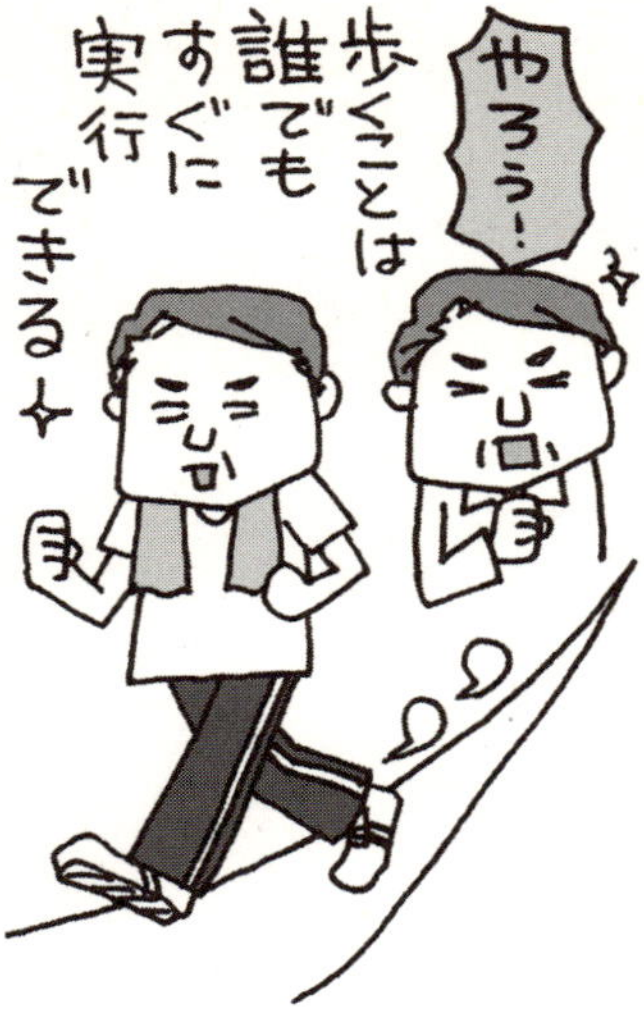

私たちの体には約600もの筋肉があり、その3分の2が下半身にあることを紹介した。下半身の筋肉は上半身の筋肉の約2倍の速さで老化が進む。

足の筋肉は脳の細胞とも密接な関係があり、足を中心に下半身をよく動かすことは脳の老化も防ぐ。

歩けば健康長寿が待っている。果報は歩いて待てばよいのだ。

めざすは1日1万歩。万歩計の数字が励みになる

江戸時代の人は1日に3万歩は歩いていたといわれる。現代人の目標は1日1万歩だけれど、実現するには歩く時間を作ることが大切だ。1分間に100歩のかなり速いペースで歩いた場合で100分、1万歩達成には計約1時

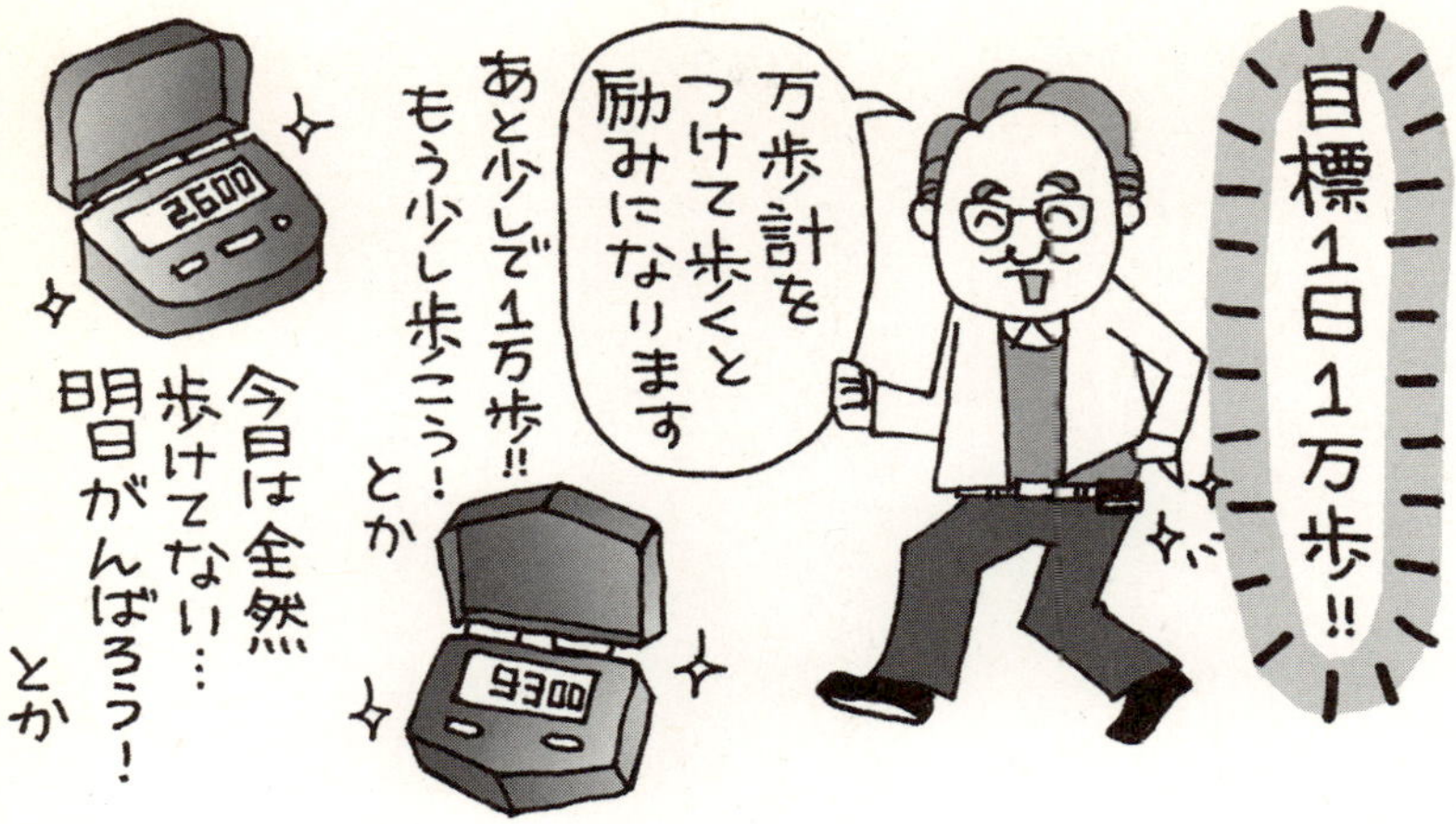
目標1日1万歩!!
万歩計をつけて歩くと励みになります
あと少しで1万歩!! もう少し歩こう! とか
2600
9300
今日は全然歩けてない… 明日がんばろう! とか

間40分の時間が必要な勘定だ。

　私は万歩計をいつもつけているので、今日は何歩歩いたかな?　とカウントされた数字を見るのを楽しみにしている。少ない日でも1日に6000歩、多いときは1万歩近い数字が表示される。やったあ　という気持ちになるけれど、自宅とクリニックを車で行き来していることを考えると、クリニックの中をとてもよく歩いているからだと思う。

　万歩計で歩数が表示されると、私のように、やったあ!　と達成感に満たされる人が多い。「今日は55分歩いた」というよりも「5000歩歩いた」というと、具体的な喜びがある。

　最近は消費カロリーが表示されるものなど、その気にさせる万歩計もいろいろ登場している。

足の静脈弁がよく動くと全身の血液循環がスムーズに

よく歩くことで得られる最大の健康効果は下半身から心臓へと血液がよく戻り、全身の血液循環がよくなることだ。

心臓が血液を送り出すときの血圧は、心臓から遠ざかるにつれて下がっていく。

血液の流れのことを血流という。私たちが安静にしている状態で1秒間にどれくらいの速さで血液が流れているかというと、大動脈では約50㎝、大静脈では約25㎝、小さな動脈でも約30㎝の速度で流れている。しかし、超細い毛細血管になると約0・5㎜という、ほとんど止まっているのに等しいスピードとなる。なぜこんなスピードになるかというと、酸素と栄養を全身の細胞に届け、細胞から出たゴミ（老廃物）や二酸化炭素を運び出すという積み下ろし作業を、時間に追われずにやろうということなのだと思う。

重力に逆らって、足の先から心臓に血液（静脈血）が戻ってくるのは、静脈についている逆流止めの静脈弁のおかげだ。

静脈弁はカタカナのハの字の形をしている。ハの字形をしていると下から上には通りやすい。その反対に上から下に戻ろうとすると、ハが閉じた形になるので逆戻りできない。

こんなしくみで足の先からでも静脈血が心臓に戻ってくることができるのだ。

運動などで体をよく動かすと、この弁の優れたしくみが発揮される。また、運動をすると、静脈のまわりの筋肉も伸び縮みし、静脈がしごかれることになる。

さらに手足の中央部分では、静脈と動脈は隣

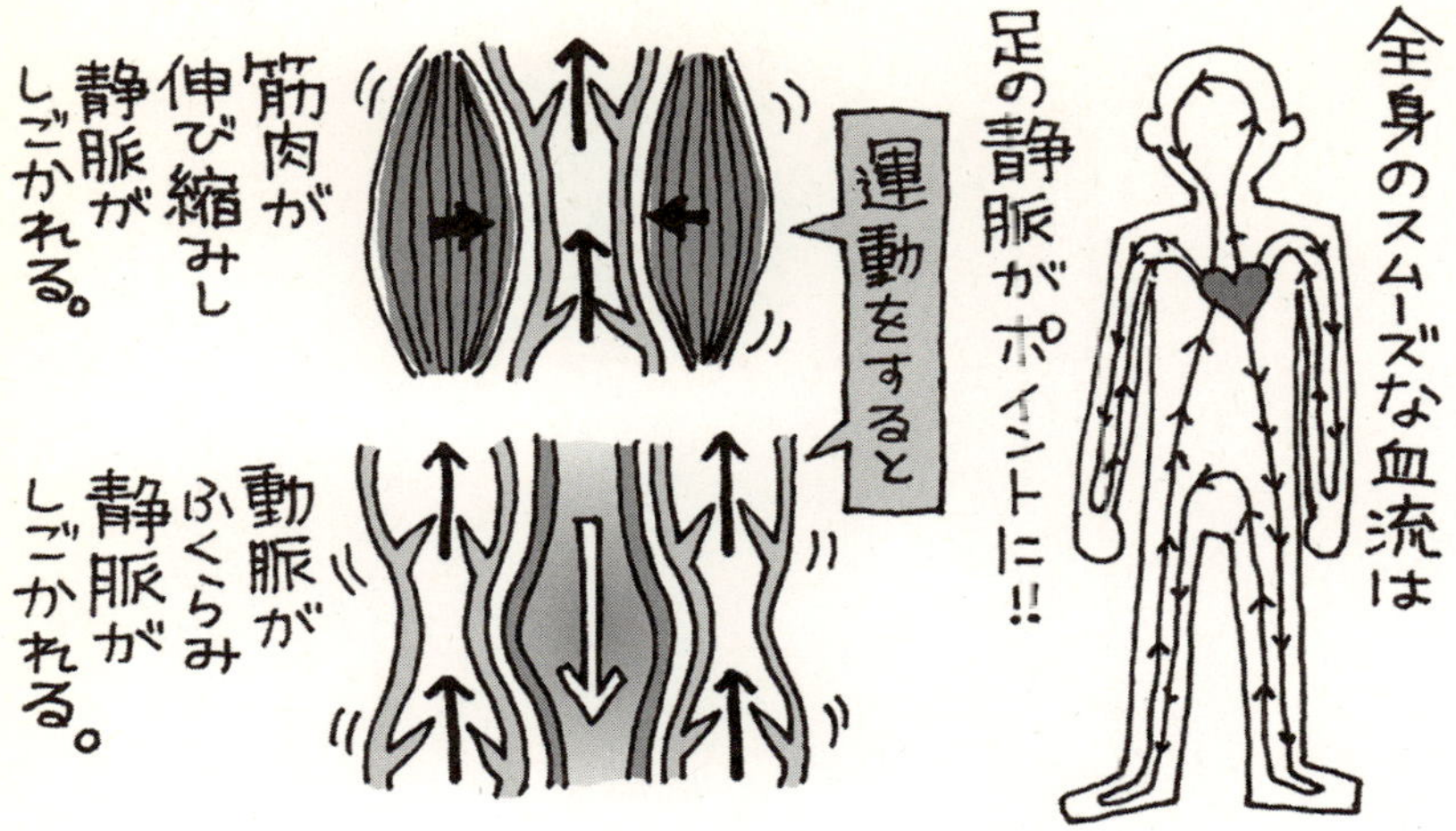
全身のスムーズな血流は
足の静脈がポイントに!!
運動をすると
筋肉が伸び縮みし静脈がしごかれる。
動脈がふくらみ静脈がしごかれる。

り合わせになっていることが多い。動脈を心臓の拍動のリズムで血液が通過する。血液が通過するたびに動脈はふくらむが、そのたびに隣の静脈をしごくことになるのだ。

歩くことで足の筋肉はよく伸び縮みして静脈をしごく。血液循環もよくなり、動脈の拍動からのしごき効果もあわせて得られることになる。

善玉コレステロールが増え血管の老化を防ぐ

1日1万歩を歩くと健康になることがデータでも明らかになっている。血管の老化予防の働きがある善玉コレステロール（ＨＤＬ）は、歩けば歩くほど体の中で増えてくる。ちなみに、めざしたいＨＤＬの数値は1㎗中に40㎎以上だ。

心筋梗塞の予防効果と女性特有の悩みも解消

よく歩くと心筋梗塞《しんきんこうそく》などの心臓病も予防できる。

歩く人と歩かない人で心臓病を起こした率を比べたデータがある。営業など外歩きの人が心臓病を起こした率を1とした場合、オフィス勤務をしている人は1・33倍の危険率になる。農家の人を1としたとき、都会の人は1・43倍に、郵便配達の人を1としたとき、郵便局の内勤の人は1・33倍、バスの車掌を1としたとき、運転手は1・43倍になる。これは外国のデータだが、よく歩くことがいかに大切なことかを示す数値だと思う。

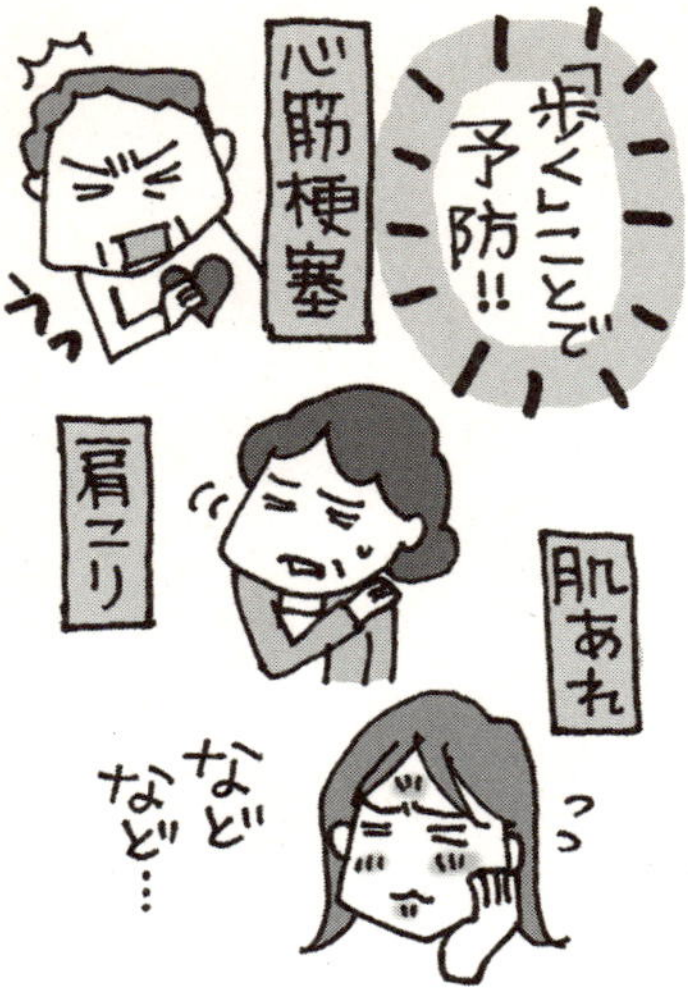

よく歩くと女性の悩みも解消できる。生理痛、肌荒れ、肩こり、低血圧、便秘などに悩む女性は、歩くことで血液循環がよくなり、症状が改善されたというデータも発表されている。

歩くことで脂肪を燃やす。20分以上歩いてやせよう

歩くことでやせる効果も得られる。歩きはじめてしばらくは糖分（グリコーゲン）が酸素の力で燃えて歩くエネルギーを生み出すが、20分を過ぎるころからエネルギーを生み出すために脂肪が使われる。肥満のもとは脂肪なので、脂

肪がよく使われれば肥満解消に役立つ。
20分以上も歩き続けると汗をかき、心拍数も増えてきて、脂肪が燃えるスピードはじっと安静にしているときの12倍にもなる。いま脂肪が燃えているぞ、と思いながら歩いていると希望もわく。「脂肪を希望に変える」のがウォーキングなのだ。

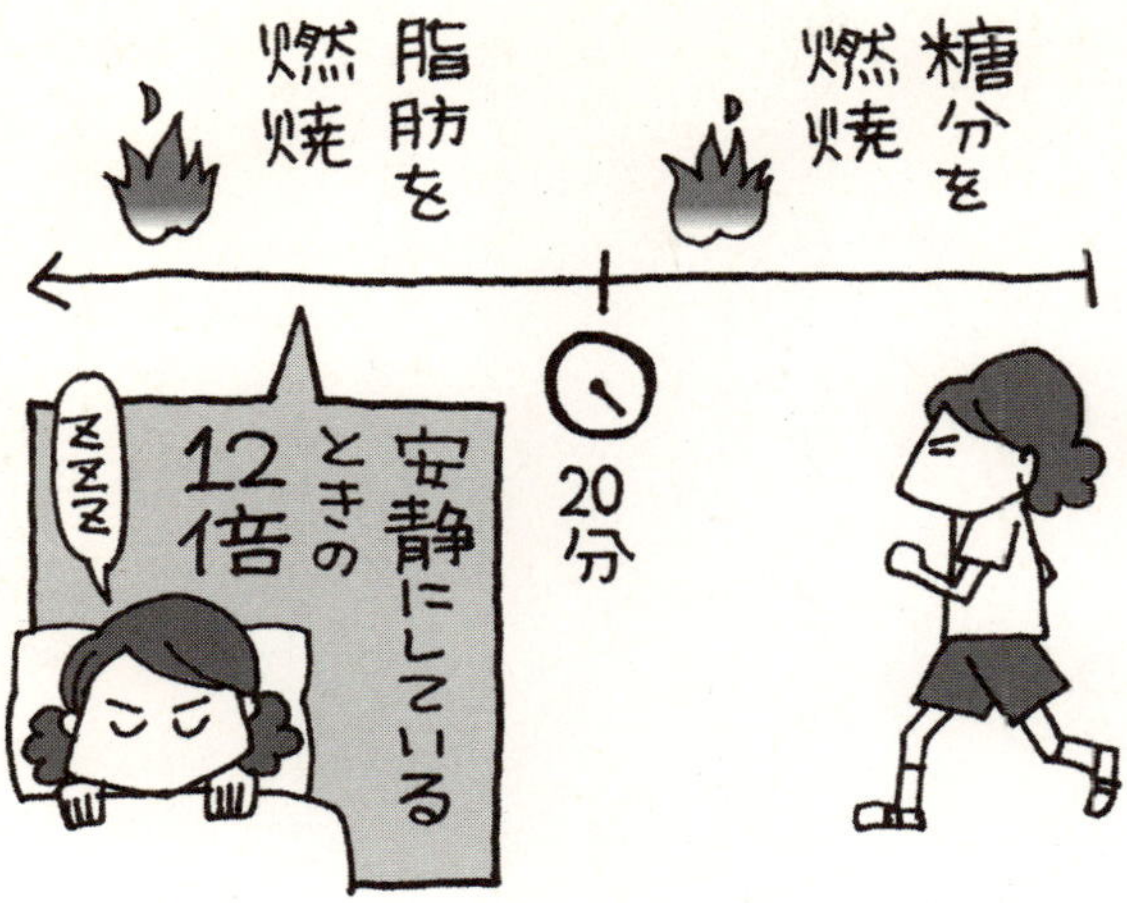

ただし、時間が細切れになっても回数を多くすれば効果があるので、「20分以下なら歩かないほうがいい」というわけではまったくない。

腸の動きも活発に。全身の細胞がリフレッシュ

歩くと酸素をよく取り込み、腹式呼吸が行われる。体全体を使い、お腹に空気を送り込む呼吸で、横隔膜《おうかくまく》の運動も活発になり、腸の動き（蠕動《ぜんどう》運動）も促されて、便秘も解消される。

歩くと血流量も増え、老廃物が早く取り除かれるので、全身の細胞の新陳代謝も進む。そこに足の裏への刺激もプラスされる。

おしゃべりできるスピードで。目安となるのは心拍数

歩くときは、おしゃべりが続けられる程度の運動の強さとスピードがおすすめだ。

数字の裏づけがほしい、という人には心拍数が目安になる。

心臓がドッキンドッキンと拍動して血液を送り出すリズムが心拍数だが、手首の内側に3本の指（人差し指、中指、薬指）をあてると心拍数を測ることができる。手首の内側ではわかりにくいときは、首筋の動脈に3本の指をあてるとつかまえやすい。心拍数は1分間の数が目安。1分間数え続ける必要はなく、10秒間で数えた数を6倍すればよい。

ウォーキング中に目安にしたい心拍数は最大心拍数の70％というところ。最大心拍数は「220マイナス年齢」で算出する。たとえば50歳の人の目安となる心拍数は「220マイナス50」で170、これに0・7をかけて119、ということになる。

ふだんは運動不足でこれからウォーキングに取り組むという人は、最大心拍数の50〜60％、運動をいつも行っているという人は最大心拍数に近いところまでもっていってもよい。

週に3回、意識してウォーキングタイム

歩くことを週に何回実行すればいいのかについてはいろいろな説がある。

「週2回説」は、体の中にブラジキニンというホルモンがいつもある状態にするという目的からだ。ブラジキニンは一酸化窒素をよく作る働きがあり、一酸化窒素は血管の緊張をゆるめ、

血管を開かせるのだ。ブラジキニンが体の中で作られる状態は3〜4日続くことがわかっているので、「週に2回」というわけだ。

私はウォーキングを意識して行うのであれば週に3回をおすすめする。1日おきということになる。

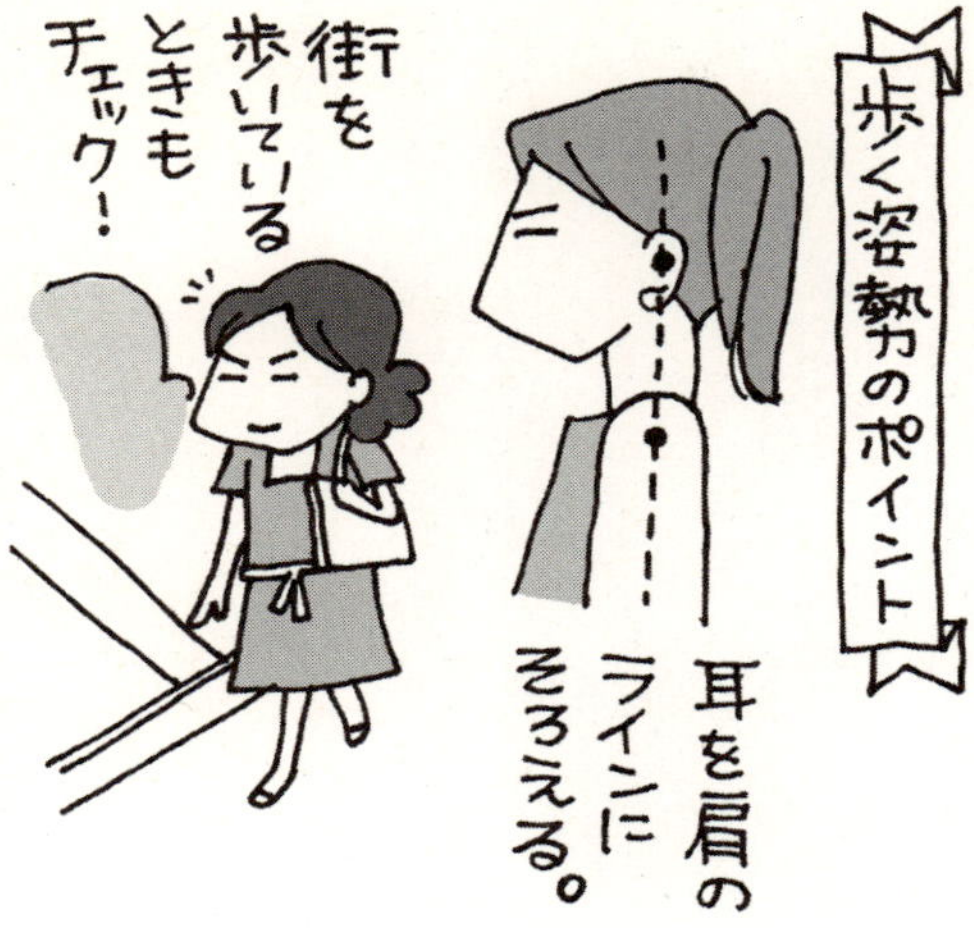
歩く姿勢のポイント
耳を肩のラインにそろえる。
街を歩いているときもチェック！

できれば通勤や買い物などでこれまで歩いていた時間に30〜40分プラスして、意識して歩くことを心がけてみよう。

歩くときの姿勢、耳を肩のラインに揃える

歩くときの姿勢は自分がいちばん気持ちよく歩けるものでよいのだが、参考までにウォーキングの基本姿勢を紹介しておこう。

最大のポイントは胸を張って顔を上げ、耳が肩の線より前にいかないようにすることだ。この姿勢をとっただけで体が伸び、視線が2〜3㎝高くなって視野が広がり、気持ちよく歩くことができる。背筋をピンと伸ばすと首や背骨も伸びる。街を歩くときにショウウインドウに映る自分の姿でチェックするとよいと思う。

膝に股関節をのせる「ヒコヒコウォーキング」

歩くときは踏み出した足の膝《ひざ》の上に股関節《こかんせつ》をのせるようにする。膝の上に股関節、膝の上に股関節を意識して歩いてみよう。この本の運動指導を担当した三宅先生は、これを「ヒコヒコウォーキング」と名づけている。

先に紹介した耳を肩のラインに揃えた姿勢をとることで、「ヒコヒコウォーキング」もよくできる。前かがみの姿勢では、膝の上に肩か頭がのる「ヒカヒカウォーキング」「ヒアヒアウォーキング」になって効果が減ってしまう。

顎を軽く引いて前を向いて歩こう

歩くときの視線は先を見ることをおすすめしたい。顎《あご》を軽く引いて、まっすぐ前を見て歩く。「前を向いて歩こう」だ。

ゆっくり歩きは自分の体重を地面にとどめておく時間が長くなるので効率が悪い。先を急ぐ必要はないが、歩くには速さも大切。速く歩きたいときはできるだけ遠くを見て歩くとよい。遠くを見ると膝が伸び、膝が伸びると歩幅も大きくなるからだ。

ひじは力を入れずに自然な角度を保ち、大きく振ると元気に歩くことができる。ただし、腕を大きく振ることを意識し過ぎるとオーバーアクションになってしまう。そこで秘訣を紹介しよう。それは、腕を自然に後ろに引くのをメインの動きにすること。これを意識すると、元気に腕を振ることができる。

手は小枝1本をつかんでいるくらいの軽い握りでよく、強く握る必要はない。

肩に力が入ると体が硬い「ロボット歩き」になってしまうので、肩の力を抜くことも大切だ。

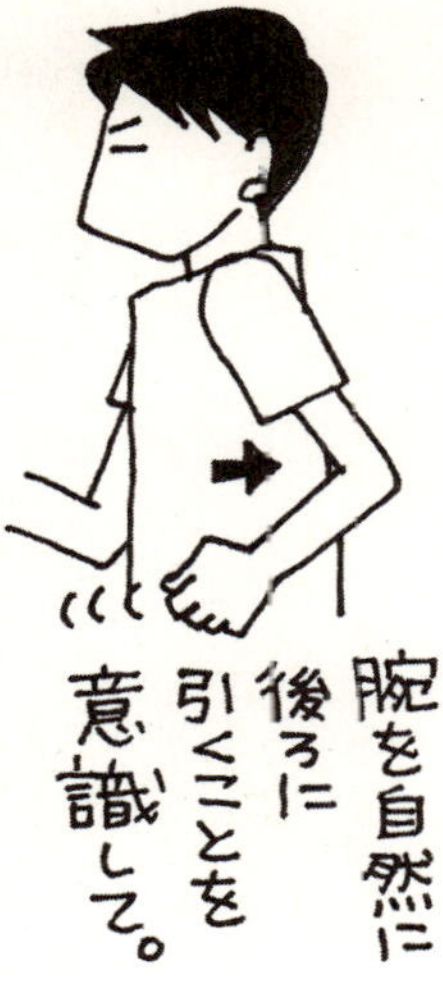
腕を自然に後ろに引くことを意識して。

か かかとから着地する、つま先で蹴る

足の着地も自分が気持ちよく歩けるのであれば厳密に考えなくてもよいのだが、参考までに効率のよい方法を紹介しておこう。

着地はかかとから行い、足裏全体に体重をのせて、つま先に体重を移動させ、つま先で地面を蹴るようにするとよい。つま先で蹴るときに後ろから見るとシューズの裏が見えるくらいのイメージだ。

足首の筋力がしっかりしていると、地面を蹴るときに、足の親指側で蹴ることができる。足首の筋力がないと、親指側ではなく小指側でフィニッシュすることになる。小指側で蹴ると、歩くたびに体が左右に揺れて、効率が悪い歩き方になってしまう。

歩幅は「身長×0・38」が目安となる。メジャーを地面に置いて歩き、自分の足で感覚としてつかんでおくとよいと思う。

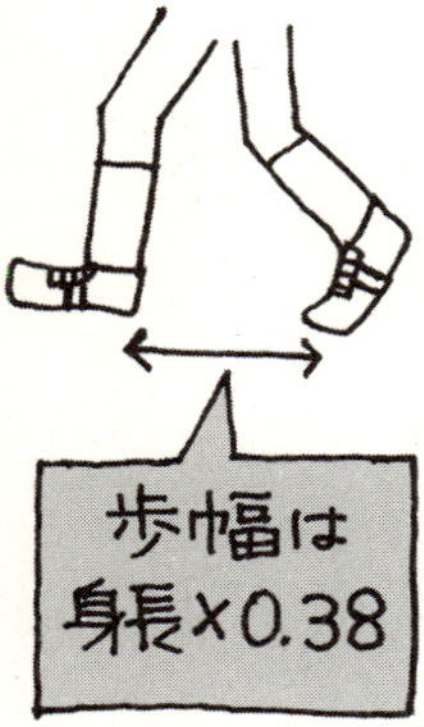
歩幅は
身長×0.38

つま先歩き ふくらはぎの筋肉を鍛える

足音をたてずに歩く「抜き足・差し足・忍び足」は運動とは関係がない歩き方と思われているが、歩くメニューにも取り入れたい。

つま先歩きを行うと、下半身に体重の約4倍の負荷がかかる。この負荷がふくらはぎの筋肉にトレーニング効果をもたらし、心臓に血液を戻す働きがしっかりしたものになる。さらにアキレス腱《けん》を鍛える効果もある。

ただし、いままでつま先で歩いたことがない人が急に行うと、筋肉痛が起きることもある。最初は1日に10歩程度から行い、1日に20歩程度まで、徐々に歩数を増やしていくのがよいと思う。ふだんの歩きの途中につま先歩きを入れてみるのもいいだろう。

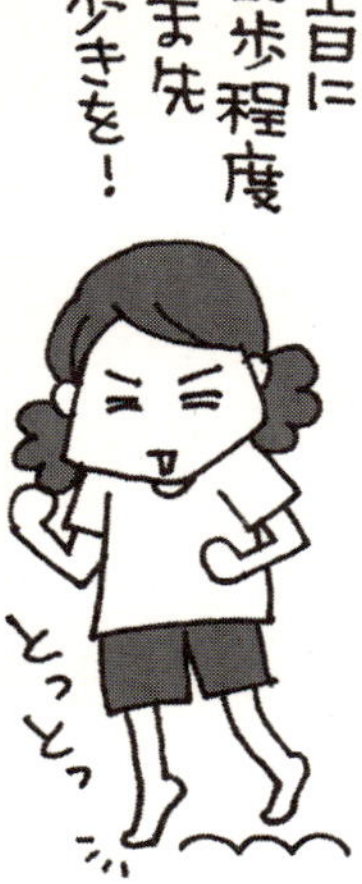
1日に20歩程度つま先歩きを！
とっとっ

かかと歩き つま先を上げる筋肉を鍛える

かかとで歩くことも、ふくらはぎの筋肉のトレーニングになり、あわせて前頸骨筋《ぜんけいこつきん》を鍛えることもできる。前頸骨筋は、つま先を引き上げるのに欠かせない筋肉なので、この筋肉のパワーがつくと、歩く力がグンと増す。

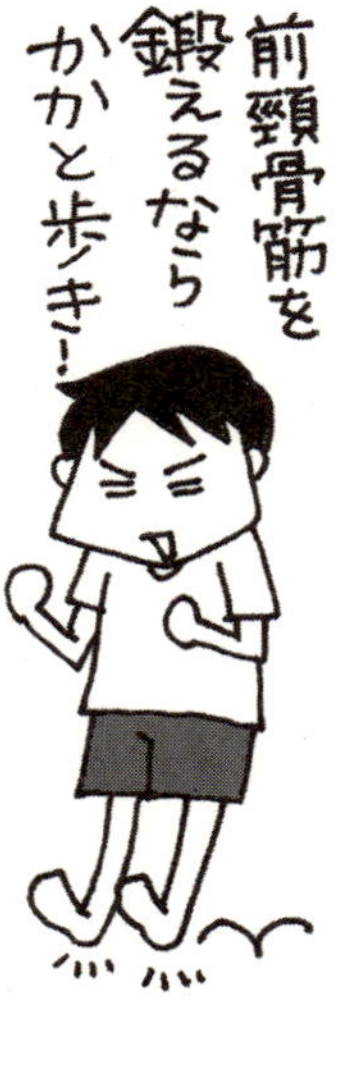
前頸骨筋を鍛えるならかかと歩き！

後ろ歩き　バランス能力を鍛える

背中が進行方向となる後ろ歩きをすると、最初はとてもキツーく感じるものだ。

体のバランス能力がないと後ろ歩きが斜め後ろ歩きになってしまう。そんなときは道路ではなく、安全が十分確認できるグラウンドで行うようにしたい。グラウンドの白いラインなど目安になるものがあれば、その上をラインから外れないように後ろ歩きをする。

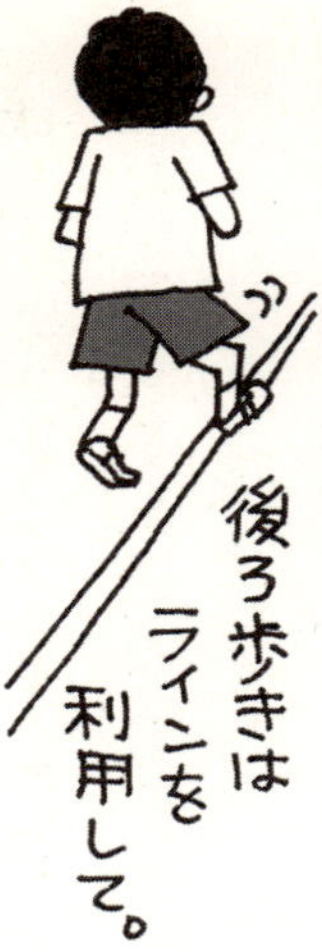
後ろ歩きはラインを利用して。

上り坂を歩く。急坂は歩幅を狭くする

ゆるい上り坂を上るだけで平らな道を歩いているときの約3倍のエネルギーを消費する。ウォーキングコースにアップダウンの場所を入れると効果的だ。

上り坂を歩くときの姿勢は、視線は上に向けて背筋を伸ばし、つま先を少し上げぎみにするのがおすすめだ。腕は後ろに強く振ると、リズムのよい歩きができる。急勾配《きゅうこうばい》の上り坂では歩幅を狭くするとよい。

下り坂を歩く。スピード抑えぎみに

下り坂を歩くときは背筋を伸ばした姿勢で、足元を見ず、進行方向を見ながら歩を進めよう。スピードは抑えぎみに、歩幅を狭くすると歩きやすい。

階段を利用して運動を。筋力のある人は1段飛ばしで

エスカレーターと階段のどちらかを選ぶ場面では、ためらうことなく階段を選びたい。

階段を上るときは背筋を伸ばし、視線を上げて。太ももは高く上げ、腕の後ろへの振りを意識する。後ろ足（下に位置する足）のつま先でしっかり体を押し上げる感じで上っていく。

筋力のある人は、より負荷がかかる1段飛ばしで上ってみよう。

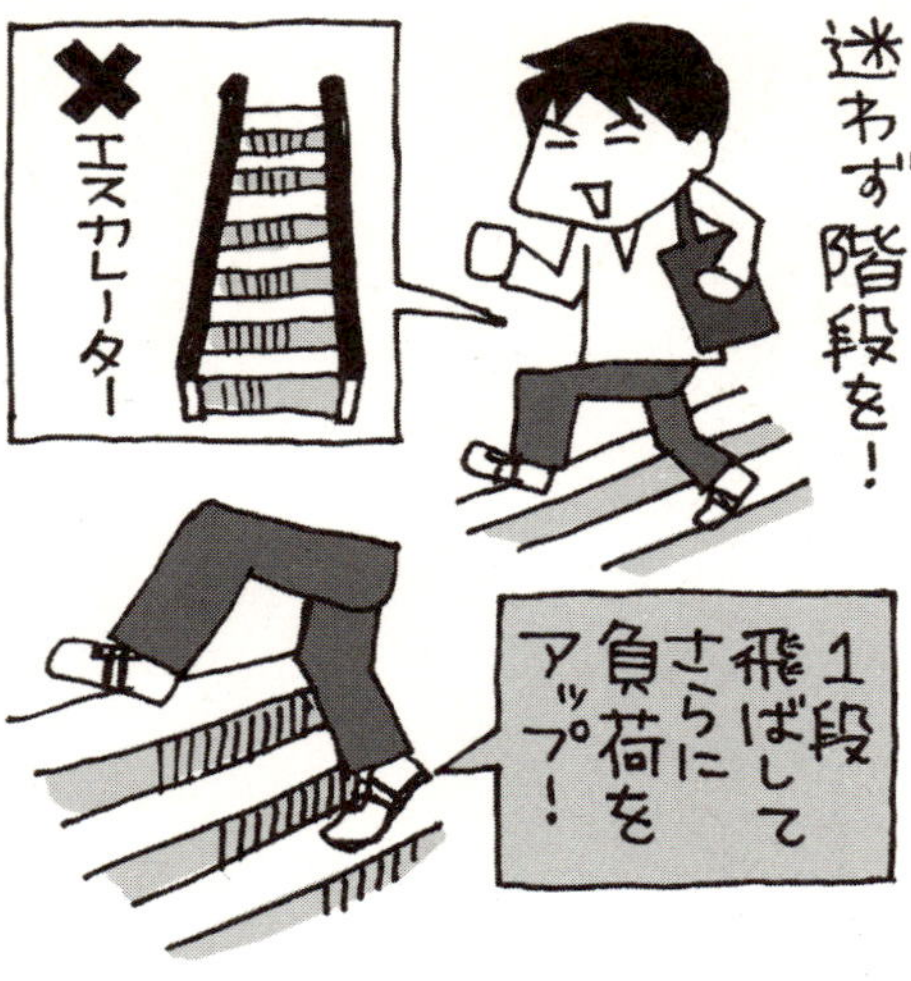

迷わず階段を！
エスカレーター
1段飛ばしてさらに負荷をアップ！

気がねなくできるのは自宅の階段だ。何回も上り下りしてもよいので、運動効果も大きい。

自宅の階段では、3段上がって3段下がるというメニューもおすすめだ。1段上下するごとに両足を揃えて次のステップに移るとよい。

私の家内は自宅で踏み台の上り下りを日課にしている。テレビのニュースを見ながら15分も続けると、よい運動量になる。

階段は下りることでも運動効果が得られる。階段を下りるときの姿勢は、背筋を伸ばし、視線は足元方向を見る。

階段の上り下りは、慣れないうちは手すりがある場所で行うと安心だ。

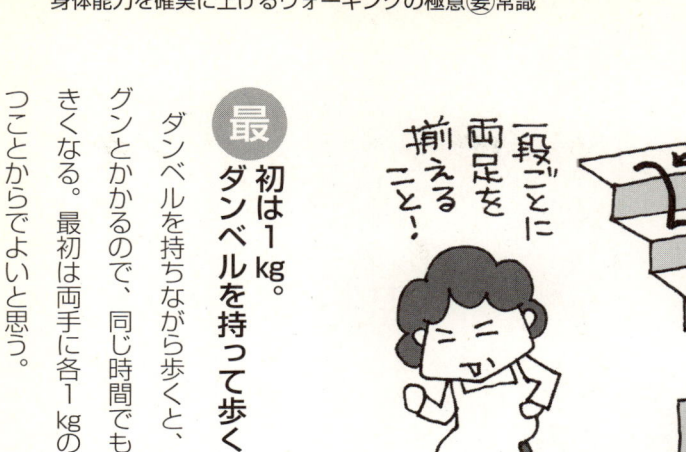

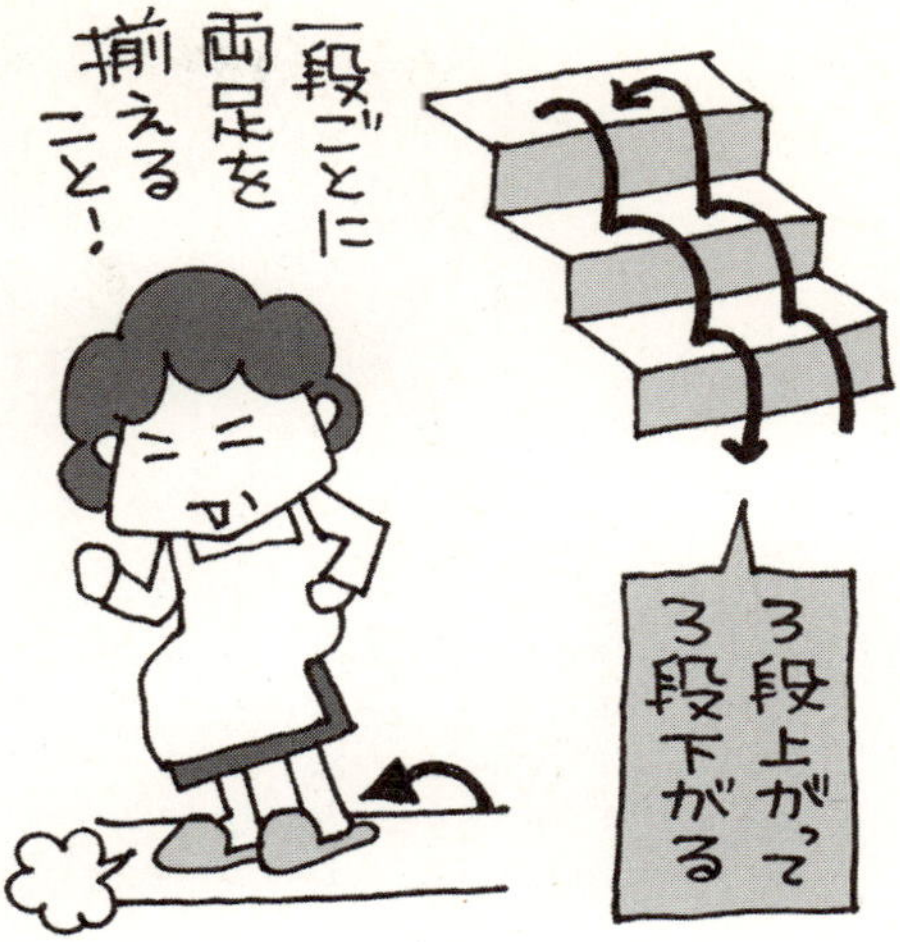

最初は1 kg。ダンベルを持って歩く

ダンベルを持ちながら歩くと、重力の負荷がグンとかかるので、同じ時間でも運動効果が大きくなる。最初は両手に各1 kgのダンベルを持つことからでよいと思う。

どちらがいいか、朝と夜。生活リズムに合わせて

歩くのは朝がいいか夜がいいか、ということで悩む人もいる。その人の生活リズムに合わせることが大切なので、どちらの時間帯で歩いてもよいと思う。

ただし、朝は休息の神経（副交感神経）から活動の神経（交感神経）への切り替わりの時間帯にあたる。血圧が朝の時間帯に高くなるタイプの人もいるので、血圧が高い人は朝の時間帯を外すと安心だ。

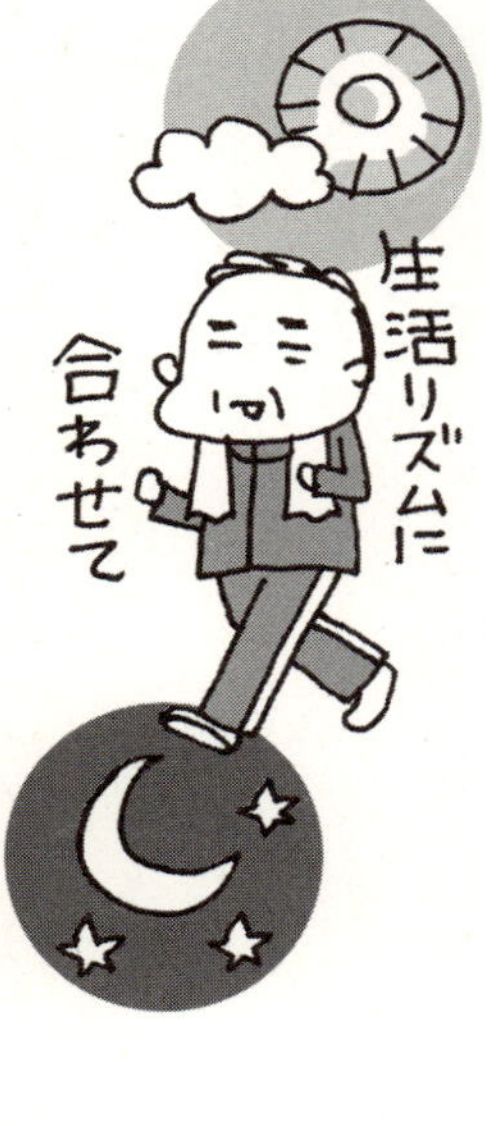

雨の日風の日は室内歩きのすすめ

雨の日や風の日に歩いている人を見かけるが、そんなに無理をしなくても、と声をかけたくなる。ウォーキングは雨の日風の日はお休みでいいと思う。

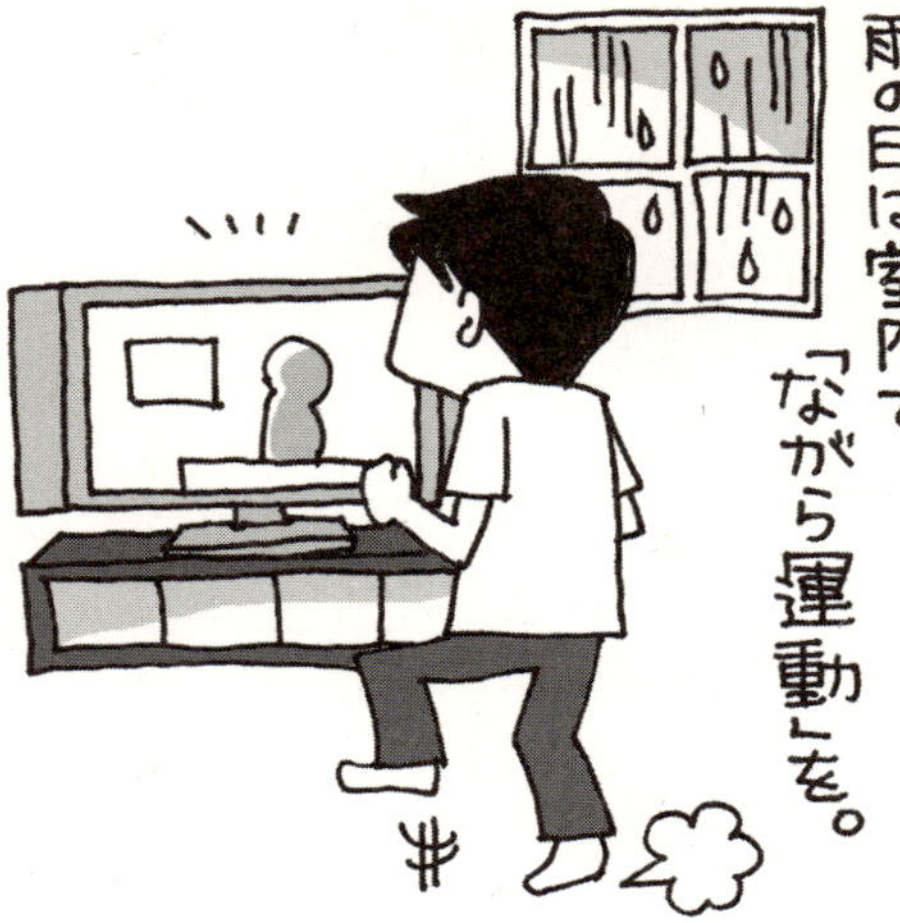
雨の日は室内で「ながら運動」を。

屋外で歩かないときは室内で「その場歩き」をするのがおすすめだ。テレビを見ながら、音楽を聞きながらの「ながら運動」でいい。

単調にならないように、その場歩きのメニューを紹介しておこう。

①太ももを高く上げて、その場歩き。16回以上。

②体の右横に右足、次いで左足を動かして移動。また元の位置に。16回以上。

③体の左横に左足、次いで右足を動かして移動。また元の位置に。16回以上。

④体の前方に右足、次いで左足を動かして移動。また元の位置に右足、左足の順に戻す。（16回以上）

足を斜め後ろ、斜め前に踏み出すと単調にならずにその場歩きを楽しむことができる。

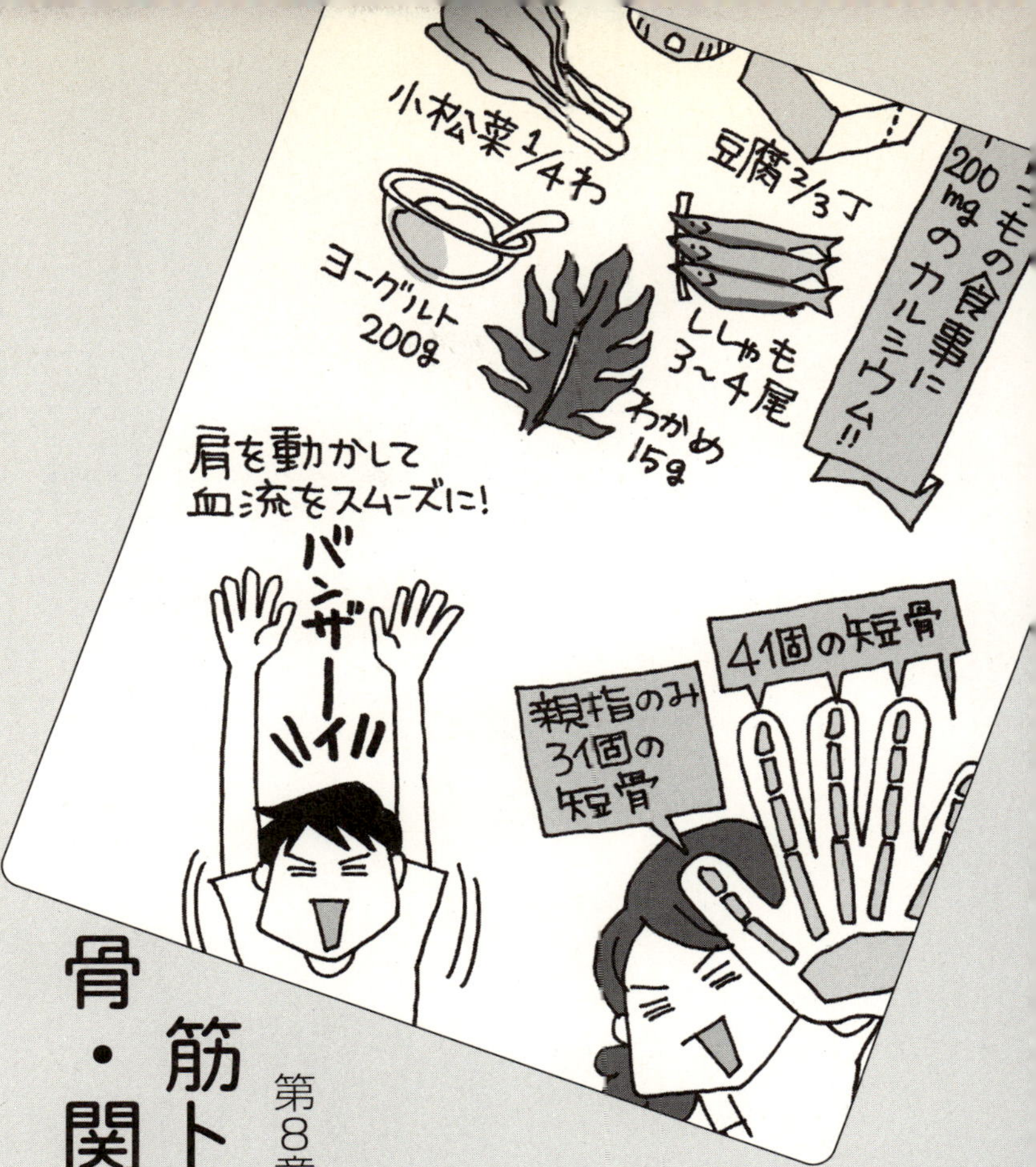

第8章

筋トレに欠かせない骨・関節・筋肉の知識

賢常識

体を動かす基本は骨、関節、筋肉、腱

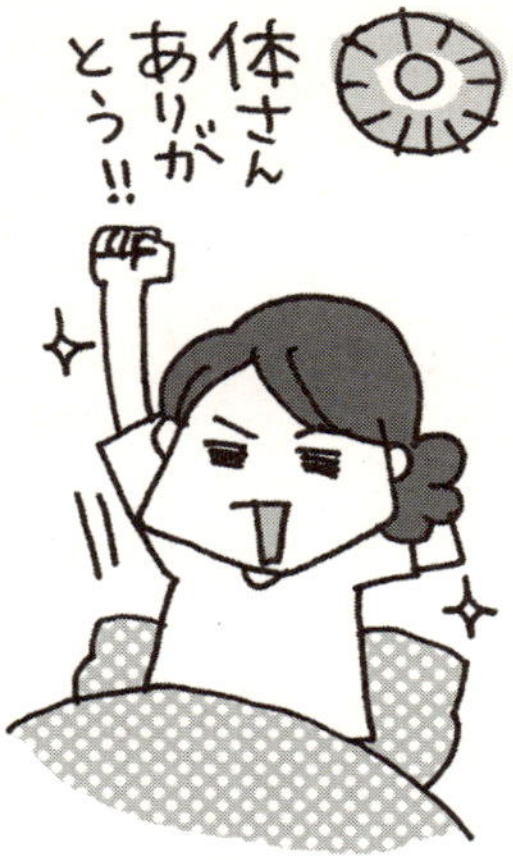

朝、目を覚ましたら、「骨さん、関節さん、筋肉さん、腱《けん》さん、ありがとう。今日も一日よろしくお願いします」と感謝の気持ちを伝えることができたらすばらしいと思う。朝は何かと気ぜわしいので、まとめて「体さん、ありがとう」でもいいだろう。

私たちが体を動かすことができるのは骨、関節、筋肉、腱が協力しあって働くおかげだ。体を動かし、運動をすることは筋肉の働きで骨を動かすことが基本となる。

骨、関節、筋肉、腱に感謝しながら体をよく動かすようにすると、骨、関節、筋肉、腱は健康な毎日を約束してくれる。

骨の成分はカルシウム、たんぱく質、コラーゲン

骨は外側から順に、①表面をおおう骨膜、②外側の硬い組織の緻密質《ちみつしつ》、③内側の網目構造の海綿質《かいめんしつ》という3つから構成されている。緻密質には骨が必要とする酸素や栄養を届ける血管を通すトンネルが張りめぐらされている。

骨を構成する成分はカルシウムが主役の無機質と、たんぱく質やコラーゲン（膠原《こうげん》線維）が主役の有機質だ。カルシウムは

体を形作り、臓器を守り、血液の成分を作る骨

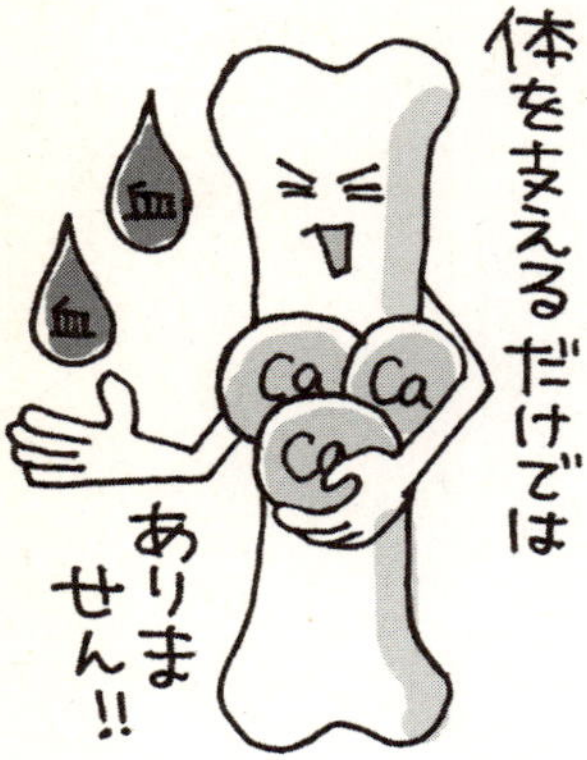
体を支えるだけでは
ありません!!
血
血
Ca
Ca
Ca

骨の硬さを保ち、たんぱく質やコラーゲンは骨のしなやかさを保つ役目を果たしている。

カルシウム、たんぱく質、コラーゲンが多い骨は骨太の骨といわれる。強さとしなやかさを備えた骨太の体をめざしたい。

骨は体の形を作り、体を支え、さまざまな臓器をしっかりと守る働きをしている。骨の大切な働きはそれだけにとどまらず、血液の成分を作り、カルシウムをたくわえる働きもしている。

たとえば、太ももの大腿骨《だいたいこつ》に代表される長い骨では、骨の中央にあたる海綿質の中に大きなトンネルがあり、そのトンネルの中にやわらかい骨髄《こつずい》が詰まっている。骨髄は赤血球や白血球など血液の成分を作る工場の役目だ。骨太の人は骨髄も多く赤血球が十分に作られるので貧血になりにくい。

医学技術の進歩により、近い将来には骨髄に血液成分のもとになる細胞（造血幹細胞）を移植する再生治療も行われるだろうと思われる。

骨は生きている

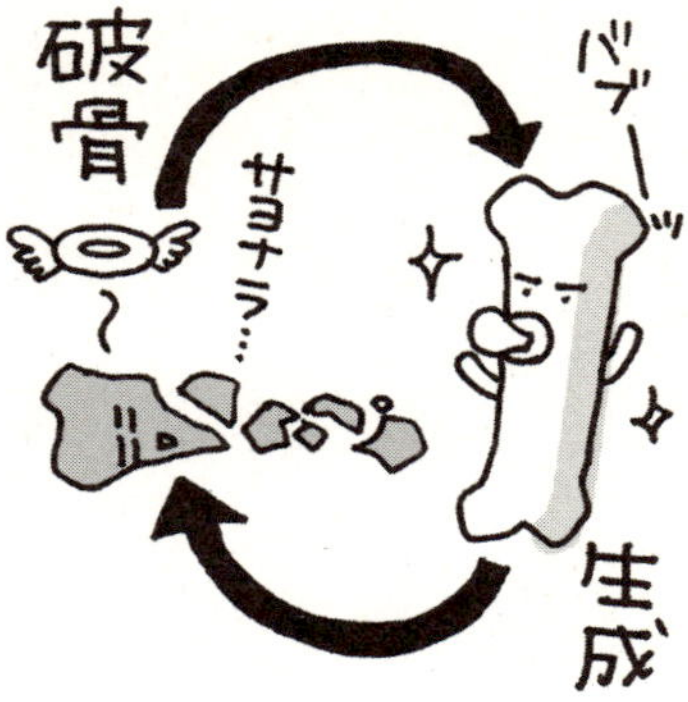

骨といえば動かない骨格標本を思い浮かべる人が多いかもしれないが、私たちの体の骨は活発に生きている。

骨は骨芽《こつが》細胞で常に新しく作られ、古くなった骨は少しずつ破骨《はこつ》細胞により破壊（破骨）され、吸収されている。吸収された場所に骨芽細胞が新しい骨を作り、そこにカルシウムがつくにつれて、強さとしなやかさを備えた骨に成長していく。

健康な成人では破骨と吸収は約20日のサイクル、そして骨が新しく作られるのは約75日のサイクルで行われている。年をとるとともに破骨と吸収のサイクルが速くなり、新しい骨の補充が追いつかない状態になってくる。

骨を強くする３つのポイント

骨を強くするためには、①食物からとるカルシウムの量を１日２００㎎増やす、②冬は１日１時間戸外で、夏には１日30分木陰の下などで過ごす、③運動をよくするの３つを心がけよう。

いま日本人は１日に約６００㎎のカルシウムをとっている。めざしたい摂取量は１日に約８００㎎なので、あと２００㎎増

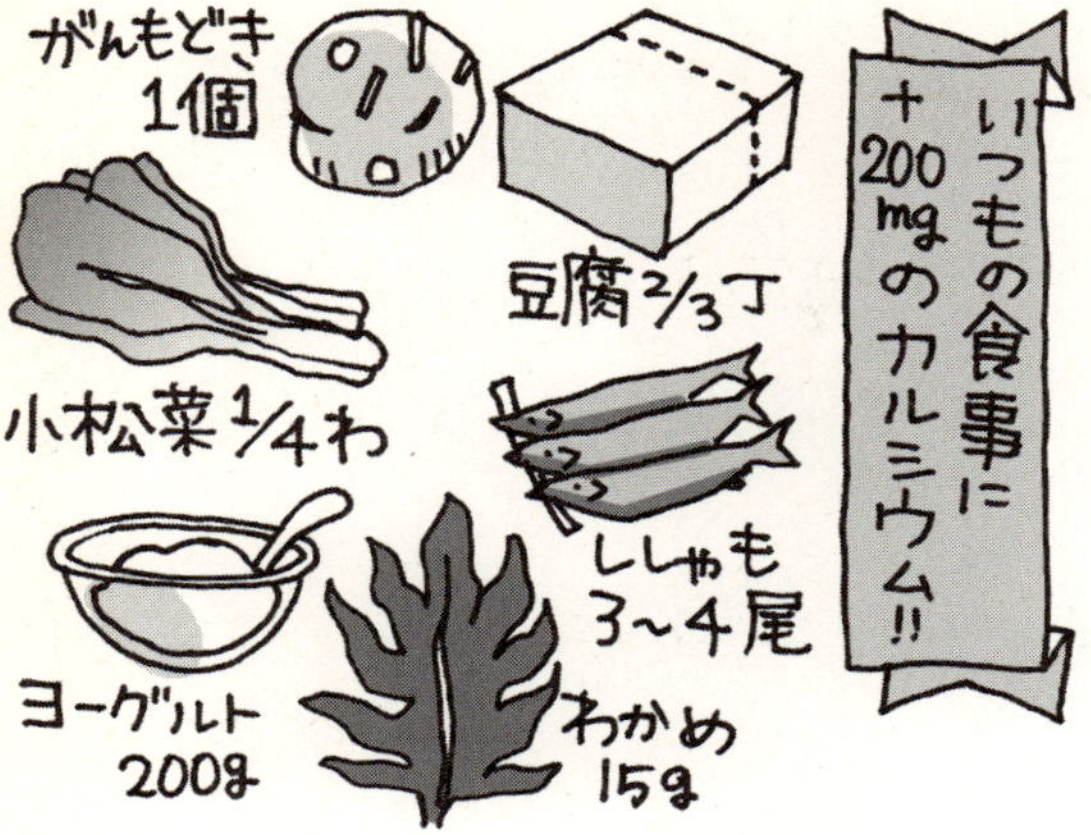

やせばいい勘定だ。

カルシウムを２００mg含む食物を目安として紹介しておこう。大豆製品では豆腐3分の2丁、がんもどき1個、野菜では小松菜4分の1わ、大根の葉１００g、魚介類ではししゃも3~4尾、わかさぎ3~4尾、煮干し3~4本、干しえび15g、わかめ15g、乳製品では牛乳２００mℓ、ヨーグルト２００g、チーズ1切れなどだ。

カルシウムを全身の細胞に運ぶ役目をしているのがビタミンDだ。ビタミンDは体内で作られるものと、しいたけやえのきだけなど食物から得られるものがある。

体内で作られるビタミンDのもとは、皮膚の下の脂肪層にあり、太陽の紫外線が当たるとビタミンDになる。紫外線の害には気をつける必要があるが、適度に太陽の光を浴びることは大切なことなのだ。しいたけやえのきだけも日光浴をさせた乾物のほうがビタミンDが多い。

そしてウォーキングなど体をよく動かし、骨に重力の負荷をよくかけることで、骨はさらに強く成長する。

腕や脚の骨は「上1本×下2本」

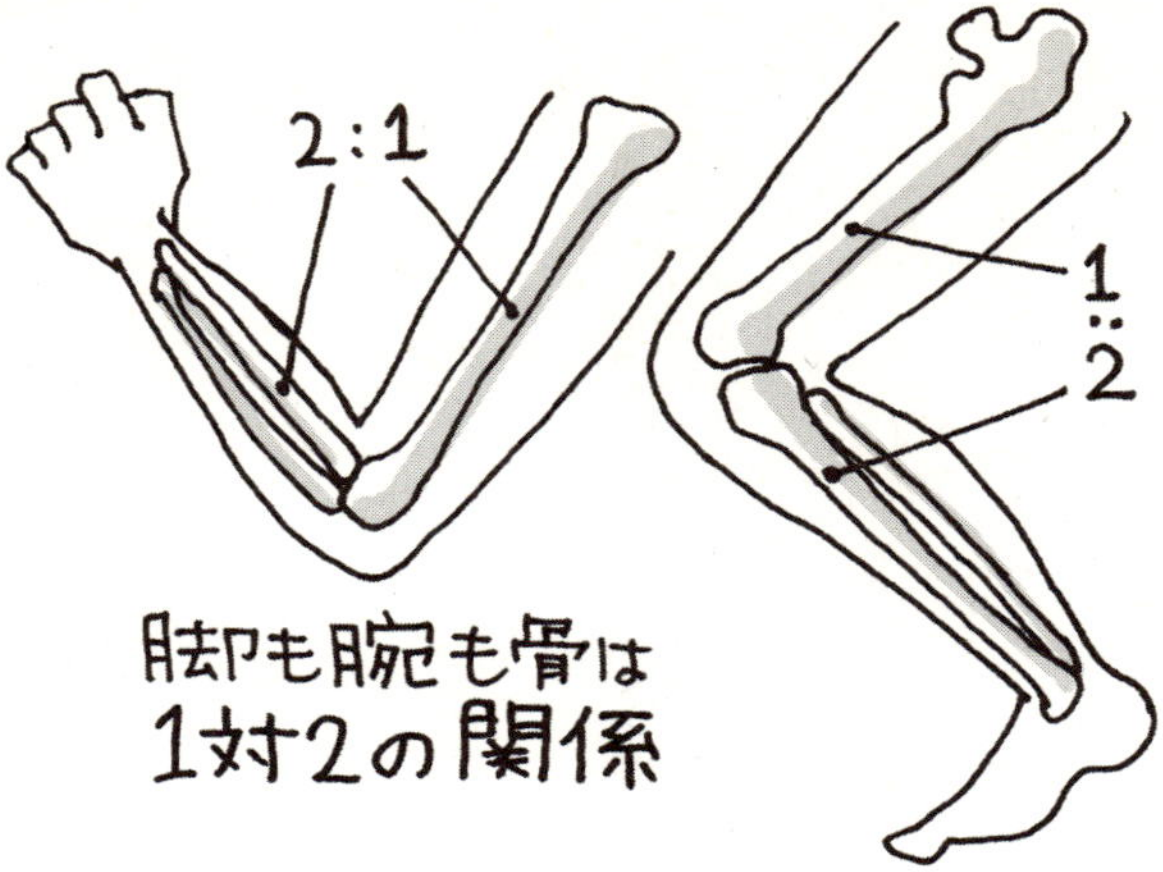
2:1
1:2
脚も腕も骨は
1対2の関係

体の骨は大きく5つの種類に分けられる。それは①長い骨、②短い骨、③薄い板のような骨、④空洞を持った骨、⑤薄い板の形で厚みのある場所に空洞がある骨だ。

長い骨のことを専門用語で長骨《ちょうこつ》という。体の中でいちばん長い骨は太ももの大腿骨で、身長の約3割、35〜45cmの長さになる。膝《ひざ》から足にかけては大腿骨の長さには負けるが、長い腓骨《ひこつ》（脛骨《けいこつ》の後ろの長い骨）と脛骨の2本の骨がある。

腕の肩からひじまでを上腕というが、ひじから下の手首にかけてのゾーンは下腕といわずに前腕と呼んでいる。上腕には上腕骨、前腕には橈骨《とうこつ》と尺骨《しゃっこつ》の2本の骨がある。

脚は膝の関節をはさんで1本の骨対2本の骨、腕はひじの関節をはさんで1本の骨対2本の骨という1対2の関係にある。関節で1方向に曲げることができるとともに、つま先を軸にかかとを回したり、手首を回す「キラキラ星」の動きができたりするのは、骨が1対1ではなく1対2の関係だから。それぞれの骨を筋肉がうまく動かしているのだ。

たくさんの関節で短い骨がつながる手足の骨格

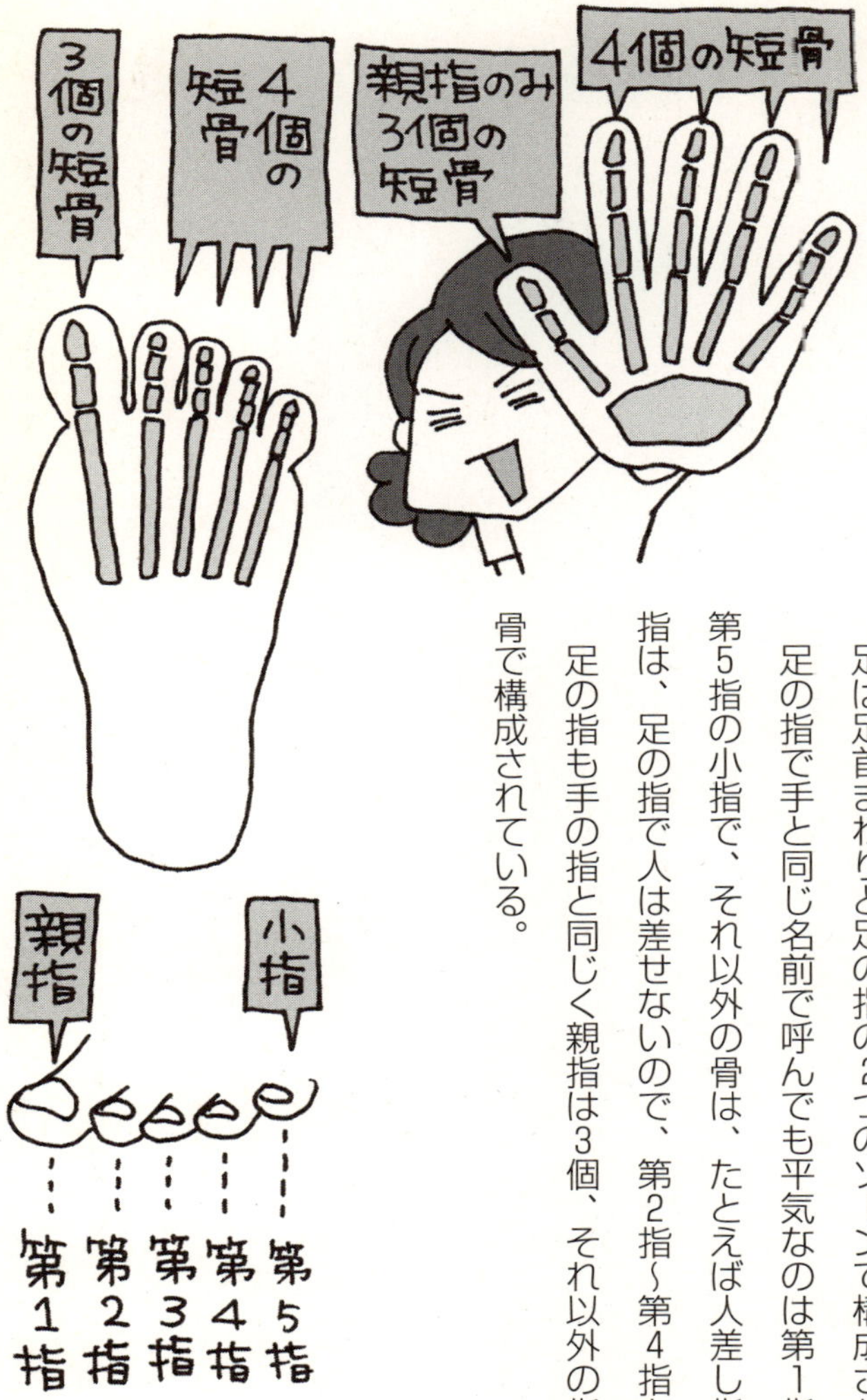

短い骨といえば手や足の指の骨だ。短い骨は専門用語で短骨《たんこつ》と呼ばれている。手の親指は3個、人差し指、中指、薬指、小指は4個の小さな骨で構成されている。関節の数も親指は2個、ほかの指は3個ずつある。

足は足首まわりと足の指の2つのゾーンで構成される。足の指で手と同じ名前で呼んでも平気なのは第1指の親指と第5指の小指で、それ以外の骨は、たとえば人差し指にあたる指は、足の指で人は差せないので、第2指〜第4指と呼ぶ。

足の指も手の指と同じく親指は3個、それ以外の指は4個の骨で構成されている。

軟骨から成長する赤ちゃんの手首の骨

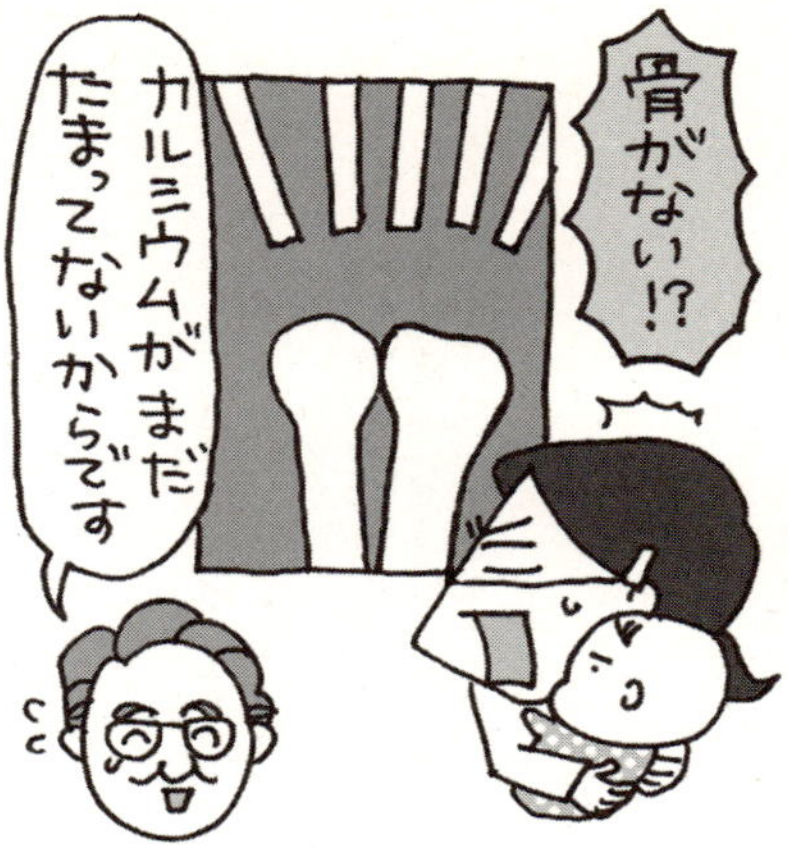

手首には4個ずつ2列に小さな豆のような形の骨が並んでいるが、まとめて手根骨《しゅこんこつ》と呼ばれている。

手首の小さな骨は、赤ちゃんのときには8個ともカルシウムがまったくない軟骨の状態だ。成長するにつれて軟骨にカルシウムがたまり、骨に成長していく。8個ともが立派な骨に成長をとげるのは12歳前後のことだ。

そこで赤ちゃんの手首のX線写真を見ると、骨なしの状態で写る。事情を知らないと驚いてしまうが、心配はいらない。カルシウムがたまって成長するにつれて、次第にちゃんと写るようになっていく。

X線写真で手首を撮影すると、骨の写り方から、子どもの年齢を当てることもできる。

土踏まずのない足はなぜ疲れやすい？

足首まわりを形作る骨が足根骨《そっこんこつ》で、かかとの骨（踵骨《しょうこつ》）をはじめ7つの骨と7個の関節で構成されている。

赤ちゃんの足型を記念にとっておく人がいるが、大人になってから自分の足型を見る機会はあまりないと思う。簡単に足型

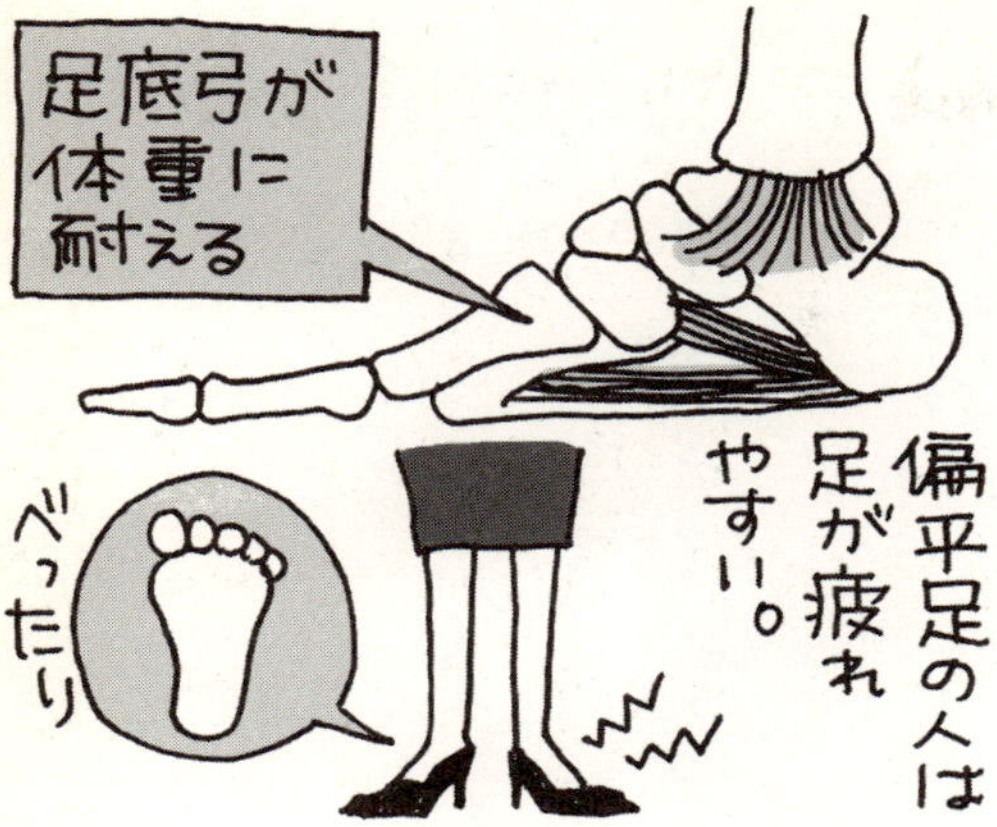
足底弓が体重に耐える
偏平足の人は足が疲れやすい。
べったり

を見ることができるのは、足を濡らして廊下を歩いてみることだ。

スタンプのように足型がペッタンコに写るのは赤ちゃんの場合。大人の足型ペッタンコは要注意。人間は成長するにつれて土踏まずができてくるはずだからだ。

土踏まずは専門的には足底弓《そくていきゅう》という。足底弓には体重のすべてがかかるが、その大きな圧力に耐えるために優れた構造の弓（アーチ）形をしているのだ。このアーチを靭帯《じんたい》、腱、それに筋肉が協力して支えている。

土踏まずの見られない足は偏平足《へんぺいそく》（べた足）と呼ばれるが、体重の負担をやわらげるクッション役のアーチがないので、長い時間立っていたり、歩いたりすると疲れやすい。

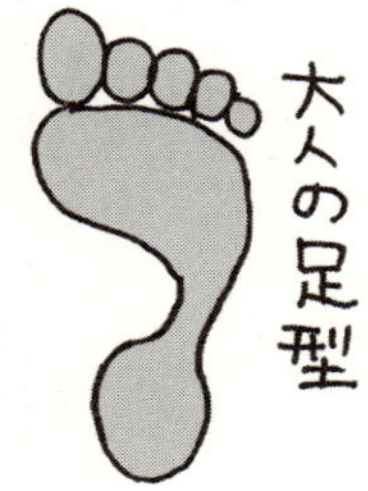
赤ちゃんの足型
大人の足型

体のバランスを保つ 足裏の筋肉

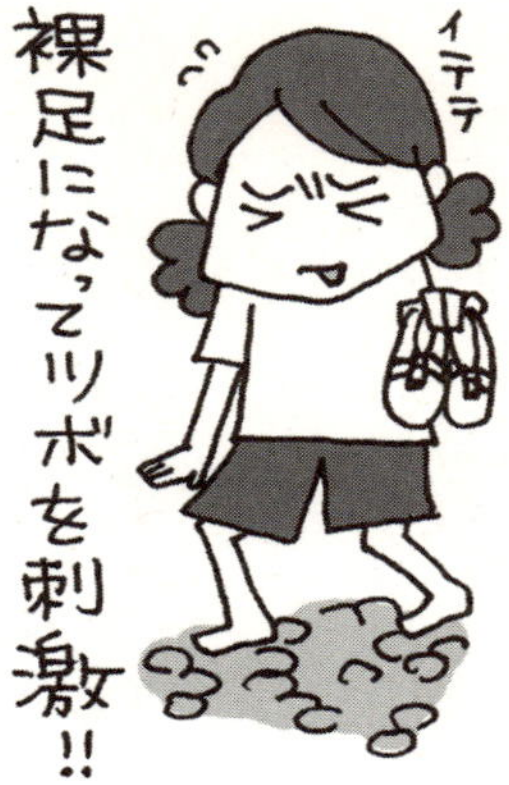

イテテ
裸足になってツボを刺激!!

私たちが立ったとき、体が地球と触れ合うのは足の裏だけだ。足の裏には足底筋膜《そくていきんまく》、長足底靱帯《ちょうそくていじんたい》などがあるが、これらの筋肉の力が弱いと、かかと、親指、小指という3つのポイントへの力の分散がうまくできず、体のゆがみの原因となる。

東洋医学では足の裏に健康に役立つたくさんのツボがあるといわれている。ツボを刺激するとともに足の裏の働きを元気にするイチオシは裸足《はだし》になることだ。屋外を裸足で歩くわけにはいかないかもしれないが、せめて屋内では裸足になる時間を作りたい。

23個で1枚、パズルのような 頭蓋骨

薄い板のような骨は扁平骨《へんぺいこつ》と呼ばれる。扁平骨の代表格といえば頭蓋骨《とうがいこつ》を形作る骨だ。

頭蓋骨は1枚のつながった骨のようにも思われるが、薄い板の形をした23個の骨がくっつき合ってできている。

頭蓋骨は脳を守るゾーン（脳頭蓋骨）と顔を形作るゾーン（顔面頭蓋骨）の2つに大きく分かれるが、合わせて23個の骨が関節または縫合で合体し、あたかも1枚の丸い骨のようにな

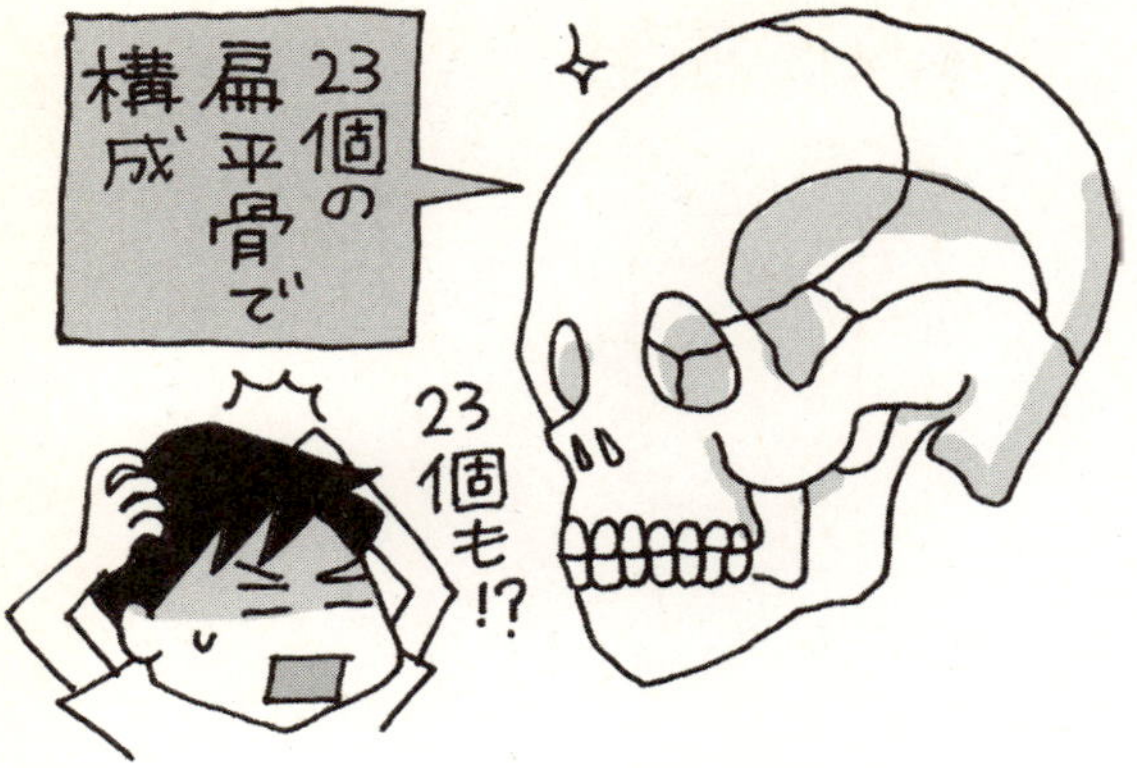
23個の扁平骨で構成
23個も!?

っているのだ。

手と足の関節のイメージから「関節=動くもの」と考えるかもしれないが、動かない関節もある。その代表格が頭蓋骨の関節なのだ。

赤ちゃんの時期には頭蓋骨の合体が始まったばかりなので、骨と骨の間があいている。これが「おどりこ」と呼ばれる大泉《だいせん》門《もん》や小泉門《しょうせんもん》という場所だ。大人になると閉じているけれど、頭蓋骨を触ってみると少しくぼんでいるので、ここだとわかる。大泉門は東洋医学のツボにもなっている。

ちなみに、融通がきかずに臨機応変に考えることができない頑固な人のことを「石頭」というが、もちろんこの思考パターンと頭蓋骨の硬さは無関係だ。

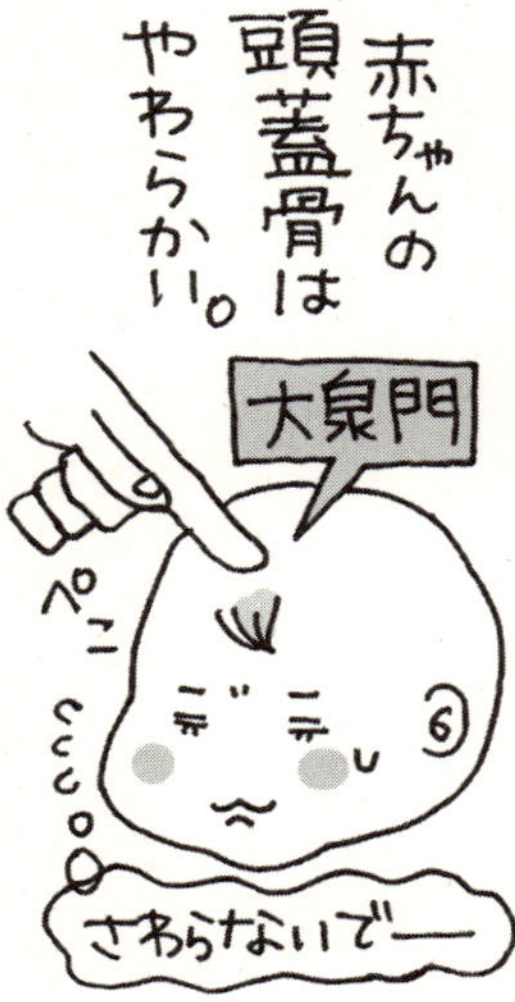
赤ちゃんの頭蓋骨はやわらかい。
大泉門
ペコ
さわらないでー

体の軸となる大黒柱の背骨

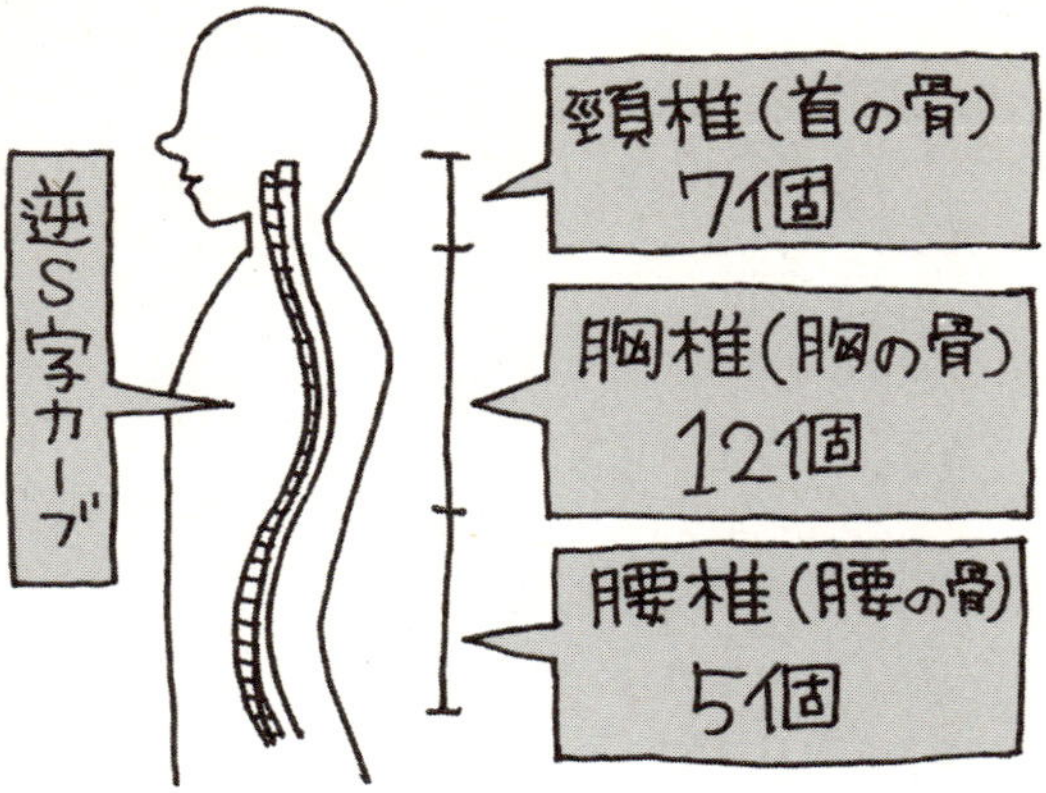

体の大黒柱にあたるのが「背骨」だ。正式には「脊椎骨《せきついこつ》」という。脊椎骨を「脊椎」と「骨」抜きでいうこともあれば、「脊柱《せきちゅう》」や「椎骨」ということもある。

この脊柱は32〜34個の骨が積み重なり、上から5つのグループに分かれている。

頭に近いほうから、頸椎《けいつい》（首の骨）が7個、胸椎《きょうつい》（胸の骨）が12個、腰椎《ようつい》（腰の骨）が5個並んでいる。

腰の骨の下に仙骨《せんこつ》（仙椎とも）が5個あり、その下に尾骨《びこつ》がある。尾骨は人間にしっぽがあった時代の名残だが、その数は個人差がある。尾骨は尾骶骨《びていこつ》ともいう。

首の長いキリンは頸椎の数が多そうに思われるが、実はキリンの頸椎も7個で私たちと同じ。

背骨を体の左横から見ると、首の骨は前にゆるいカーブ、胸の骨は後ろにゆるいカーブ、腰の骨は前にゆるいカーブを描いて、逆S字のカーブを描いている。この「逆S字カーブ」は、人がまっすぐに立つときにいちばんバランスがとれるよい形なのだ。

背骨の真ん中に通る神経の幹線・脊髄

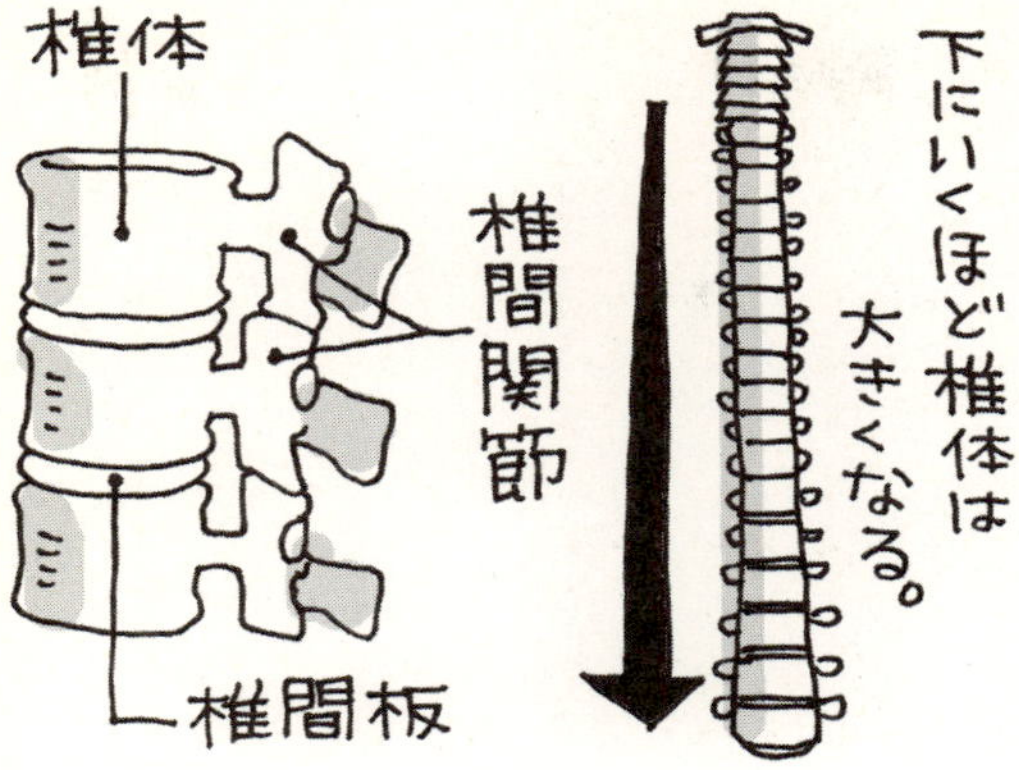

脊椎骨は椎体骨《ついたいこつ》（椎体）という骨が主役にあたる。椎体は腰に近づくにつれて少しずつその形が大きくなる。椎体の後ろには棘突起《きょくとつき》があり、積み木を重ねるようになりながら上から下へとつながっている。脊椎が積み重なった形をしていることで体を曲げ伸ばし、ねじることなどが自在にできるのだ。

椎骨と椎骨の間に椎間板《ついかんばん》という軟骨がはさまっていて、体の前後左右、そして回転の動きなど、どんなに力が加わっても椎体と椎体とがくっつかないようになっている。

ちなみに腰椎のいちばん下の場所には体重の約6割がかかる。腰を前に曲げるとその4倍の荷重がかかるといわれる。

背骨の真ん中を通っているのが、神経の幹線にあたる「脊《せき》髄《ずい》」。脊髄が通る穴（脊柱管《せきちゅうかん》）の直径は、上から下までどの脊椎でも同じ。椎体は腰に近づくにつれて大きくなるのに比べ、真ん中の穴は上から下まで同じ太さで神経を守る。

ちなみに脊髄の長さは40～45㎝、直径は1～1・5㎝、重さは約25gというところだ。

心臓と肺を守る3つの骨で囲まれた「胸郭」

胸郭は胸骨、胸椎、肋骨《ろっこつ》で囲まれたゾーンで、その中に心臓と肺がある。

胸骨は胸の中央にある1本の平たい骨で肋骨とつながっている。肋骨は体の前で胸骨と、体の後ろでは胸椎とつながり、アーチのような形をしている12対、合計で24本の骨だ。

骨と骨をつなぐ関節、部位によって動き方も違う

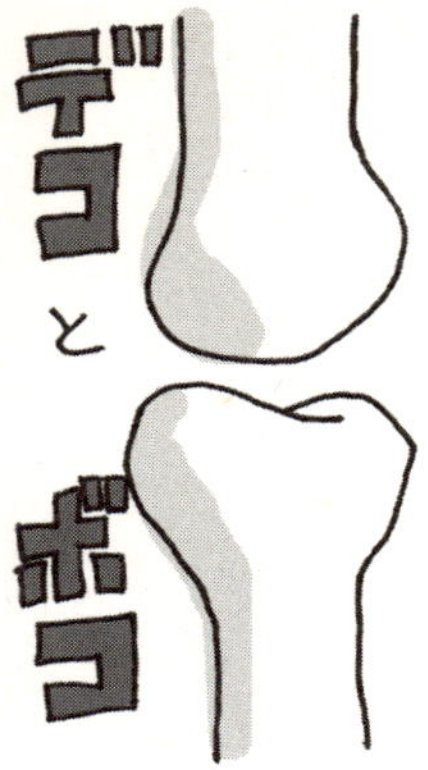

関節は骨と骨をつなぐ連結器にあたる。その基本の「キ」の形は向かい合う2つの骨の先端が、片方は凸の形、もう片方は凹の形をしている。

関節はいくつの動きができるかで、「1軸関節」「2軸関節」「多軸関節」の3種類に分けられる。

1軸関節はひじの関節のように1つの方向への曲げ伸ばし運動ができる関節だ。

2軸関節は直角に2つの方向への曲げ伸ばしができる。手首の関節がその代表格だ。

多軸関節は肩の関節のように回転する軸がいくつもあって、あらゆる方向へ動かすことができる関節だ。

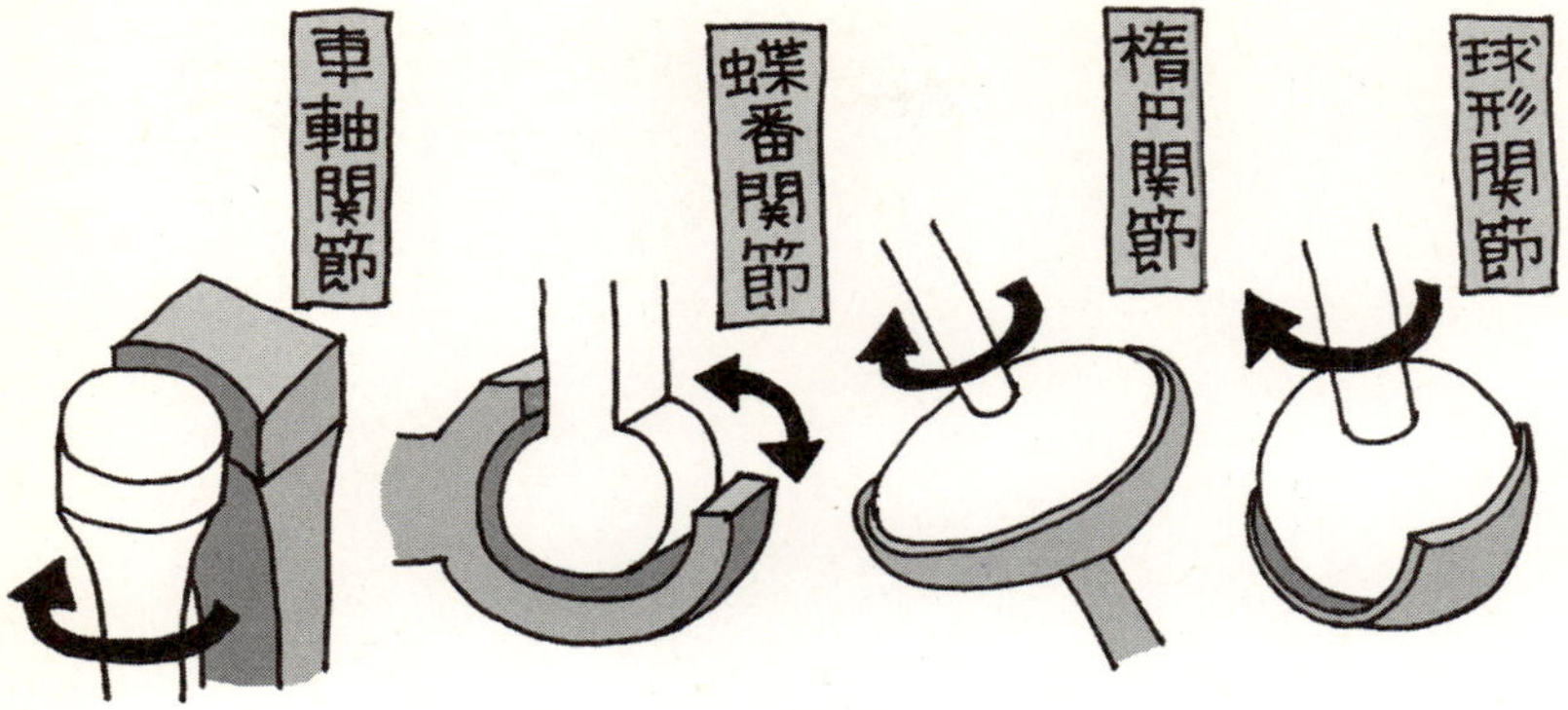

関節がどんな形をしているかで種類を分ける方法もある。関節の形には球、楕円《だえん》、蝶番《ちょうばん》、車軸《しゃじく》の4つがある。

球形の関節は凸関節が球形で、それに対応する凹関節もおわん型をしている。あらゆる方向への動きができる多軸関節がこれ。

楕円形の関節は凸関節が楕円形で、それに対応する凹関節も楕円のくぼみを持つ。手首にある2軸関節の橈骨手根関節《とうこつしゅこんかんせつ》が代表格だ。

蝶番関節はドアを開閉させる金具の蝶番のような動きをする関節だ。凸面は円柱形をしていて、凹面はそれにちょうど合う形をしている。ひじの関節や膝の関節がこれにあたる。

車軸関節は凸関節が車軸に似た形で、それに対応する凹関節は車軸に合う形をしている。前腕の尺骨と橈骨の間の上橈尺《じょうとうしゃく》関節《かんせつ》、下《か》橈尺関節など「ねじる」動きをする関節だ。

関節の凸面と凹面の組み合わせがいろいろあるおかげで、私たちの体は自由自在な動きができるのだ。

関節も運動で強化できる

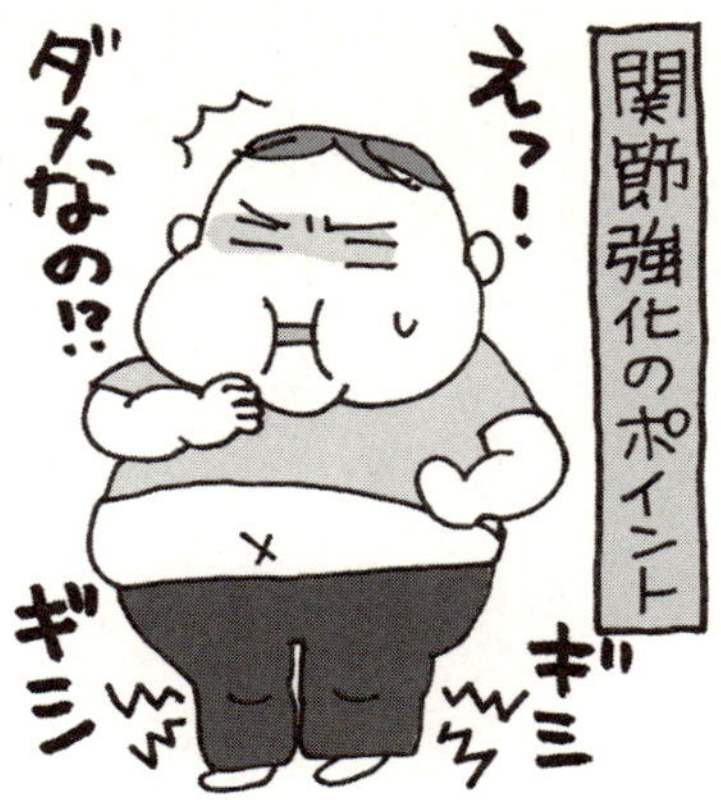
関節強化のポイント
えっ!
ダメなの!?
ギシ
ギシ

関節を強くするポイントは、①体をよく動かす、②食事からたんぱく質、カルシウム、カルシウムの吸収を高めるビタミンD、腱を構成するコンドロイチン硫酸、その吸収をよくするビタミンCをとる、③太らないの3つだ。

ウォーキングなどで体をよく動かすと、関節がよく動く。

関節の軟骨には血管もリンパ管もないが、栄養や酸素は届けられている。これは水を含んだスポンジを押すと水がしみ出すように、運動の負荷によって、血液が関節軟骨ににじみ出るからだ。

ただし運動や体の動きの負荷が過ぎると関節は耐え切れなくなる。肥満は膝や腰の関節を痛める原因にもなり、体の動きが鈍くなるとスポンジ効果も低下する。

「首が回る」のも関節のおかげ

コマのお尻みたいにとんがりを受けるしくみの関節がある。コマの先の受け皿にあたるのが首の環椎《かんつい》（第1頸椎）だ。頭はその上にのっている。

頭をグルグル回すことができるのは関節がこのようなしくみ

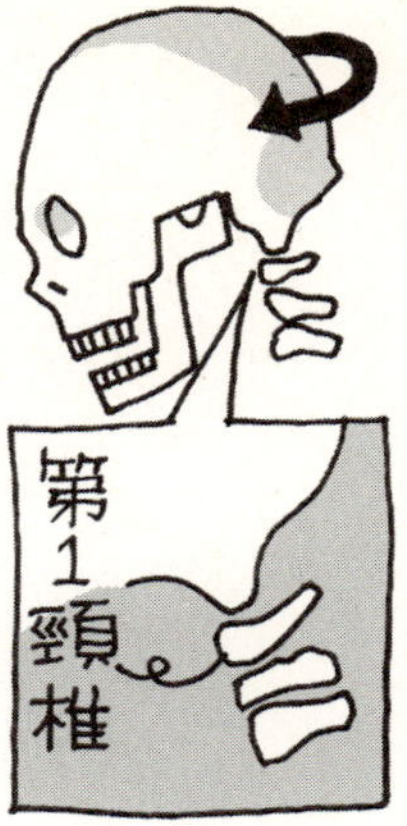
第1頸椎

を持っているからだ。とんがり部分が外れてしまったら一巻の終わり。もちろんめったなことでは外れないしくみが備わっている。

首を回す運動を行うことでこの部分の血液の流れがよくなり、脳もリフレッシュできる。

食べたり話したり忙しく働く顎関節

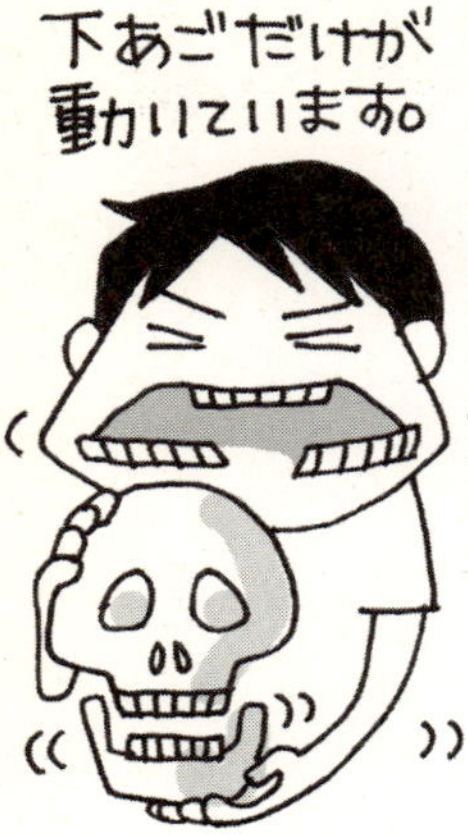
下あごだけが
動いています。

大きく口を開けた状態は、上顎《じょうがく》と下顎《かがく》の両方が動いてできるのではない。実は、口を開けるときは下顎だけが動いている。上顎は頭蓋骨の続きなので動かないからだ。口を大きく開けて、という場合は正確には下顎を大きく動かして、ということになる。下顎が動くときの支点となるのが、蝶番役の顎《あご》の関節だ。

顎の関節の特徴は凸関節と凹関節の間に関節円板という優れものがあることだ。関節円板を滑るように凸と凹の関節が動くことができるので、口や歯の複雑な動きが可能になる。そして、凸関節と凹関節がよく動くことができるように関節が入るスペース（関節腔《かんせつくう》）も広い。

頭と両腕、肩にかかる2つの重荷

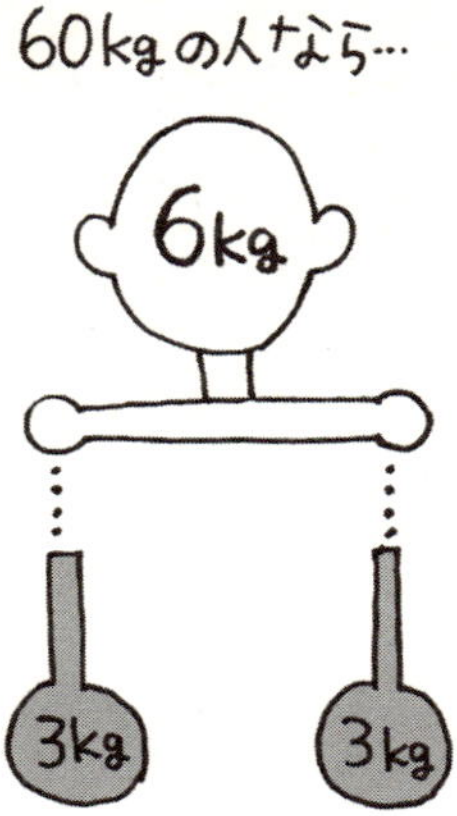

「双肩に期待がかかる」「肩の荷を下ろす」などと比喩されるが、雨や雪や桜の花びらだけでなく、人間の肩には実際の「重さ」がかかる。

肩は首から上の頭の重さ、そして両手がぶら下がる重さを支えなければならない。頭の重さは体重の約10％にあたり、片腕は体重の約5％、両腕合計で約10％にあたる。体重60kgの人の肩であれば、約6kgの頭をのせ、片腕約3kgずつで約6kgの腕を下げていることになるから、肩がこりやすいのも納得だ。肩こりは肩の筋肉がこわばって血液の流れが悪くなり、乳酸などの疲れ物質がたまった状態だ。

肩の関節だけで「バンザーイ！」はできない

肩の関節は腕を下に下げた姿勢では、凸関節の約3分の1だけ凹関節に向かい合っている状態で、あとの3分の2は関節包《かんせつほう》で軽く包まれているだけだ。ほかの関節に比べて補強役の靭帯による支えが少ない分、筋肉による補強がしっかりしている。

肩の関節は体の中では可動範囲がもっとも大きな、つまりとても大きく動かせる関節だが、大きく動かすときにはまわりの

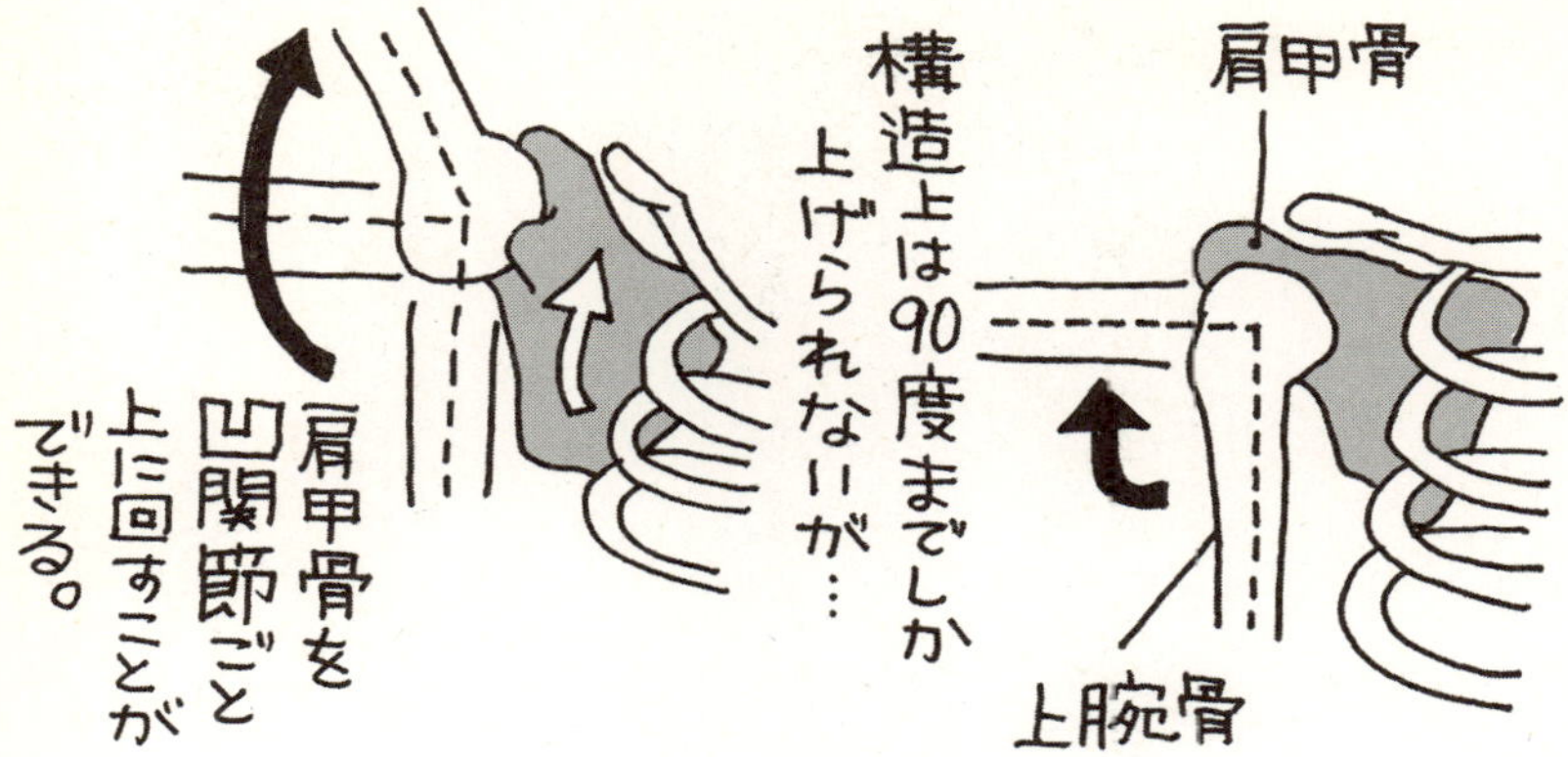
構造上は90度までしか上げられないが…
肩甲骨
上腕骨
肩甲骨を凹関節ごと上に回すことができる。

関節の応援を仰がなければならない。

肩は肩甲骨《けんこうこつ》の肩峰《けんぽう》と烏口突起《うこうとつき》のあいだに烏口肩峰靭帯《うこうけんぽうじんたい》があるので、腕を上げる運動がそこで制限される。肩の関節の守備範囲で腕を上げるとすると、目いっぱい上げても90度くらい、両腕が地面に平行になるくらいまでしか上げることができない。しかし、実際にはバンザイができるし、両腕をまっすぐ頭の上に伸ばすことも可能だ。そんな肩の動作をすることができるのは、肩のまわりの胸鎖《きょうさ》関節や肩鎖《けんさ》関節が協力して、肩甲骨を凹関節ごと上に回してしまうからだ。

　ときどき大きな「バンザーイ!」をして、肩をのびのび大きく動かして血液の流れをよくし、こりを取り去ってしまおう。

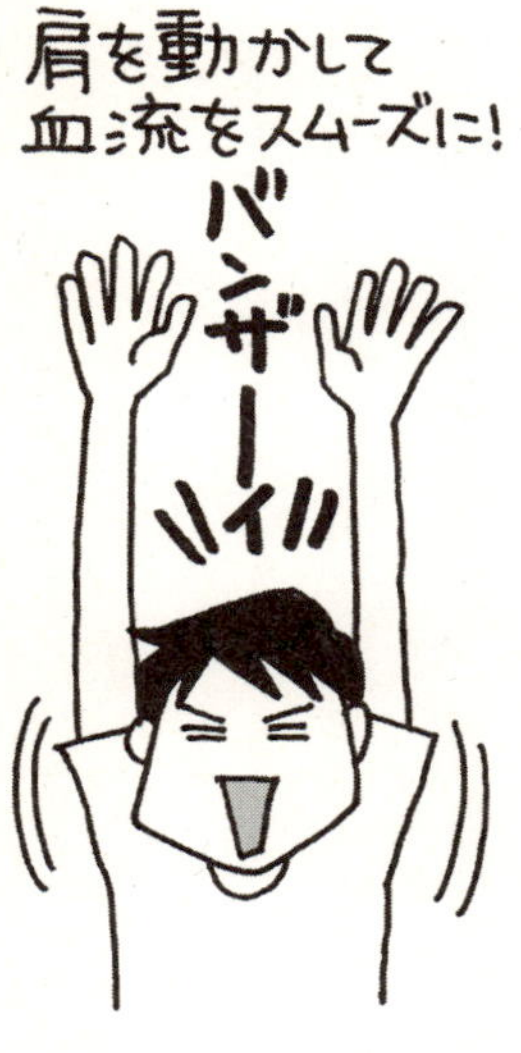
肩を動かして血流をスムーズに!
バンザーイ

脚と体をつなぐ力持ちの股関節

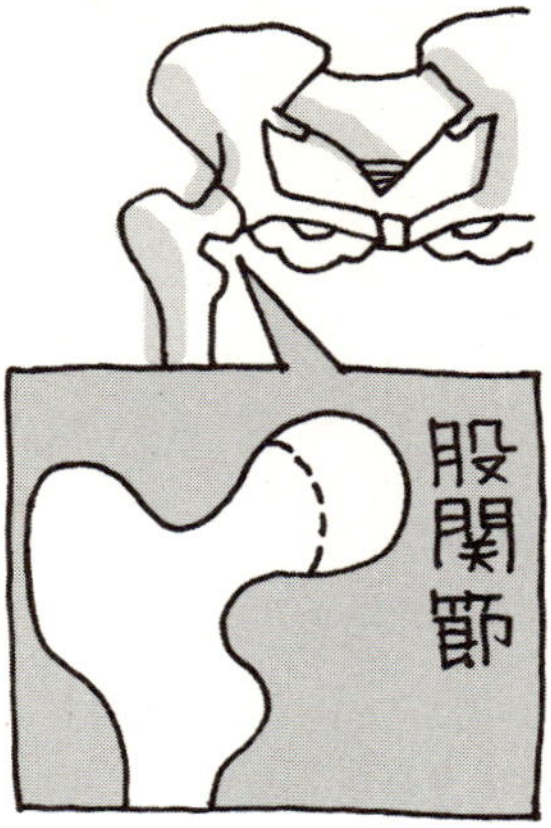

脚と体をつなぐ関節が股関節《こかんせつ》だ。股関節の凸関節は大腿骨の上端でほとんど球形をしている。凹関節は骨盤の一部分である寛骨《かんこつ》にあるおわん型のくぼみ（寛骨臼蓋《かんこつきゅうがい》）だ。寛骨は一続きの骨だが、場所ごとに腸骨、坐骨《ざこつ》、恥骨《ちこつ》という名前がついている。

股関節は私たちが歩くときに体重を受け止めるという大切な働きをする。股関節の支えなしにウォーキングなし、なのだ。走ったり跳んだりすると、体重の約5倍の負担が股関節にかかるが、それをしっかりと受け止める力持ちの関節でもある。

股関節には関節の外側に4個、関節の中側に1個の靱帯があり、骨のつなぎと関節の動きを補強している。中でも力持ちなのは前側から包むように補強している腸骨大腿靱帯《ちょうこつだいたいじんたい》で、この靱帯1個で、３５０kgの力でひっぱられても耐えることができるというからたいしたものだ。

体重を支える膝関節

私たちの体の中で最大の関節は膝の関節の大腿脛骨関節《だいたいけいこつかんせつ》だ。立ったときの体重は膝にかかり、その負担を受け止める役目をする関節なので、荷重《かじゅう》関節と呼ばれてもいる。

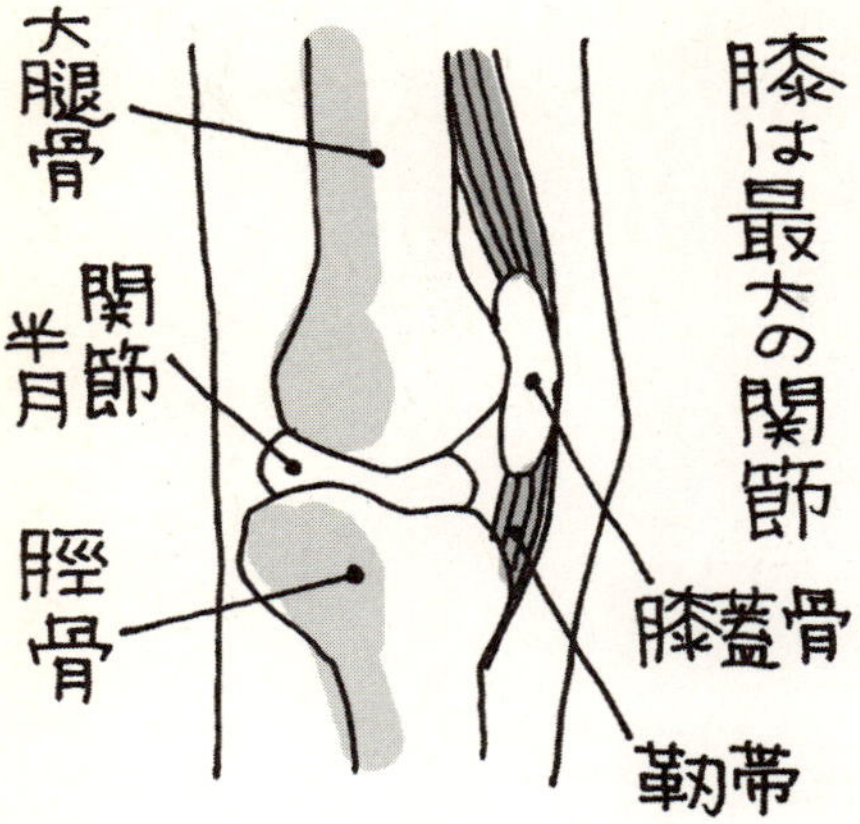

膝の関節は筋肉、靭帯、半月板《はんげつばん》などで支えられ、蝶番のように動く。靭帯の内側には丈夫な関節包があり、その内側にはなめらかに動くための潤滑油の役目をする滑液《かつえき》が満ちている。

膝に関係する骨は大腿骨、脛骨、腓骨、膝蓋骨《しつがいこつ》の4つで、この4つの骨が靭帯、筋肉、腱などで連結されている。

膝の凸関節は上側、つまり大腿骨の端、凹関節は下側、つまり脛骨の端にあり、靭帯で両方の骨がしっかりとつなげられている。靭帯の働きのおかげで骨はずれずに膝の安定した動きができるし、軟骨や半月板はクッション役として膝にかかる重さをやわらげることができる。

半月板は内と外の2つがあり、コラーゲン線維の網目でできている。膝を安定させ、体重が1ヵ所に集中しないようにするとともに関節がなめらかに動くようにアシストしている。

膝蓋骨は膝の関節を守るようにふたをしている骨。膝のお皿、膝小僧とも呼ばれるのがこれだ。

神経・筋肉・骨の連携プレイで体は動く

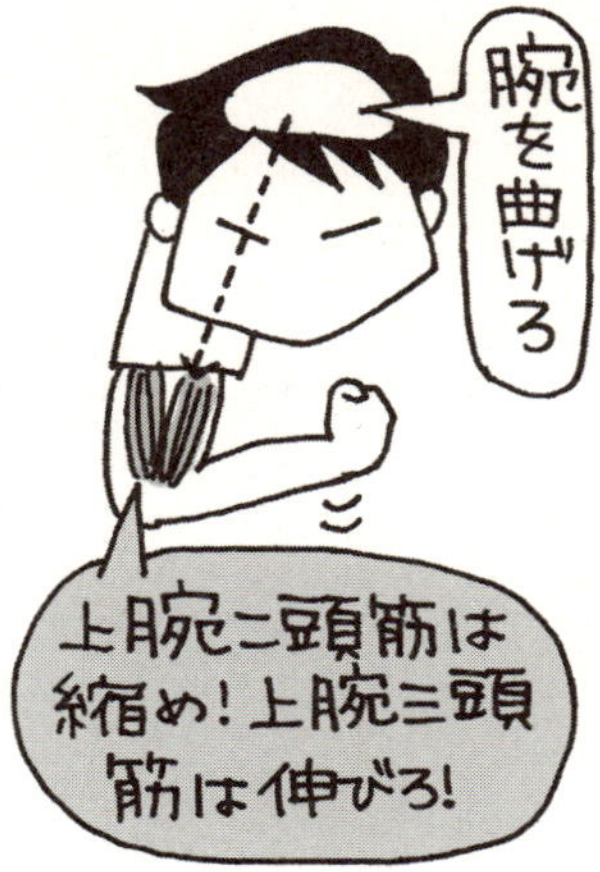
腕を曲げろ
上腕二頭筋は縮め！上腕三頭筋は伸びろ！

私たちは、ふだん特別に意識しないで体を動かしているが、その動きは筋肉の働きがあってこそ。筋肉が動くことで、体の骨組み（骨格）を動かすことができる。

筋肉はまた神経ともツーカーの仲である。私たちがまっすぐに立てることさえ、神経と筋肉（担当するのは筋紡錘《きんぼうすい》）の連携プレイによる。脳と情報交換をすることで、筋肉は的を射た動きをすることができるのだ。

たとえば、ひじを曲げるとき、上腕二頭筋《じょうわんにとうきん》が縮み、上腕三頭筋は伸びる。縮む筋肉と伸びる筋肉という2つの筋肉が同時に調和をとりながら働いて、体の動きは生まれる。神経はこの2つの筋肉の動きを上手にコントロールしている。

どっちが多い？お腹と背中の筋肉

体のお腹側の筋肉は腹筋《ふっきん》、背中側の筋肉は背筋《はいきん》とまとめていわれるが、腹筋の主役にあたるのが腹直筋《ふくちょくきん》、背筋の主役は広背筋《こうはいきん》だ。

体のお腹側と背中側では背中側に筋肉が多くて厚い。膵臓《すいぞう》や腎臓など大事な臓器が背中側に配置されているので筋肉のバリ

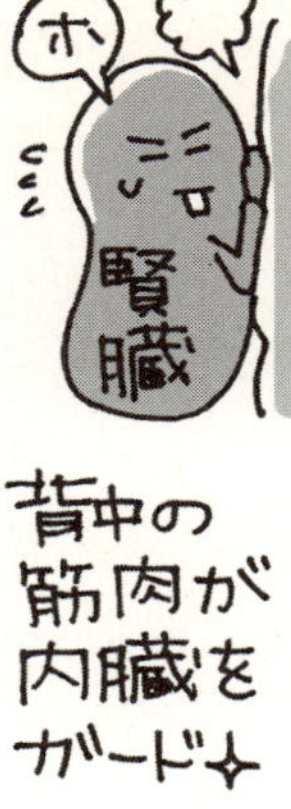
ホ
腎臓
背中の筋肉が内臓をガード✧

アーが発達したのかもしれない。腎臓を例にとれば、筋肉のおかげで、ビルの高層階から背中を下にして落ちたとか、後ろから切られるなどしないかぎり、腎臓が背中側から傷つくことはない。

縮む、ゆるむ。筋肉の動きは線維の動き

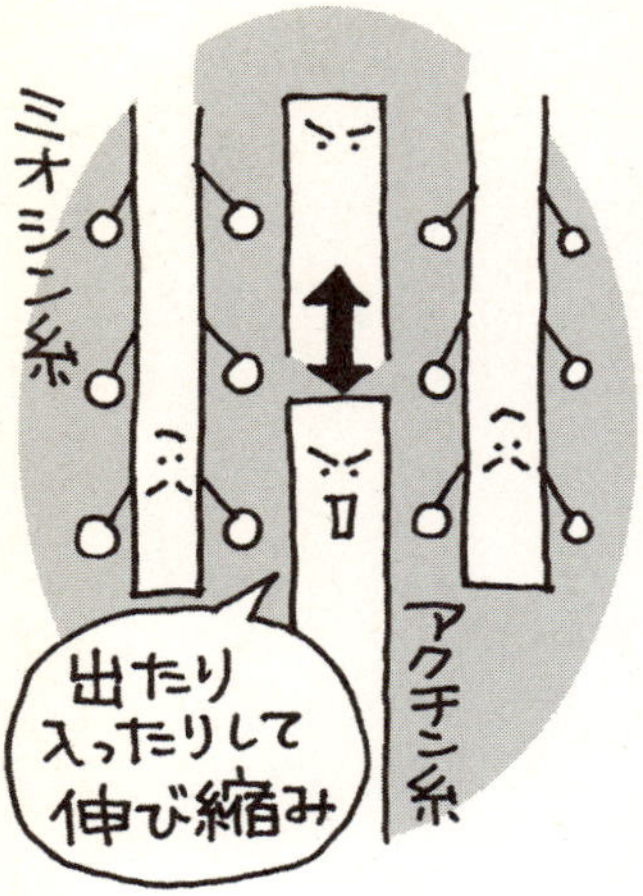
ミオシン糸
アクチン糸
出たり入ったりして伸び縮み

筋肉はミオシンとアクチンという2つの筋肉の線維で構成されている。ミオシンとアクチンの正体はたんぱく質で、筋肉の約80%をこの2つが占めている。

アクチン糸がミオシン糸の間に滑り込んで短くなると筋肉の収縮が起こる。この滑り込み運動が筋肉全体に起きることで筋肉は収縮することができる。

アクチン糸が伸びて長くなると筋肉の弛《し》緩《かん》が起こる。この弛緩が筋肉全体に起きることで筋肉はゆるむ。

いずれの場合もミオシン糸の長さだけは変わらずに、アクチン糸が滑り込みで短くなったり、伸びて長くなったりすることで筋肉は縮んだり伸びたりすることができるのだ。

筋肉に3つの種類。骨格筋、心筋、不随意筋

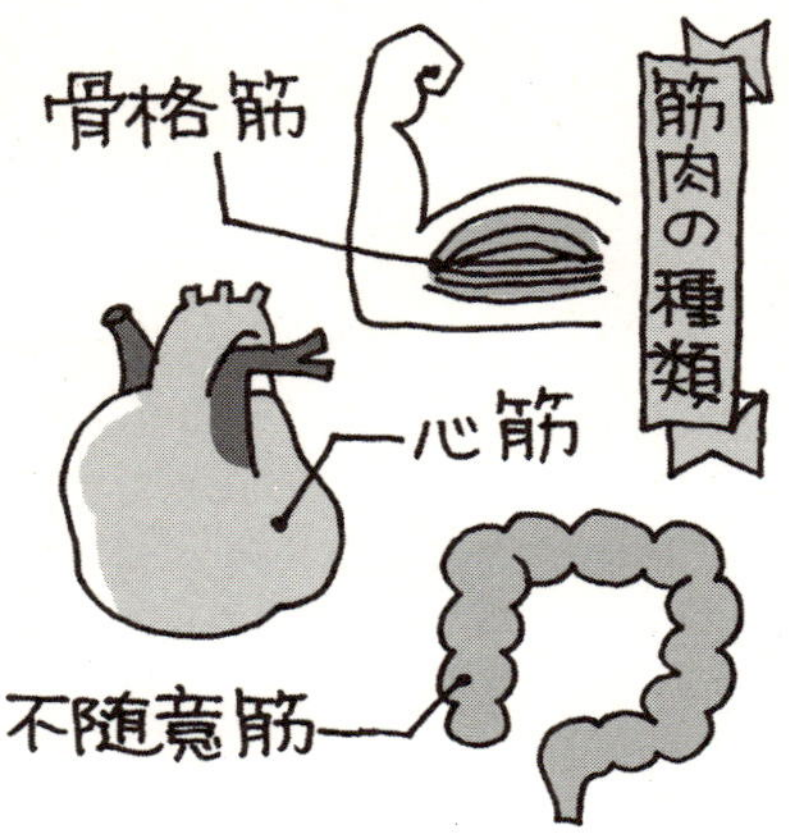

私たちの体の筋肉は、大きく「骨格筋」「心筋」「不随意筋《ふずいいきん》」の3種類に分けられる。

骨格筋は主に骨の動きを作る筋肉で、自分の思い通りに（随意に）動かせる筋肉だ。骨格筋は横じま模様があるのが特徴で、その模様から「横紋筋《おうもんきん》」という名前がついている。横紋筋の横じまは、2つの筋肉線維・アクチン線維とミオシン線維で織られた場所が交互に並んでいることでできる。

心臓の筋肉は略して心筋と呼ばれる。骨格筋の横紋筋と少し似ているが、横紋筋とは別に心筋として分類されている。

胃や腸などの内臓はふだんから私たちの思いに関係なく働くが、これらの臓器を動かす筋肉が不随意筋だ。不随意筋には横じまはなく、一つ模様でできている。そこで平滑筋《へいかつきん》という名前がついている。

いわゆる「運動」は、骨格筋を自分の意思でよく動かすこと。正しくいえば、横紋筋をよく動かす、ということになる。

体を動かすとなぜ熱くなる？

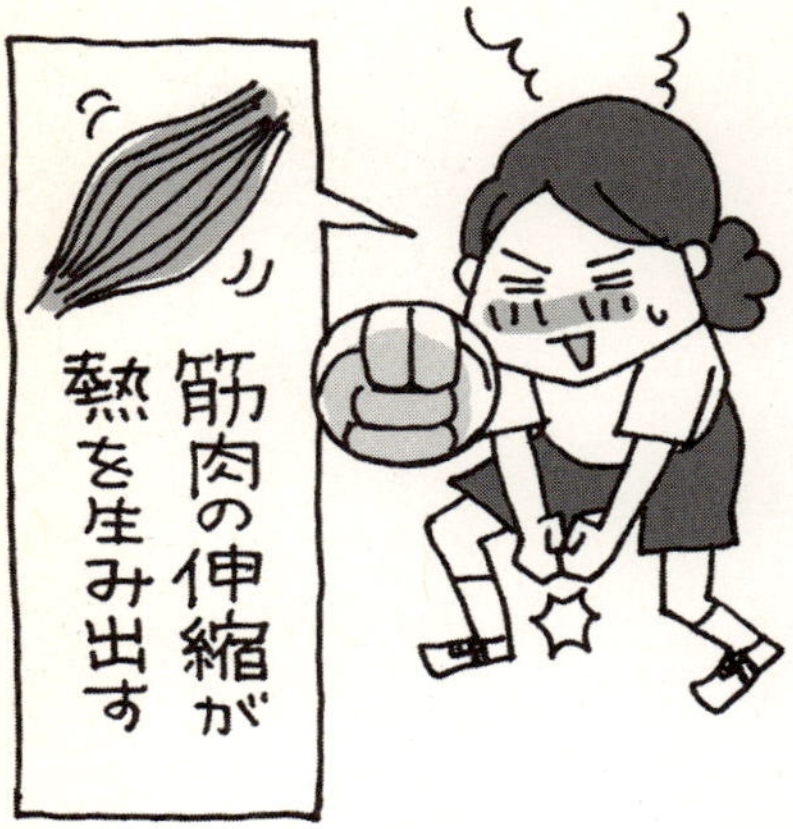
筋肉の伸縮が熱を生み出す

意外と知られていないことだが、体の中でいちばん熱を生み出すのは骨格筋で、体内で作られる熱の約60％を占めている。体温が保たれるのは体内で作られる熱と体の外に出ていく熱のバランスが保たれるからだが、体温が上昇してくると、熱を下げるために汗が出る。

筋肉は縮むと熱が出る。運動をすると筋肉がよく伸び縮みするので熱が出て体温が上昇する。それで運動をすると汗をよくかくのだ。

風邪をひいて熱が出るのは、侵入してきたウイルスを撃退する体の自然な防衛反応で、熱に弱いウイルスを熱で退治してしまおうというわけだ。

寒いときに体がブルブルッと震えるのは、筋肉を動かすことで熱を出し体温を上げるしくみだ。おしっこをしたあとにブルッと震えるのは排尿後に少し下がった体温を上げる行為だ。

骨格筋に次いで熱を生み出すのは肝臓（約20％）、呼吸に関係する筋肉（約10％）、腎臓、心臓（それぞれ約４％）と続く。

運動と食事でしか筋肉は強くならない

筋肉を強くするポイントは①よく運動をする（体をよく動かす）ことと、②たんぱく質をよくとることの2つだ。

運動はウォーキングに代表される有酸素運動が最適だ。また、食事からたんぱく質をとる目安は体重1kgあたり1gといわれるが、筋力を強くしたいときは2gを目標にしてもいいと思う。

顔の筋肉が若返る顔ひっぱり体操

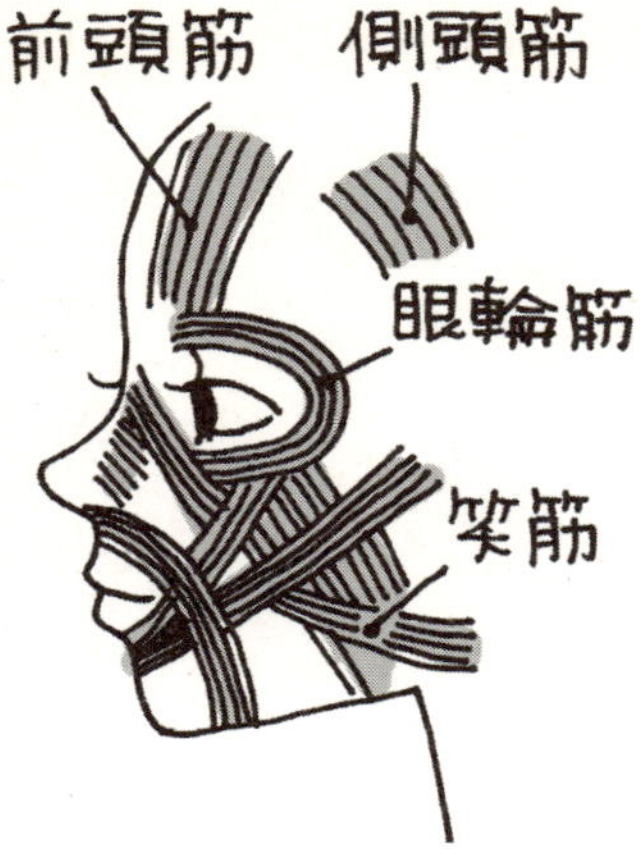

頭蓋骨のイメージが強いので、頭は骨だけでできているのかなと思う人もいるが、骨と対になって頭のゾーンには前頭筋、後頭筋、左右の側頭筋などの筋肉がある。

顔のゾーンには目を閉じたり開いたりする眼輪筋《がんりんきん》、口のまわりには口輪筋、そして笑いの表情を作るのに欠かせない笑筋《しょうきん》などがある。

年をとると体の筋肉とともに顔の筋肉がたるんでくる（中には年のわりに大いにたるんでくる人も）。顔がたるみ、口の端が垂れ下がってくると、年寄りくさいと嫌われる。口の端がキュッと上がっている顔は、実際の年齢より若々しい印象だ。

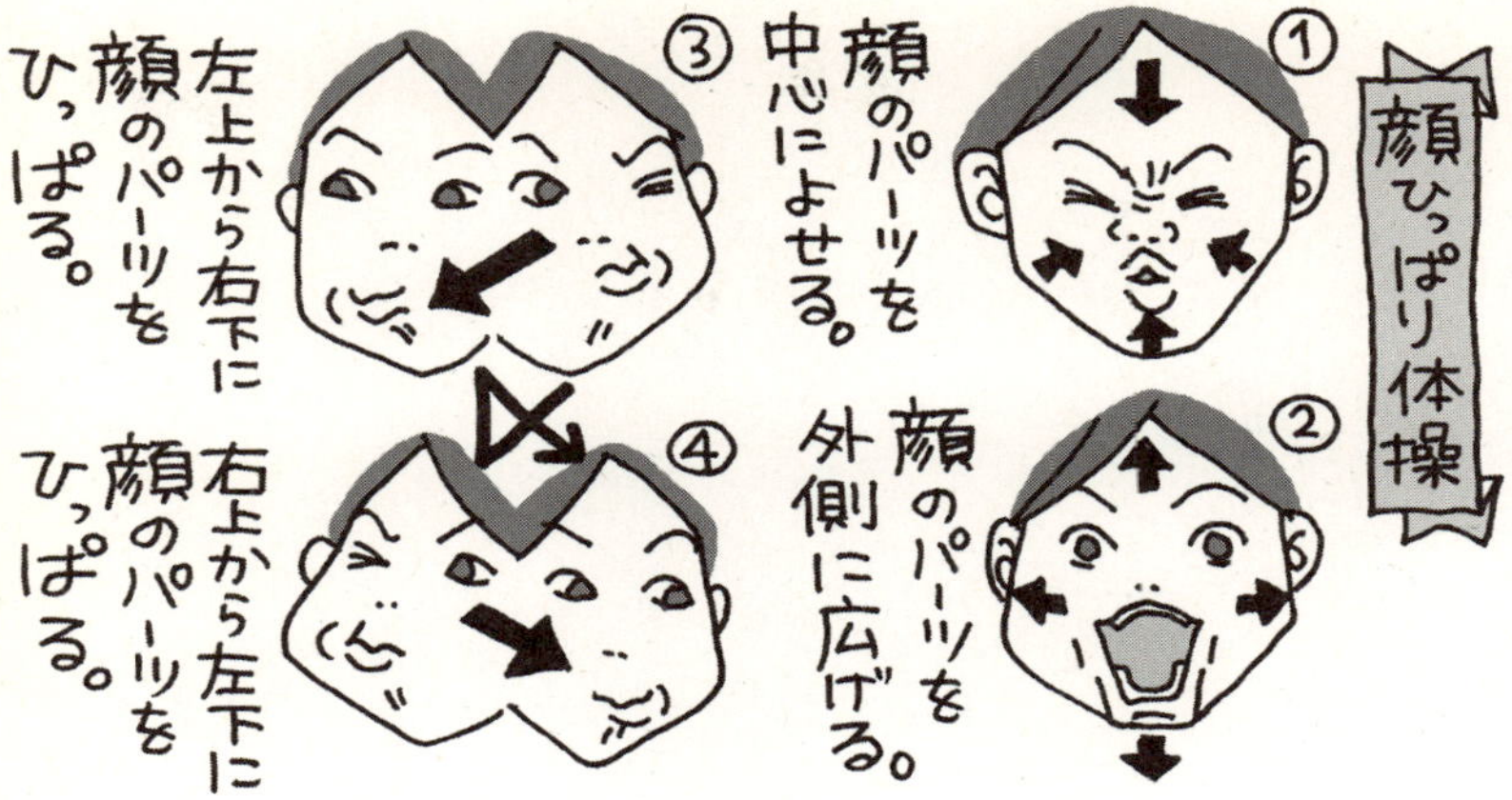
顔ひっぱり体操
①
顔のパーツを中心によせる。
②
顔のパーツを外側に広げる。
③
左上から右下に顔のパーツをひっぱる。
④
右上から左下に顔のパーツをひっぱる。

顔の筋肉の若返りに役立つのが「顔ひっぱり体操」だ。もともとは顔面神経マヒの改善に役立つようにと考案されたものだが、顔のたるみやしわを取る効果がある。

やり方はとても簡単だ。基本は、

①顔の筋肉を全部、顔の中心部に寄せてみる。

②顔の筋肉を全部、顔の外方向に広げてみる。

最初は百面相をする要領で鏡を見ながら行っていると、だんだんコツがつかめるようになる。

慣れてくれば、応用編もやってみよう。

③顔の斜め上と下方向（顔にXという字を書いたとして右上&左下、左上&右下）に顔の筋肉をグーンとひっぱる。

④Xの交差する中心点に右上↓左下、左上↓右下から顔の筋肉を寄せる。

ただし、「顔ひっぱり体操」は人前ではやらないほうがいいかもしれない。

首の筋肉を鍛える「イー体操」

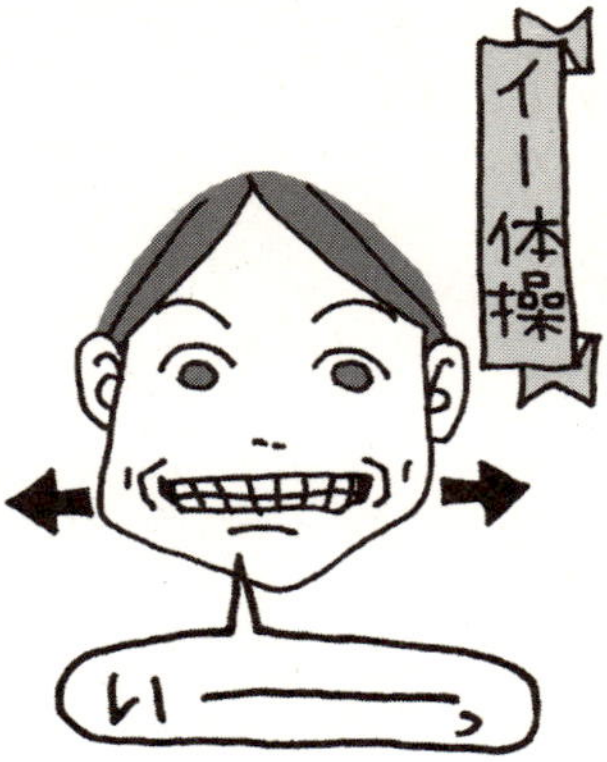

頭の重さは体重の約10％。体重60kgの人では約6kgになる勘定だ。ちなみに大脳の重さは男性が約1・35kg、女性が約1・25kg、小脳の重さは男性が約0・13kg、女性が約0・12kgだ。

重い頭を支えるのが首と肩の筋肉の役目となる。首の前側の筋肉は胸鎖乳突筋《きょうさにゅうとつきん》、後ろ側の筋肉は頭板状筋《とうばんじょうきん》、首から肩、背中へと伸びるのが僧帽筋《そうぼうきん》だ。

首の筋肉を鍛えるとともに、首のしわとり効果を狙って、「イー体操」を実践してみよう。口の端を外側に引いて「イー」と声に出しながら首に力を入れると胸鎖乳突筋が実感できる。

体の動きは伸びる筋肉と縮む筋肉が作る

ひじや膝を曲げるときは、神経の指令により、縮む筋肉と伸びる筋肉がその動きを作り出す。

ひじを曲げるときは上腕二頭筋＆上腕筋が縮み、上腕三頭筋はゆるむ。ひじを伸ばすときは、反対に上腕三頭筋が縮み、上腕二頭筋＆上腕筋がゆるむ。ひじを曲げたときにできる力こぶは上腕二頭筋こぶというわけだ。

腱でくっつく筋肉と骨

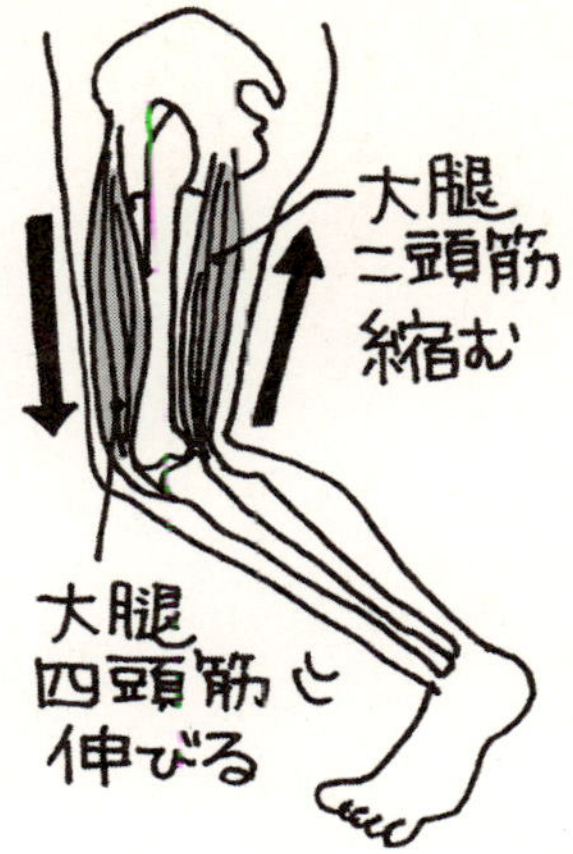

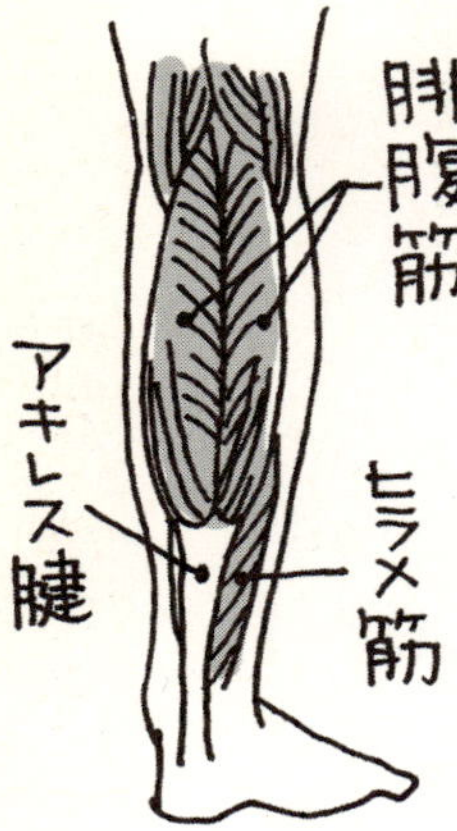

膝の曲げ伸ばしのしくみも紹介しよう。太ももには大腿四頭《だいたいしとう》筋《きん》と大腿二頭筋が対になっている。大腿四頭筋は太ももの表側の筋肉にあたり、大腿二頭筋は太ももの裏側の筋肉にあたる。膝を伸ばすとき、大腿四頭筋は縮み、大腿二頭筋はゆるむ。膝を曲げるときは大腿四頭筋がゆるみ、大腿二頭筋が縮む。対になった筋肉の動きが体のいろいろな動きを作り出すのだ。よく体を動かして、筋肉を働かせるようにしたい。

筋肉が骨とくっつく場所が「腱」。腱は線維を束ねた形をしている。手など骨の表面を通る場所では腱鞘《けんしょう》という長い鞘で守られている。みんなが知っている有名な腱といえば、アキレス腱だ。ふくらはぎの筋肉（下腿三頭筋）を構成する腓《ひ》腹筋《ふくきん》とヒラメ筋はアキレス腱でかかとの骨とつながっている。

ふくらはぎの筋肉はウォーキングや跳躍などに欠かせない筋肉なので、アキレス腱が切れる（断裂する）とつま先歩きができなくなる。すり足（べた足）で歩くことは可能だが、切れると激痛を伴うことも多いので、歩くことなど思いもつかない。

おわりに

内科医の私は、15年ほど前から新薬の進歩に驚きながらも、その効果の高さに反して副作用に苦しむ患者さんや、新薬に頼りきる人の多さに頭を悩ませていました。医療とは、治すばかりではなく、病気を未然に防ぐ役割もあるのではないかと。そして、そのお手伝いをなんとかできないものかと。

そんなおり、アメリカ帰りのスポーツ栄養学者に出会う機会があり、当時の医学部では決して習うことのない「スポーツ医学」の存在を知ることができたのです。もちろん、彼らの医療は、スポーツ選手の記録の更新や勝利をめざしてのものでしたが、私はきっと患者さんの健康増進に、さらには未病で終わらせる体作りにも役立つ方法論であろうと確信しました。

仕事柄、私はたくさんのスポーツ選手に接し、彼らがいかに自分の体について知識を増やし、勝つための努力を怠らないかを目の当たりにしてきました。それに対し、一般のアスリートたちの自分の体への関心の薄さと知識欲のなさにはがっかりさせられます。プロレベルでなくても、少しでもゴルフのスコアをよくしたいとか、フルマラソンを走りたいと思えば、スポーツ医学、自分の体のしくみを知ることは必須になってきます。

おりしも、市民マラソンの参加者は各地で年々増え、世界各国で開催される競技に遠征することも珍しくない時代です。健康体の基本は筋力アップ、ということでジム通いに励んでおられる方も多いことでしょう。でも、間違った方法で筋トレをしては逆に体を痛めてしまいます。また、どうせトレーニングするなら、短時間で、より効果が上がる方法で筋力をつけ、競技にも勝ちたいですよね。

そこで、スポーツを愛するすべての人のために、体のしくみとスポーツの関係を知ってもらいたくてこの本を書きました。

具体的なトレーニング方法については、日本一だと私が信頼している三宅公利先生に指導をお願いしました。三宅先生は、Jリーグ昇格まもないベルマーレ平塚（現湘南ベルマーレ）で「神の手」を持つ名トレーナーとして当時から高名。ベッケンバウアーやバルデマラ、ジーコも魅了されたほどのスポーツマッサージの第一人者です。また、日本代表サッカーチームやアジア陸上競技大会日本代表など、数々の代表チームのトレーナーを歴任した経験を生かし、この本では、スポーツ選手をはじめ、スポーツ愛好家の方々のために、惜しみなくその知識と知恵を紹介してもらいました。

また、先生には私のクリニックでリハビリの治療も担当してもらっています。ですから、この本に掲載された運動メニューは、健康体の方の運動能力アップはもちろんですが、ケガからのリハビリにも大変役立つ内容となっています。

自分の体をよく知り、ますます健康で元気な若者やお年寄りが一人でも多く増えるように支え、守るのが私の使命です。そのためにこの本が少しでもお役に立てれば嬉しい限りです。

最後に、三宅先生との出会いとスポーツ医学の導入にご尽力いただいた、亜細亜大学サッカー部坂下監督とベルマーレ平塚の古前田監督にこの場を借りて感謝いたします。

２００８年３月　　平石貴久

平石貴久（ひらいし・たかひさ）

医療法人社団貴生会理事長。平石クリニック院長。

1950年鹿児島県生まれ。東京慈恵会医科大学卒業。

専門は内科、循環器科、スポーツ医学、放射線診断、東洋医学。

スポーツ選手の健康管理や勝つためのコンディショニングを担当。

清原和博、松坂大輔、横綱朝青龍、片山晋呉などのプロスポーツ選手をはじめ、慶應大学ラグビー部などのチームドクターも歴任。また、福山雅治、TUBE、SMAP、globeなど有名ミュージシャンたちのコンサートドクターとしても活躍。

ベストセラーとなった『医者以前の健康の常識』『医者以前の健康の常識2』をはじめ、『食べて肉体改造』『サプリメントで40歳からの肉体増強』（以上、講談社）、『腸内環境を変えるだけで驚くほど健康になる！』（サンマーク出版）など著書多数。

講談社の実用BOOK
筋《きん》トレ以前《いぜん》のからだの常識《じょうしき》
2008年3月27日　第1刷発行
2008年9月3日　第4刷発行

著者――――平石貴久《ひらいしたかひさ》

発行者――――野間佐和子
発行所――――株式会社 講談社
東京都文京区音羽2-12-21　〒112-8001
電話　編集部03-5395-3527
販売部03-5395-3625
業務部03-5395-3615

トレーニング指導――三宅公利（三宅スポーツマッサージ）
イラスト――――カツヤマ ケイコ
装丁――――川島 進（スタジオ・ギブ）
本文デザイン――――小林美代子（AMI）
本文組版――――朝日メディアインターナショナル株式会社
編集協力――――ノーブル・プレス／近藤聖子
印刷所――――慶昌堂印刷株式会社
製本所――――株式会社 国宝社

ISBN978-4-06-274267-2